中国医师协会男科医师分会

中华医学会泌尿外科学分会男科学组

推 荐
读 物

前列腺疾病解读

主编 梁朝朝 夏术阶

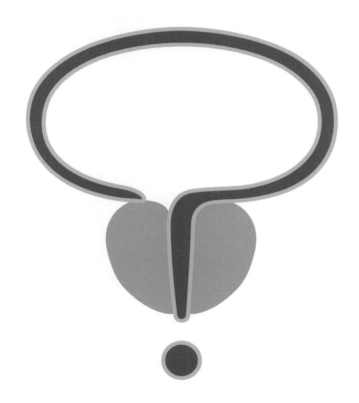

人民卫生出版社

图书在版编目（CIP）数据

前列腺疾病解读 / 梁朝朝，夏术阶主编. -- 北京：
人民卫生出版社，2017
ISBN 978-7-117-25730-5

Ⅰ.①前… Ⅱ.①梁… ②夏… Ⅲ.①前列腺疾病 -
防治 - 问题解答 Ⅳ.①R697-44

中国版本图书馆 CIP 数据核字（2017）第 313397 号

人卫智网	www.ipmph.com	医学教育、学术、考试、健康，
		购书智慧智能综合服务平台
人卫官网	www.pmph.com	人卫官方资讯发布平台

前列腺疾病解读

主　　编：梁朝朝　夏术阶
出版发行：人民卫生出版社（中继线 010-59780011）
地　　址：北京市朝阳区潘家园南里 19 号
邮　　编：100021
E - mail：pmph @ pmph.com
购书热线：010-59787592　010-59787584　010-65264830
印　　刷：北京盛通印刷股份有限公司
经　　销：新华书店
开　　本：710×1000　1/16　印张：21
字　　数：282 千字
版　　次：2018 年 1 月第 1 版　2021 年 3 月第 1 版第 2 次印刷
标准书号：ISBN 978-7-117-25730-5/R·25731
定　　价：98.00 元

打击盗版举报电话：010-59787491　E-mail：WQ @ pmph.com
（凡属印装质量问题请与本社市场营销中心联系退换）

编写委员会

主编　梁朝朝　夏术阶

编者（按姓氏笔画为序）

邢俊平　西安交通大学第一医院泌尿外科

吕建军　安徽省第二人民医院泌尿外科

刘继红　华中科技大学附属同济医院

李　铮　上海市第一人民医院泌尿外科

李宏军　北京协和医院泌尿外科

邹建安　安徽中医药大学第一附属医院泌尿外科

辛钟成　北京大学第一医院男科中心

张贤生　安徽医科大学第一附属医院泌尿外科

张艳斌　合肥市第二人民医院泌尿外科

张翼飞　安徽医科大学第一附属医院泌尿外科

陈弋生　芜湖市第二医院泌尿外科

陈红兵　合肥市第一人民医院泌尿外科

邰　胜　安徽医科大学第一附属医院泌尿外科

周　骏　安徽医科大学第一附属医院泌尿外科

赵升田　山东大学第二医院泌尿外科

郝宗耀　安徽医科大学第一附属医院泌尿外科

姜书传　皖南医学院附属弋矶山医院泌尿外科

夏术阶　上海市第一人民医院泌尿外科

高　新　中山大学附属第三医院泌尿外科

诸禹平　安徽省立医院泌尿外科

黄　健　中山大学附属第二医院泌尿外科

梁朝朝　安徽医科大学第一附属医院泌尿外科

韩邦旻　上海市第一人民医院泌尿外科

樊　松　安徽医科大学第一附属医院泌尿外科

戴玉田　南京大学医学院附属鼓楼医院泌尿外科

戴继灿　上海交通大学附属仁济医院泌尿外科

魏　强　四川大学华西医院泌尿外科

主编简介

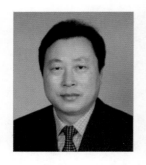

梁朝朝，一级主任医师、教授、博士、博士生导师。现任安徽医科大学第一附属医院院长、安徽医科大学泌尿外科研究所所长。兼任亚洲男科学协会副主席，中国医师协会男科医师分会副会长，中国医疗保健国际交流促进会泌尿健康促进分会副主任委员，安徽省医师协会会长，安徽省医学会泌尿外科学分会主任委员，中国医师协会泌尿外科医师分会常务委员，中华医学会泌尿外科学分会委员。担任《Asian Journal of Andrology》《Scholars Report》《中华泌尿外科杂志》《中华男科学杂志》等 19 家杂志常务编委或编委。同时担任国家科技进步奖、国家自然科学基金、教育部科技奖、中华医学奖、华夏医学奖、上海市科技进步奖等国家级、省（部）级科技奖励评审专家。

2000 年被评为安徽省"江淮十大杰出青年"，2007 年入选"新世纪百千万人才工程"国家级人选，2008 年被评为"卫生部有突出贡献中青年专家"，同年获"抗震救灾、重建家园"全国五一劳动奖章，2009 年被评为"安徽省学术和技术带头人"，2010 年享受国务院特殊津贴，2014 年被授予中国微创泌尿外科领域最高奖——"金膀胱镜奖"，2014 年荣获"全国优秀科技工作者"及"安徽省优秀科技工作者"荣誉称号，2017 年获中国泌尿外科最高奖——"吴阶平泌尿外科医学奖"。

在临床诊疗工作中，梁朝朝教授带领科室成功申报卫生部国家临床重点专科、成为安徽省重点学科、安徽省泌尿外科主委单位、泌尿外科博士／硕士授权点。2013 年成功完成国内第二例、华东第一例 3D 腹腔镜下前列腺癌根治术，2014 年在安徽省率先成功开展达芬奇机器人辅助下前列腺癌根治术、肾癌根治术、肾 NSS 术等手术。梁朝朝教授主持开展的"前列腺疾病的基础与临床系列研究"于 2016 年荣获中华医学科技二等奖，主持开展的"前列腺癌的早期诊断及微创手术技术的创新、应用与推广"分别获得 2015 年首届安徽医学科学技术一等奖及 2016 年安徽省科技进步一等奖。此外，还曾获得安徽省科技进步一等奖 1 项，安徽省科技进步二等奖 3 项。

梁朝朝教授于 2016 年获批国家自然科学基金重点项目："钙离子介导 mTOR 调控 T 淋巴细胞亚群功能失衡在慢性非细菌性前列腺炎发病机制研究"（81630019）；此外，梁朝朝教授分别于 2004 年、2007 年、2009 年、2011 年及 2013 年获批 5 项国家自然科学基金面上项目，目前已完成国家级、省（部）级课题 10 余项，在研国家级、省（部）级课题 6 项。先后在《Journal of Urology》《Urology》《BJU international》《Archives of Andrology》《Asian Journal of Andrology》《Molecular Cancer Therapeutics》《Endocrine-related Cancer》《PLoS ONE》《The Prostate》《中华医学杂志》《中华泌尿外科杂志》等杂志上发表专业论文 500 余篇，其中 SCI 论文 50 余篇，累计影响因子 >150，被正面他引超过 500 次。目前已出版著作 10 余部，主编《男科学临床关键技术》《前列腺疾病》《早泄诊断和治疗》，参编《前列腺炎》《微创泌尿外科手术并发症的预防与处理》等专著，同时担任最新版《中国泌尿外科疾病诊断与治疗指南》（任膀胱癌编写组副组长）、国家医学本科生、研究生及卫计委住院医师规范化培训规划教材编委。

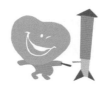

主编简介

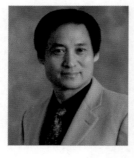

夏术阶，教授、医学博士、主任医师，上海交通大学附属第一人民医院副院长，上海交通大学泌尿外科研究所所长、泌尿外科临床医学中心主任，博士生导师，《Asian Journal of Andrology》助理主编，《中华医学杂志》副总编辑，《中华诊断学杂志》副总编辑，《中国内镜杂志》副主编辑。WJU、CU、AJA、CMJ 编委。中国医师协会男科医师分会会长，亚洲男科协会主席，世界华人男科医师协会会长，中国男性健康联盟主席，中华医学会泌尿外科学会常委兼男科学组组长，上海医学会男科分会第六届主任委员，上海激光学会副理事长、上海激光学会泌尿外科专业委员会主任委员。

坚持临床与科研并重，临床第一的学科发展理念，擅长泌尿系肿瘤、结石、男性学、前列腺外科、微创泌尿外科等疑难杂症的诊疗，曾应邀在法国巴黎和瑞士巴塞尔大学附属医院手术演示。还兼任中国光学学会生物医学光子学专业委员会副主任委员、国际泌尿外科学会会员，还参加国内外 22 家杂志编审的工作。曾任国家卫生部内镜专业技术考评委员会专科内镜专家委员会主席，国家卫生部内镜专业技术考评委员会专家，国家自然基金终审专家组专家，上海市医学领军人才、上海市领军人才。

主持 4 项国家自然科学基金课题，主持国家科技部"十二五"科技支撑计划项目，获得教育部 211 学科建设基金资助。获得上海市优秀学科带头人计划基金，主持上海市重大重点科研基金 7 项、国家卫生部及吴阶平基金会以及省部级研究课题等项目。获得国家专利 66 项，发明专利 31 项，国内外发表学术论文总数 589（中文 471；SCI 总数 118），主编《微创泌尿外科手术学》《微创泌尿外科手术并发症预防与处理》《前列腺癌》等 8 部专著，参编《泌尿外科疾病诊断与鉴别诊断》等 22 部著作，其中包括 3 部全国卫生部统编教材。获得省部级科学技术进步二等奖 2 项，三等奖 1 项；上海市医学科技进步二等奖 1 项、三等奖 1 项；国家教育部科技进步二等奖 1 项；中华医学科技进步一等奖提名及中华医学科技进步二等奖 1 项，获得上海市科学技术进步奖一等奖 1 项。华夏医学科学技术进步奖一等奖 1 项。恩德思医学科学技术进步奖一等奖 1 项。上海市卫生系统先进个人，上海市职工创新十大精英奖，获得中国内镜杰出领袖奖，国际内镜杰出领袖奖。2010 年获得国家卫生部授予有突出贡献的中青年专家称号，获得泌尿外科最高荣誉奖吴阶平医学奖以及金膀胱镜奖和伏羲奖。享受国务院政府特殊津贴。2017 年获得上海医学发展杰出贡献奖。

在学术方面，①提出了输精管结扎对前列腺增生的抑制作用。②建立了经直肠超声前列腺体积定量学研究的方法，并校正了国际上前列腺超声定量学研究方法的误差。③提出并论证了前列腺组织中雄激素受体亚型的新概念。提出了前列腺组织中雄激素受体亚型的带性分布特征和种属特异性。为阻断／激活雄激素受体亚型的研究奠定了基础。④提出了前列腺阶段性增长的理论，并将前列腺的增长分为四个不同增长时相。即青春期前的缓慢增长期；10～30 岁的快速增长期；30～50 岁的再缓慢增长期；50～90 岁的再加速增长期。⑤在国际上创新建立铥激光剥橘式前列腺切除术治疗良性前列腺增生症的方法，写入两部欧洲泌尿外科指南和中国泌尿外科指南，手术方法安全高效，保留男性功能和尿控，打破了大体积前列腺不能做微创手术的治疗禁区，并得到国际 F1000 和著名学者的高度评价。

 **序一**

前列腺是男性重要的内分泌器官，前列腺疾病是泌尿男科常见病，其严重影响着男性的身心健康。目前许多患者因为缺乏对前列腺疾病正确的了解和认识，饱受疾病和心理双重折磨，甚至耽误最佳诊治时机，加之电视、网络等媒体上不恰当的关于前列腺疾病的宣传，使患者成为非法医疗机构的"待宰羔羊"。正确认识和普及前列腺疾病知识刻不容缓！

梁朝朝教授和夏术阶教授在前列腺疾病研究方面成绩斐然，他们肩负历史使命，以服务患者为导向，联合国内众多一流泌尿男科专家，付出大量心血，精心编写了《前列腺疾病解读》一书。书中对前列腺解剖、功能、相关检查等方面进行了详尽阐述，并从前列腺炎、前列腺增生和前列腺癌三个最常见疾病入手，以通俗易懂的语言，对三大疾病的病因、症状、诊断、治疗以及预防措施进行深入浅出叙述，娓娓道来，逐层揭开前列腺疾病神秘的面纱。

该书内容翔实、图文并茂、构思巧妙，是一本不可多得的医学科普读物，既适合前列腺疾患的人群，也可供医务工作者在临床工作中学习参考，是一本前列腺知识"盘根问底"的秘笈和宝典。

在此，我衷心祝贺《前列腺疾病解读》一书的出版，这是广大前列腺疾病患者的福音，同时也祝贺科普之花灿烂盛开的春天到来！

是以为序。

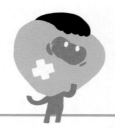 **中国工程院院士　北京大学泌尿外科研究所名誉所长**
郭应禄
2017 年 7 月

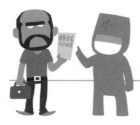

序二

　　前列腺是男性特有的器官，通常被称为男性的“生命腺”，它位于膀胱前下方包绕尿道，位置隐蔽，很多人并不熟悉，不知道前列腺在哪里，也不知道有什么作用。其实前列腺与男性的泌尿、生殖系统都有着密切的关系，与男性健康息息相关。大多数男性都会在一生中的某个阶段经历前列腺疾病带来的痛苦，慢性前列腺炎好发于青壮年男性，以尿频、尿急、尿痛、尿不尽等排尿症状，下腹痛、睾丸痛、会阴痛等疼痛症状为临床表现；并可能导致男性不育及男性性功能障碍等。前列腺增生好发于中老年男性，常以尿频、排尿困难为症状。前列腺癌也好发于中老年男性，早期症状常与前列腺增生相似，发病隐蔽但患病率高，在美国已是发病率第一，死亡率第二的恶性肿瘤，在中国近年前列腺癌的患病率也快速上升。随着人们物质生活水平的不断提高，前列腺疾病日益得到重视，越来越多的人选择前往医院寻求帮助，解决自己的“男”言之隐。但由于缺乏对前列腺疾病的了解，很多病人不能及早发现、规范治疗，导致病情延误、反复迁延、经久不愈，这不仅加重了患者的心理负担，也耗费了巨大的医疗资源。

　　基于以上原因，我国著名泌尿男科专家梁朝朝教授、夏术阶教授携手国内众多知名专家共同编写了本书，书中解答了400多个前列腺疾病相关问题，从疾病的病因、症状、预防以及治疗等方面详细解读了前列腺炎、良性前列腺增生和前列腺癌。古语有云：“上医治未病”，真正优秀的医生可以预防疾病的发生。本书的编写倾注了各位专家的心血，内容不仅涵盖了详细全面的基础知识，还融合了各位专家在临床工作中的个人体会，深入浅出地阐述了前列腺疾病相关常识，各位“上医”通过书中的内容与患者用心交流，为患者答疑解惑。

如果说汽车是我们出行的代步工具，那么身体就是我们实现人生理想的基本保障。想让汽车有持续强劲的动力，不在前行时出故障，那就必须要及时给汽车加油，定期去 4S 店养护。那么，为了使身体保持健康，我们也需要具备充足的健康知识去关怀、呵护我们的身体，这样才能有最佳状态来跨过坎坷、越过江河。

相信通过阅读《前列腺疾病解读》，大家可以进一步地了解前列腺疾病相关知识，学会如何防治前列腺疾病，懂得如何与医生一同战胜病魔。

是为序。

上海第二医科大学原校长

《Asian Journal of Andrology》（亚洲男科学杂志）主编

王一飞

2017 年 7 月

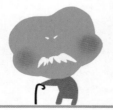

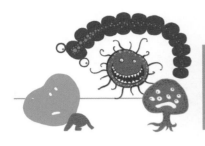

02
前列腺炎

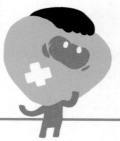

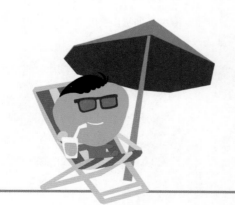

03
前列腺增生

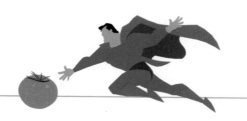

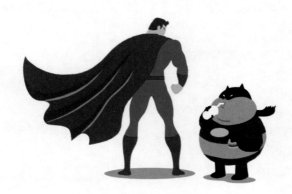

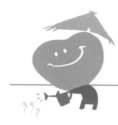

04 前列腺癌

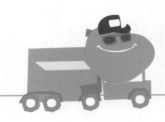

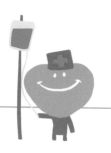

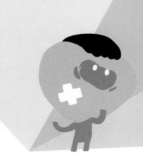

01

总论

1. 什么是前列腺

前列腺（prostate）是男性的附属性腺，由腺组织和肌组织构成，是男性特有的性腺器官，许多人将之其称为男人的"生命腺"。虽然每个男性体内都存在着前列腺，但由于它处于盆腔的深部，周围被很多其他器官包裹着，使得人们对前列腺的了解很少。在男性幼年和少年时期，前列腺的大小像一枚杏仁，随着年龄的增长，前列腺也不断发育增长。至成年时，前列腺底部逐渐变得宽大，而下方发展成为尖细的前列腺尖部，外观来看，形似一个倒挂着的"栗子"。

前列腺底部向上，与膀胱相贴，尖部向下，与一个由肌肉和筋膜组成的结构相连，这一结构医学上称之为尿生殖膈，起到承托盆腔器官的作用。前列腺前面紧贴着我们的耻骨，而后面与直肠相依，因此当发生前列腺疾病时，可以通过直肠指检来检查前列腺，从而了解前列腺的情况。前列腺腺体的中间有尿道穿过，这一部位被称为"前列腺部尿道"，前列腺部尿道是尿道的起始部分，因此，当前列腺发生疾病时，首先会出现一系列的排尿症状。

前列腺还是人体内极其少有的具有内、外双重分泌功能的器官。作为外分泌腺，前列腺每天大约分泌 0.5～2 毫升的前列腺液，是精液的主要构成成分；而作为内分泌腺，前列腺还可以分泌少量的"前列腺素（prostaglandin）"。前列腺素

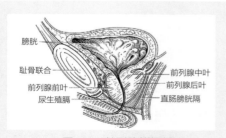

膀胱 ——
耻骨联合 ——
前列腺前叶 ——
尿生殖膈 ——
—— 前列腺中叶
—— 前列腺后叶
—— 直肠膀胱隔

图 1-1　前列腺的解剖

是存在于动物和人体中的一类不饱和脂肪酸组成的、具有多种生理作用的活性物质。最早发现它存在于人的精液中，当时以为这一物质是由前列腺释放的，因而定名为前列腺素，后来发现精液中的前列腺素主要来自精囊，精囊是位于膀胱底后方的器官，其末端与输精管壶腹融合形成射精管并开口于尿道，其分泌的淡黄色黏稠液体占到精液的70%以上，有营养精子的作用。而人体中绝大部分前列腺素由肾脏髓质产生。前列腺素对血管、神经、呼吸、消化等各个系统都有着重要的作用。在男性生殖活动中，前列腺分泌的前列腺液所含的果糖和氨基酸为精子的活动提供了能量来源；同时，前列腺液可以有效地提高精子的生存时间和活力。此外，前列腺中叶包含部分平滑肌，可以协助射精过程中精子的排出。前列腺在男性生长发育及繁衍后代中起到了非常重要的作用，因此被形象地称为男性的"生命腺"。

2. 女性有没有前列腺

以前人们普遍认为前列腺是男性特有的器官，但最近的研究发现，在女性尿道周围也有若干类似前列腺的腺体或腺体组织——被命名为斯基恩氏腺（Skene's glands）。斯基恩氏腺与男性的前列腺具有相同的组织来源，均来源于胚胎时期的原始生殖腺，它的功能是产生使女性性欲增强的分泌物，斯基恩氏腺在女性性交的过程中会分泌一种液体，女性在分泌这种液体时产生的快感和刺激与男性是一致的。

临床上所谓的"女性前列腺病"，就是指女性膀胱颈部前列腺组织或前列腺样组织发生了增生变化，导致膀胱颈部受到压迫，引起了一系列的排尿异常症状，这些症状与男性前列腺增生所产生的症状是类似的。"女性前列腺疾病"也有学者称之为"女性前列腺性闭塞综合征"，多发生于中年以上的女性，尤其是老年妇女。

3. 前列腺正常的形态和大小是怎样的

健康的前列腺呈前后稍扁的栗子形，色泽淡红而稍带灰白。这个"栗子形"的器官倒立着置于膀胱和尿生殖膈中间，上端宽大的部分为前列腺底，邻近膀胱颈。下端尖细的部分，位于尿生殖膈上，为前列腺尖。底与尖之间的部分称为前列腺体。前列腺体的后面较平坦，纵向呈凸面，在前列腺体后面正中线上有一纵行浅沟，称为前列腺沟。肛门指检时，可以通过直肠前壁扪及这一纵行浅沟，当前列腺发生增生时，前列腺沟可消失，因此，泌尿外科医生可以通过这一浅沟的存在与否来判断前列腺的增生程度。

前列腺是不成对的实质性器官，由腺组织和肌组织构成。成年人前列腺底部宽（横径）约 4 厘米，长（垂直径）约 3 厘米，厚度（前后径）约 2 厘米，重量约为 20 克。前列腺大小和重量的数据是平均水平，就像我们每个人的长相都不同一样，具体到每一个人身上，前列腺的大小是有些差别的。前列腺发生增生变化时，前列腺体积会增大，但不一定就会出现前列腺增生导致的尿路梗阻症状，具体还要根据有无排尿次数多、尿急、排尿等待、排尿后滴沥等症状综合判断。

4. 前列腺的组织结构是怎样的，有什么样的特点

前列腺组织有其自身的特点：首先，前列腺是由多个可以分泌前

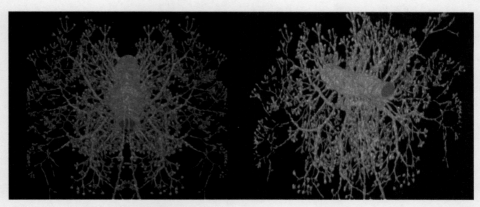

图 1-2　犬前列腺导管立体模具图

国内张小马、梁朝朝等通过铸型法及扫描电镜技术成功获得了犬正常前列腺导管的立体形态，通过计算机技术重构了前列腺导管、尿道、射精管的空间立体结构

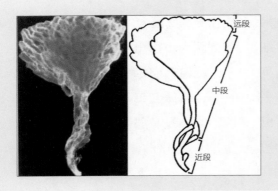

图1-3 大鼠腹侧前列腺单独导管系统示意图

李钟教授利用大鼠解释了前列腺导管系统，一个前列腺导管系统是一个单独的前列腺功能单位，这个单位中所有的腺样结构共享同一个开口于尿道的引流管道。人的前列腺中包含有 **30** 个以上的这种管道系统

列腺液的腺泡构成的，腺泡上皮细胞主要为单层立方上皮细胞，形成的腺泡腔大小不一，形态不规则；第二，前列腺的实质由 30～50 个复管泡状腺组成，共有 15～30 条导管开口于尿道精阜的两侧，按腺体的分布，可分成黏膜腺，黏膜下腺和主腺；第三，前列腺组织中间质组织较多，除了结缔组织以外，还富含弹性纤维和平滑肌，弹性纤维和平滑肌可以在射精时协助精子的排出；第四，腺泡腔内常见凝固体，一般来说是由上皮细胞的分泌物浓缩而成。

另一方面，前列腺的结构也很独特。前列腺表面由十分柔韧的 3 层结构组成的被膜覆盖包裹，其内有较多的弹性纤维和平滑肌，这些成分可伸入腺内，组成前列腺的支架。外层由疏松的结缔组织和静脉构成，中层为前列腺结构纤维鞘，内层为肌层。前列腺的包膜形成了一道天然的"屏障"，事物总是具有两面性，这层包膜"屏障"在保护前列腺的同时，也阻碍了有治疗作用的药物进入腺体组织，这也是导致前列腺相关疾病治疗困难的原因。

5. 前列腺在胚胎阶段是怎样发育的

在胚胎发育的第 4～5 周，尿生殖嵴发育形成，其中外侧为中肾嵴，内侧为生殖嵴。卵黄囊内的原始生殖细胞沿着背侧肠系膜迁移到生殖嵴，形成了原始的生殖腺。原始生殖腺具有分化成睾丸或者卵巢的双向潜能，发育结果取决于睾丸决定因子的存在与否。

由中肾管分化形成附属性腺组织（包括精囊、附睾、输精管、射精管）在胚胎发育的第13周全部完成。但是，前列腺在胚胎内的发展则是从胚胎发育的第3个月才开始出现，从精阜向尿道周围长出几个前列腺上皮芽状凸起，5个上皮细胞芽形成了一个对状结构，之后突入间质形成前列腺。但由于这些芽凸的来源不同，因此使得前列腺各带的胚胎起源不同。中央带起源于中肾管，移行带则起源于尿生殖窦。到胚胎发育的第4个月，前列腺已经完成了分化。

6. 出生后，人的前列腺会发生什么样的变化

随着年龄的变化，前列腺也会发生一系列的变化，其中最有意义的变化分为两个方面。

第一，前列腺的腺体结构会发生相应的变化。前面我们提到，10岁以前，前列腺还没有完全发育，其主要由肌肉和结缔组织构成，并没有发育产生真正具有分泌前列腺液功能的组织——腺管。10岁之后，腺上皮细胞不断增多，形成腺管。在青春期之后，随着睾丸的发育，激素水平急剧升高，前列腺快速发育形成腺泡结构，间质组织也逐渐增多，分泌功能不断加强。24岁左右时，前列腺的发育达到高峰，腺泡结构复杂。大约从45岁开始，腺泡内折叠的上皮组织开始逐渐退化，紧随着的是整个前列腺腺体的退化。

第二，前列腺的体积也会发生明显的变化。在10岁以前，前列腺体积很小，像一枚杏仁一样。到青春期时，前列腺的体积会成倍的增大。在20～50岁之间，前列腺的体积相对稳定，不会发生太大的变化。但是在50岁之后，我们上文提到的尿道周围的前列腺移行带开始发生增生改变，导致良性前列腺增生，前列腺体积增大并能压迫尿道，进而产生排尿次数增多、排尿困难、排尿后滴沥等排尿相关症状。

7. 前列腺在人体的什么位置，它的周围都有哪些器官组织

前列腺藏匿在盆腔的深部，周围被很多的"邻居"包绕着。前列腺上方是人体暂时储存尿液的"水塔"——膀胱，由肾脏产生的尿液

通过输尿管汇集到膀胱之中，再进一步经过前列腺部尿道向外排出，因此，当发生前列腺相关疾病时，往往会产生排尿不适症状，如排尿次数增多、尿急、排尿困难、排尿后滴沥等；前列腺两侧外上方是精囊，精囊可以分泌淡黄色黏稠液体，为精子提供营养，约占到了精液的 70%，精囊末端与输精管壶腹融合形成射精管并开口于尿道，当射精发生时，混杂着精囊液和前列腺液的精子会沿着射精管和尿道排出体外；前列腺前方借前列腺耻骨韧带与耻骨相连接，因此慢性前列腺炎的病人常常会产生耻骨部位不适感；前列腺的后侧与直肠紧紧相贴，因此，当前列腺出现问题时，会影响到直肠的功能。如前列腺炎会产生会阴和肛门坠胀感觉，部分

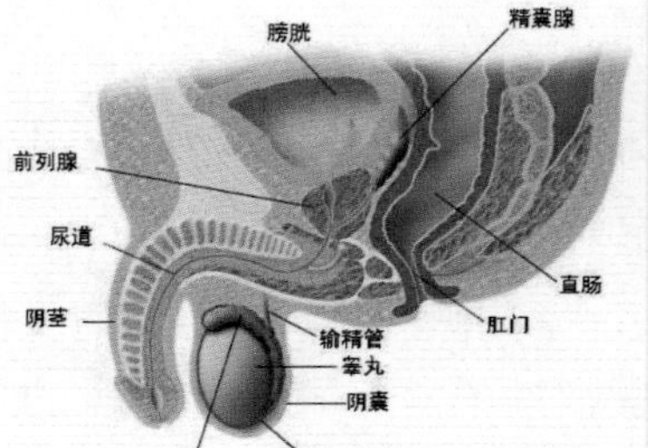

图 1-4　前列腺周围的"邻居"

病人辗转就诊于消化内科或肛肠科，所以当出现会阴部及肛门部症状不能遗漏前列腺的检查。泌尿外科医生经常用直肠指检的方法来判断前列腺的状态，根据前列腺的大小、质地、形态、有无结节来判断前列腺有无病变。

8. 医生常常提到的前列腺分区和分叶是什么意思

在最初对前列腺的认识中，一直认为前列腺是由左右两个侧叶构成的。1912 年，Lowsley 根据胚胎学相关研究结果提出了前列腺是由五叶构成，分别称作前叶、中叶、后叶和两侧叶，其中前叶很小，位于左右两侧叶和尿道之间，临床没有重要意义。中叶呈楔形，又称前列腺峡，位于尿道口后方，后叶前方和左、右叶之间。中叶肥大向上发展时，可造成尿道内口后方的黏膜隆起，导致排尿困难。左、右侧叶的肥大也可以从两侧压迫尿道，造成排尿困难。后叶中间有一个生理性中央沟，在直肠指检时，常根据这个中央沟是否变浅或消失来判断前列腺是否增大。前列腺经常产生

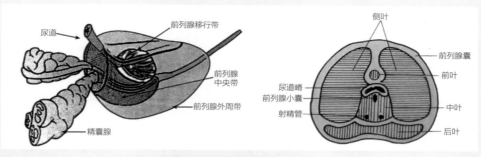

图 1-5　前列腺的分区与分叶

增生的部位主要是中叶和两个侧叶。

目前，前列腺结构采用的分区方法（美国医生 McNeal，1968），已得到医学界广泛的认同。具体说来，前列腺腺体部分分为移行带（约5%）、中央带（约25%）、外周带（约70%）。移行带位于前列腺中部，尿道两侧，包绕着尿道前列腺部，而前列腺腺体的增生也开始于移行带，呈多发性结节，因此前列腺增生后会首先产生排尿期症状；中央带呈楔形，底部紧贴膀胱颈，包绕着射精管周围；外周带呈马蹄形，主要分布于前列腺外周，组成前列腺的背侧及外侧部分，是前列腺癌最常发生的部位。此外，在前列腺的前上方还存在非腺体的前纤维肌肉基质区，其重量可达前列腺总重量的三分之一。

9. 前列腺大小与年龄的关系

前列腺的发育与性激素有密切关系，其大小随年龄而变化，夏术阶提出了前列腺随年龄增长而呈阶段性增长的理论，即0~9岁的缓慢增长期，每年增长0.14克；10~29岁的加速增长期，每年增长0.5克；30~49岁的再缓慢增长期，每年增长0.21克，50~79岁的再加速增长期，一部分人每年增长0.5克，一部分每年增长1.2克，进入前列腺增生临床期。这个过程与睾丸的发育成熟和睾酮的上升，平衡、下降有关。幼儿时极小，腺组织不发达，主要由平滑肌及结缔组织构成；青春期以前，外周带腺体少且腺泡为管状，分支很少，进入青春期以后腺体开始快速发育，腺腔呈泡状，开始出现分支，上皮增长并伸入腺腔内，随着腺体的发育，前列腺液的分泌合成及储存也相应增加。随年龄的增长，上皮成分减少，而间质成分增加，到老年期腺腔进一步扩张为囊泡状，形成腺上皮囊肿。另外由于老年人腺泡周围含肌量增加，导致腺泡排空不良，前列腺液聚集形成小体。这种腺管的扩张、老年性囊肿的形成以及前列腺液的排泌不畅导致了外周带液体含量的显著性升高。一般认为50岁以后前列腺分泌量逐渐减少。有研究对不同年龄正常前列腺各径线MRI测量值进行了测量，提示前列腺大小与年龄呈正相关，即随着年龄增长，前列腺逐渐增大。

前列腺增生能导致后尿道延长、受压变形、狭窄和尿道阻力增加，引起膀胱高压并出现相关排尿期症状。随着膀胱压力的增加，出现膀胱逼尿肌代偿性肥厚、逼尿肌不稳定并引起相关储尿期症状。良性前列腺增生是引起中老年男性排尿障碍原因中最为常见的一种良性进展性疾病。目前，前列腺增生症的病因仍不十分明了。概括地说，老年男性体内性激素，包括雄性素

和雌性激素代谢失衡是导致前列腺良性增生的病因。但具体环节和机制，虽经多年基础和临床研究，目前仍不十分明确。发生前列腺增生，一定有两个必备的条件：一是高龄，二是存在有功能的睾丸。

10. 前列腺的血管供应和淋巴回流有哪些

前列腺虽然较小，但有着丰富的血液循环。前列腺的动脉供应主要来源于膀胱下动脉、阴部内动脉和直肠下动脉，其中膀胱下动脉是前列腺最主要的血供来源。上述三支血管形成了供应前列腺的两大血管组，分为前列腺尿道组和前列腺包膜组。前列腺尿道组动脉主要供应膀胱颈和前列腺的尿道周围腺体，而包膜组的血管则通过盆侧筋膜沿盆壁下行，主要供应前列腺的外周部分。前列腺有着丰富的血管供应，因此在对前列腺增生行部分剜除术，或者对前列腺癌的病人行前列腺根治切除术的时候，难免会造成一定量的出血，但也正是如此，医生们也会更加小心地在手术中仔细分离前列腺周围的血管，以

期减少出血量。

前列腺中的血液通过前列腺静脉丛回流，前列腺静脉丛与盆腔内其他静脉有着广泛的交通，但静脉血液回流并不通畅，它需要经过许多细小的静脉丛才能回流入髂内静脉。有些研究证明，在前列腺炎动物模型中，前列腺周围的静脉回流受阻，产生淤血情况，这可能是前列腺相关疾病的共同潜在原因。

前列腺内的淋巴管起自前列腺实质和前列腺囊内的淋巴管网，这些淋巴管相互吻合形成了淋巴管丛。淋巴管丛中的淋巴液注入髂内淋巴结，有时也会汇入髂外淋巴结、髂岬淋巴结或骶淋巴结。位于闭孔神经周围有一淋巴链，又被称之为闭孔神经淋巴结。这一淋巴结是前列腺癌淋巴转移的第一站，在

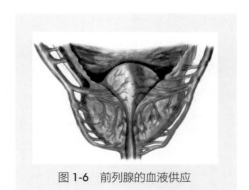

图 1-6　前列腺的血液供应

片段前列腺癌是否发生转移中起到了重要的作用。

11. 前列腺神经分布特点是什么

前列腺不仅是一个激素依赖性器官，同时它的里面布满了大量的神经网和神经末梢，前列腺疾病产生的疼痛感与其富含神经网和神经末梢密切相关。前列腺的神经来自盆腔神经丛，包括交感神经和副交感神经。前列腺的副交感神经支配是通过 S2-S4 骶神经根传递，而交感神经支配是通过髂腹下神经传递。这些神经联合成盆神经丛，紧邻前列腺的上方及侧方走行，并分支成 6～16 支细小分支到精囊腺、前列腺、肛提肌以及阴茎海绵体。这些神经和血管以神经血管束的形式走行于前列腺会阴筋膜内，位于前列腺的后外侧。其中阴茎海绵体分支负责阴茎的勃起，因此在前列腺癌根治术中，神经血管束与前列腺组织一起被切除，会导致术后患者勃起功能障碍。

支配前列腺的交感神经兴奋使前列腺、精囊及射精管平滑肌收

总论 **01**

缩，促使精液排出，同时交感神经使尿道内括约肌和前列腺括约肌收缩，但抑制逼尿肌的收缩，使膀胱颈部及前列腺部尿道闭合，从而阻止尿液排出，并在射精时防止精液逆流。如果这些神经的功能失调，就产生临床上的逆行射精，影响男性生育。

支配前列腺的副交感神经主要刺激前列腺腺泡的分泌，产生前列腺液，参与精液的组成。副交感神经兴奋时，逼尿肌收缩，尿道括约肌和前列腺括约肌舒张，促进排尿。

12. 前列腺的作用与功能是什么

长期以来，由于前列腺在人体的位置比较隐匿，其功能没有被完全认识而被忽视。近年来，随着人们对前列腺功能研究的深入，以及对生活质量要求的提高，才逐步认识到其重要性。前列腺的功能主要分为以下 4 个方面：

（1）外分泌功能

前列腺是男性最大的附属性腺，亦属人体外分泌腺之一。它可

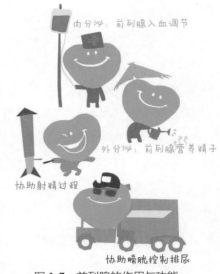

图 1-7　前列腺的作用与功能

分泌前列腺液，是精液的重要组成成分，对精子正常的功能具有重要作用，对生育非常重要。前列腺液的分泌受雄性激素的调控。

（2）内分泌功能

前列腺可以分泌少量的前列腺素。前列腺素融入血液，血液像河流一样可以循环到达全身的器官和组织，对人体的生殖器官、支气管及血管平滑肌、胃肠道等具有重要的调节作用；此外，前列腺内含有丰富的 5α- 还原酶，可将睾酮转化为更有生理活性的双氢睾酮。双氢睾酮在良性前列腺增生症的发病过程中起重要作用。通过阻断 5α- 还原

酶，可减少双氢睾酮的产生，从而使增生的前列腺组织萎缩。

（3）控制排尿功能

前列腺包绕尿道，与膀胱颈贴近，构成了近端尿道壁，其环状平滑肌纤维围绕尿道前列腺部，参与构成尿道内括约肌。发生排尿冲动时，伴随着逼尿肌的收缩，内括约肌则松弛，使排尿顺利进行。

（4）运输功能

前列腺实质内有尿道和两条射精管穿过，当射精时，前列腺和精囊腺的肌肉收缩，可将输精管和精囊腺中的内容物经射精管压入后尿道，进而排出体外。

综上所述，前列腺有四项重要的功能，在人体内发挥了重要作用。

13. 前列腺与尿道的关系是怎样的

通俗地讲，前列腺的位置与比邻是这样的，我们拿一个大橘子和一个小橘子，用一根筷子从两个橘子中间将二者穿起来，大橘子就相当于膀胱，小橘子就相当于前列腺，筷子就是尿道，前列腺包绕着尿道，这就是为什么前列腺疾病非常容易影响排尿的原因。

前列腺的另一个重要特点是其特有的"四通"结构，男性泌尿生殖系统是两套管道系统，兼生殖与排尿功能于一体，尿液从肾脏经输尿管流入膀胱，再经尿道穿过前列腺排出体外，泌尿系统与生殖系统的四通汇合点，就在前列腺部位，前列腺形成特有的四通解剖结构有重要临床意义。前列腺其前连接尿道、其后连接膀胱，左右分别通过射精管、输精管连接睾丸。我们都有这样的常识，水管子不容易坏，但是水龙头或水管的接头非常容易故障，这就不难理解为什么前列腺

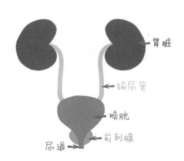

前列腺包裹着尿道，
掐着尿液"水塔"——膀胱的出口，
前列腺有问题，尿尿不舒服

图 1-8　前列腺与尿道和膀胱的关系

疾病如此高发啦。不论是泌尿系统或是生殖系统的疾病都可能影响前列腺的健康。

前列腺的内部结构颇为神奇，正常人的前列腺有移行带和周围带构成，类似一个鸡蛋的蛋黄和蛋白，前列腺增生主要起源于移行带，而前列腺癌与前列腺炎主要发生于前列腺周围带。

前列腺是男性生殖系统和泌尿系统的交汇点。

膀胱收集了来自双肾的尿液，汇聚起来，然后向下通过尿道排出体外。而前列腺又刚好在膀胱的下方，与膀胱颈紧贴。因此，最开始部分的尿道是从前列腺中穿行而过的，被前列腺包绕的这段尿道称为"前列腺部尿道"，它起自膀胱颈，直达尿生殖膈，平均长度约为3厘米。这段尿道从底至尖贯穿整个前列腺，位于前列腺实质内，两端稍窄，中部增宽。在尿道前列腺部的后壁上，其正中线为一纵行的隆起，称为尿道嵴。尿道嵴的中部突起膨大成圆丘，称为精阜。精阜的中央有一圆形或细长的纵裂状小孔，叫前列腺囊。前列腺囊的下方为两个射精管开口之处。尿道嵴两

侧的沟，称为前列腺窦，有许多前列腺排泄管的开口，前列腺液可由此排入尿道。

前列腺部尿道有其自身的特点，我们可以形象地将前列腺两侧叶比喻为两扇门，那么前列腺中叶就是门槛，当门变窄了和（或）门槛高了，就会导致前列腺部尿道受到压迫，引起尿道狭窄，导致排尿功能障碍。老年人前列腺中叶和侧叶的腺体和结缔组织常增生，引起前列腺肥大，特别是围绕尿道周围的前列腺组织发生增生，导致尿道受到压迫，造成排尿困难、尿频、夜尿增多等相关症状，严重时会发生尿潴留。前列腺发生炎症时，常常合并尿道前列腺部发炎。同样，尿道前列腺部的疾患也可影响前列腺。因此，前列腺和尿道无论在解剖上、生理上，还是在病理上，都有密切的关系。

14. 前列腺素是前列腺分泌的吗？它有什么作用

1930年，尤勒（von Enler）发现人、猴、羊的精液中存在一种使平滑肌兴奋、血压降低的活性物

质，具有五元脂肪环、带有两个侧链（上侧链 7 个碳原子、下侧链 8 个碳原子）的 20 个碳的酸性物质。当时设想此物质可能是由前列腺所分泌，命名为前列腺素。但实际上，前列腺分泌物中所含活性物质不多，为误称。现证明，精液中前列腺素主要来自精囊，并且前列腺素是内分泌物质中的一大类，具有广泛而重要的生理作用。

（1）对生殖系统作用

作用于下丘脑的黄体生成素释放激素的神经内分泌细胞，增加黄体生成素释放激素的释放，再刺激垂体前叶黄体生成素和卵泡刺激素分泌，从而使睾丸激素分泌增加。前列腺素也能直接刺激睾丸间质细胞分泌。可增加大鼠睾丸重量、核糖核酸含量、透明质酸酶活性和精子数量，增加精子活动。前列腺素维持雄性生殖器官平滑肌收缩，被认为与射精作用有关。精液中 PG 使子宫颈肌松弛，促进精子在雌性动物生殖道中运行，有利于受精。但大量前列腺素，对雄性生殖功能却有抑制作用。

（2）对血管和支气管平滑肌的作用

不同的前列腺素对血管平滑肌和支气管平滑肌的作用效应不同。前列腺素 E 和前列腺素 F 能使血管平滑肌松弛，从而减少血流的外周阻力，降低血压。对支气管平滑肌，前列腺素 E 能使之松弛，而前列腺素 F 则相反，是支气管收缩剂。

（3）对胃肠道的作用

可引起平滑肌收缩，抑制胃酸分泌，防止强酸、强碱、无水酒精等对胃黏膜的侵蚀，具有细胞保护作用。对小肠、结肠、胰腺等也具有保护作用。还可刺激肠液和肝胆汁的分泌，以及胆囊肌收缩等。

（4）对神经系统作用

前列腺素广泛分布于神经系统，对神经递质的释放和活性起调节作用，也有人认为，前列腺素本身即有神经递质作用。

（5）对内分泌系统的作用

通过影响内分泌细胞内环腺苷酸（CAMP）水平，来影响激素的合成与释放。如促使甲状腺素分泌和肾上腺皮质激素的合成。也可通过降低靶器官的 CAMP 水平，从而减弱激素的作用。

15. 什么是前列腺液？前列腺液的成分有哪些

前列腺可持续分泌一种稀薄、白色性液体，称为前列腺液。成人前列腺液每日分泌量约为 0.5 ~ 2 毫升，呈乳白色，含脂类约 0.28 克 / 升，其中 65% 以上是磷脂，尤其以卵磷脂居多。其他成分还包括：高浓度的锌离子、柠檬酸盐、酸性磷酸酶、蛋白水解酶、纤维蛋白酶、精胺、多肽等。

卵磷脂小体是前列腺液的组成成分，在前列腺液中分布均匀，为圆球形小体，数目较多。卵磷脂小体的主要作用是滋养精子。正常前列腺液中卵磷脂小体几乎布满视野，前列腺发生炎症时，巨噬细胞吞噬大量脂类，故卵磷脂小体明显减少。因此卵磷脂小体的多少，在一定程度上反映前列腺炎的轻重。

蛋白水解酶和纤维蛋白酶有促进精液液化的作用；前列腺液中锌的作用具有一定的抗微生物作用；柠檬酸盐能使精液保持渗透压平衡；维持适宜的酸碱度；柠檬酸与钙离子结合后，可控制精液排出后的液化过程，并可防止前列腺结石；精液的嗅味及结晶即由于精胺存在而导致，目前的研究发现精胺可促进精子运动增强，保护精子参与 DNA 复制与蛋白质合成，激活精子内 RNA 聚合酶，抑制细菌生长等诸多作用。

前列腺液中可以观察到一定数目的血细胞，包括白细胞和红细胞。正常情况下红细胞偶见，在炎症时才出现，如按摩过重可引起红细胞数增加，甚至出现可见的出血现象。正常前列腺液内白细胞散在，每高倍视野不超过 10 个，且分散，炎症时由于排泄管引流不畅，按压后前列腺液中可见成堆脓细胞或白细胞，如在显微镜下观察每高倍视野超过 10 个白细胞，即可诊断为细菌性前列腺炎。

前列腺液中蛋白质含量较少，较重要的有前列腺酸性磷酸酶、前列腺特异抗原、乳酸脱氢酶、转铁蛋白、补体 C 3、免疫球蛋白、生长因子等。前列腺液中还可见到淀粉颗粒、结石或精子。

16. 前列腺液有什么功能

前列腺液的功能包括：

（1）促进受精卵的形成

前列腺液中含有蛋白水解酶和纤维蛋白酶，因此可帮助精子穿过重重屏障——子宫颈内的黏液屏障和卵细胞的透明带，使得精子和卵细胞能够顺利结合。

（2）激发精子的活力

前列腺液中含有一种特殊的成分，能够使精子从精液中获取营养，激发精子的活力。

（3）促进精液的液化

前列腺液中的蛋白水解酶和纤维蛋白酶可促进精液液化。

（4）提高精子的成活率

前列腺液还对于维持精子正常渗透压有重要作用。精液略偏碱性，可中和女性阴道中的酸性分泌物，减少酸性物质对精子的侵蚀，提高精子的成活率。

（5）维持男性泌尿生殖系统的卫生

前列腺位于膀胱的前方、直肠的下方，环绕着尿道，而且前列腺液中的锌离子具有杀菌的功效，使得前列腺发挥了抵御外界病菌的作用，从而对维护泌尿生殖系统的健康有一定的帮助。

17. 前列腺液的 pH 值

健康人的前列腺液为弱酸性，pH6.3 ~ 6.5，调节 pH 的成分主要为枸橼酸。枸橼酸是一种有机弱酸，由前列腺分泌上皮细胞中的天冬氨酸和葡萄糖合成，枸橼酸在前列腺组织中的含量高出其他组织 10 倍，具有很强的缓冲能力，可以保持前列腺液的正常生理特性。随着年龄的增长，前列腺液的 pH 值会逐渐升高。

前列腺液中的白细胞参与炎症发展，白细胞越多，前列腺的炎性反应越明显，前列腺上皮细胞水肿、坏死，导致前列腺上皮细胞分泌功能损害，枸橼酸分泌减少，前列腺液 pH 值升高。有文献报道证实，随着慢性前列腺炎症的改善及治愈，前列腺液 pH 值也随之降低，因此治疗期间，前列腺液 pH 值下降可作为判断临床疗效的一项参考指标。

18. 前列腺分泌的重要非肽类成分有哪些

前列腺液中包含着一系列重要的非肽类成分，它们在实现前列腺液的功能中起到了重要的作用。

（1）枸橼酸

人类精液中最主要的阴离子为枸橼酸，浓度在 20~40mEq/L，前列腺液枸橼酸水平约 15.8 毫克 / 毫升，而精囊腺分泌物中只有 0.2 毫克 / 毫升。此外精液中枸橼酸水平比精液中低 100 倍，前列腺中枸橼酸的浓度（30 000 纳摩尔 / 克）要比其他软组织中高 100 倍。前列腺分泌上皮细胞利用天冬氨酸和葡萄糖合成枸橼酸。前列腺产生高浓度枸橼酸的原因之一，是因为当枸橼酸生产时，前列腺线粒体不能马上分解枸橼酸，因此枸橼酸合成量远超过枸橼酸分解的量。有研究通过磁共振波谱分析仪精确测量枸橼酸的浓度，而根据枸橼酸和前列腺分泌的其他物质的比例从而诊断前列腺癌。

（2）多胺

多胺是自然界中一种小的带正电的有机分子，它们在机体组织中有很高的浓度，参与细胞与生长的多个生理过程。精液中精胺水平约 50 ~ 350 毫克 / 分升，主要来源于人体中精胺含量最为丰富的部位前列腺。

（3）磷酸胆碱

其他一些带正电胺类，包括磷酸胆碱和胆碱在精液中有较高的表达，人类精液中以磷酸胆碱为主，而其他动物以 α- 糖磷酸胆碱为多见。目前认为磷酸胆碱是前列腺酸性磷酸酶高特异性的底物。目前胆碱复合物的功能尚不清楚。

（4）脂质

人类前列腺液中的脂质成分主要包括胆固醇和磷脂。

（5）锌

前列腺中高水平的锌主要来自前列腺分泌细胞，在全身组织器官中，前列腺具有最高的锌含量。有研究表明前列腺增生症中的锌浓度很稳定并且高于正常，而前列腺肿瘤中锌的浓度则显著降低。亦有报道提出前列腺中锌可以通过结合精液凝固蛋白Ⅰ、Ⅱ来调节PSA活性。前列腺中大部分锌是以和锌结合蛋白结合的形式存在，目前尚不清楚锌离子结合蛋白的作用。

19. 前列腺分泌的蛋白成分有哪些

通过对精液、前列腺液进行分析，科学家们发现了含量丰富且具有临床意义的蛋白，包括前列腺特异性抗原、人类激肽缓释酶2、精液凝固蛋白Ⅰ和Ⅱ、前列腺酸性磷酸酶、乳酸脱氢酶、免疫球蛋白、补体C3以及转铁蛋白等。

前列腺特异性抗原是一种具有丝氨酸蛋白酶活性的糖蛋白，主要存在于前列腺上皮细胞内，现已证实PSA是前列腺和前列腺疾病的重要标志物，PSA在血清中的浓度是前列腺癌重要的临床检测方法。人类激肽缓释酶2（hK2）是定位在前列腺细胞内的一种前列腺特异性丝氨酸蛋白酶，与PSA关系密切，研究发现，hK2在转移性、低分化的前列腺上皮细胞中表达明显增加，提示hK2在前列腺癌的早期诊断方面具有一定的价值。精液凝固蛋白Ⅰ和Ⅱ是精液凝块中的主要蛋白，由前列腺分泌，在被PSA降解后形成多种生物活性肽，与纤维结合素结合后，使得刚排出的精液形成凝块。前列腺酸性磷酸酶在前列腺组织中的活性是在其他组织中的200倍以上，它是精液中高浓度酸性磷酸酶的来源。酸性磷酸酶可水解多种类型的有机磷酸酯，产生无机磷酸盐和乙醇。

20. 前列腺液与精液的关系

前列腺液是精液的重要组成成分，虽然说前列腺液和精液不同，但二者关系密切。精液由精子和精浆组成，精子是在睾丸曲细精管中产生的活细胞，数量众多。精浆则是由睾丸液、附睾液、输精管壶腹液、附性腺分泌液和尿道腺液等共同组成，其中也包括前列腺液。前列腺液约占精浆的20%～30%，但精浆最主要的成分是精囊腺分泌液，约占精浆的 60%～70%，其余成分仅占 10%。精浆是输送精子必需的介质，同时还含有维持精子生命必需的物质，并能激发精子的活力。

精液中含有多种物质，如高浓度的有机物质、无机离子和各种酶。其中，许多与精液凝固或液化有关的酶都来自前列腺液，如氨基肽酶、纤维蛋白溶酶、精氨酸酯水解酶等。另外，枸橼酸全部由前列腺分泌而来，它的作用是维持精液渗透压和精子透明质酸酶的活性。而且，男性精液的气味，是人体气味中最为浓烈和特殊的一种，主要来自前列腺液中的精胺，是前列腺功能正常的标志之一。所以，前列腺液是精液的重要组成部分，对于精子的正常生理功能有着重要的作用。

21. 前列腺最常见疾病有哪些

前列腺对男性健康有着重要的作用，和其他器官一样，前列腺也会发生各种各样的疾病。临床上前列腺疾病主要分为以下 4 类。

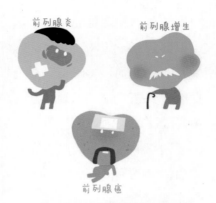

图 1-9　前列腺有哪些好发疾病

（1）前列腺炎

前列腺炎是泌尿外科常见疾病，是 50 岁以下中青年男性发病率最高的泌尿生殖系统疾病。1995 年制定的新的分类方法将前列腺炎分为 4 种类型：Ⅰ 型：相当于传统分类方法中的急性细菌性前列腺炎；Ⅱ 型：相当于传统分类方法中的慢性细菌性前列腺炎；Ⅲ 型：慢性前列腺炎 / 慢性盆腔疼痛综合征；Ⅳ 型：无症状性前列腺炎。其中非细菌性前列腺炎较细菌性前列腺炎更为常见。

Ⅰ 型常发病突然，表现为寒战，发热，疲乏无力等全身症状，伴有会阴部和耻骨上疼痛，甚至急性尿潴留。Ⅱ 型和 Ⅲ 型临床症状相似，多有疼痛和排尿异常等。不论哪一类型慢性前列腺炎都可表现为相似临床症状，统称为前列腺炎综合征，包括盆骶疼痛，排尿异常和性功能障碍。盆骶疼痛表现极其复杂，疼痛一般位于耻骨上、腰骶部及会阴部，放射痛可表现为尿道、精索、睾丸、腹股沟、腹内侧部疼痛，向腹部放射酷似急腹症，沿尿路放射酷似肾绞痛，往往引起误诊。排尿异常表现为尿频、尿急、尿痛、排尿不畅、尿线分叉、尿后滴沥、夜尿次数增多，尿后或大便时尿道流出乳白色分泌物等。偶尔并发性功能障碍，包括性欲减退、早泄、射精痛、勃起减弱及阳痿。Ⅳ型无临床症状，通常是在对前列腺进行检查时发现。

（2）前列腺增生

良性前列腺增生是引起中老年男性排尿障碍原因中最为常见的一种良性进展性疾病。主要表现为组织学上的前列腺间质和腺体成分增生、解剖学上的前列腺增大、下尿路症状为主的临床表现以及尿动力学上的膀胱出口梗阻。前列腺增生的患病率随年龄的增长而增加，最初通常发生在 40 岁以后，到 60 岁时大于 50%，80 岁时高达 83%。随着年龄的增长，排尿困难等症状也随之增加。大约有 50% 前列腺增生的男性患者有中度到重度下尿路症状。可表现为进行性排尿困难，以及尿频尿急、尿等待、尿不尽感、尿滴沥，夜尿增多等。

（3）前列腺癌

前列腺癌是前列腺上皮组织来源的恶性肿瘤，主要发生在 50 岁以上的男性。大多数发生于前列腺的周围带或后叶的腺泡腺管上皮，病理类型以腺癌为主，其次为移行细胞癌，极少数为鳞状细胞癌。与其他众多肿瘤一样，前列腺癌的直接发病原因尚不明确。但据现有文献，遗传是前列腺癌发生的危险因素。家族中若有前列腺癌患者，则其患前列腺癌的可能性比其他健康人群高出若干倍，应该引起高度重视。

早期前列腺癌通常没有症状，但肿瘤侵犯或阻塞尿道、膀胱颈时，则会发生类似下尿路梗阻或刺激症状，严重者可能出现急性尿潴留、血尿、尿失禁。骨转移时会引起骨骼疼痛、病理性骨折、贫血、脊髓压迫导致下肢瘫痪等。有的病人就是因为骨转移导致疼痛甚至骨折，在进一步检查后发现了前列腺癌。

（4）前列腺结石及钙化

前列腺结石是指在前列腺腺泡或腺管内形成的真性结石，而不是停留在前列腺尿道内的尿石。多为查体时偶然发现，没有特殊临床表现。前列腺 B 超检查时常会报告前列腺钙化，前列腺钙化通常是前列腺发生慢性炎症的结果，与前列腺癌等疾病没有必然的关系，若无不适症状，不必做特殊治疗。

22. 哪些活动会诱发前列腺疾病

类似于女性的乳腺，前列腺则是男人的"多事之地"。然而，大部分男性都不了解也不关心前列腺及其常见疾病。其实，有一些被我们忽略的日常活动会诱发前列腺疾病发生：

（1）久坐

由于前列腺位于肛门前方的会阴部，男性坐着时，身体很大一部分重量会"压"在前列腺上，腺体血液循环不畅，长时间充血使前列腺液的排泄变困难。尤其是久坐在软椅或沙发上，会使整个泌尿系统血液循环受阻，致使无菌性前列腺炎的发生或细菌性前列腺炎加重。因此，建议坐 40 分钟就站起来走走，开车或坐车久了，也要注意变换一下坐姿，让前列腺部位得到充分松弛。

（2）寒冷

男性睾丸害怕热，但前列腺恰恰相反，它怕冷。天气转凉，人体交感神经兴奋性增强，使前列腺腺体收缩，腺管和血管扩张，造成慢性充血，加重前列腺液的淤积，导致前列腺疾病发作。

（3）憋尿

有实验表明，前列腺增生手术前一天将碳素注入病人膀胱内，手术后可以在切除的前列腺组织内发现黑色碳素，这表明尿液会反流至前列腺组织内，憋尿会加重这一现象的发生。此外，憋尿还可以让细菌进入前列腺。正常情况下，男性尿道的下段寄生有细菌，排尿时，这些细菌会被冲刷掉。经常憋尿会减弱尿液的冲刷作用，使得细菌繁殖增加，逆行到尿道，从而引发前列腺炎。

（4）酗酒

由于酒精的刺激，前列腺局部毛细血管会迅速扩张、充血，引起前列腺不适。这时，"体态臃肿"的前列腺就会侵占尿道的空间，前列腺周围的神经也会受到压迫、牵制。前列腺充血快、消退慢，临床症状持续时间长。前列腺在"醉酒"后需要经过3～5天才可恢复。因此，酗酒者应对自己前列腺健康有所关注。

（5）吸烟

调查显示，吸烟者前列腺疾病患病率比不吸烟者高1～2倍。这是因为，烟草中含有的各种化合物多达1200余种，其中绝大多数对人体有害，主要有尼古丁、氰化物和一氧化碳等。吸烟越多前列腺受危害越大。

（6）饮食过辣

吃辣会刺激前列腺和尿道，引起前列腺的血管扩张，降低前列腺的抵抗力，还可能让前列腺寄居菌群大量生长繁殖，诱发急性前列腺炎，或加重慢性前列腺炎的症状。

（7）性生活过度

纵欲是前列腺的"大敌"。性生活过于频繁会导致前列腺过度充血，诱发前列腺炎。但是过度压抑性欲，也会使前列腺液大量囤积，诱发炎症。另外，射精前中断性交、体外排精或频繁的自慰，都会使前列腺充血、肿胀，引起炎症。

（8）不良生活习惯

急性前列腺炎多是由于细菌引起的，一定要每天对自己进行清洁，尤其是生殖器官，减少感染的几率。多注意休息，尽量不要熬夜，有规律的生活，多饮水，少食辛辣食物，适当的运动，从而让自己的抵抗力提高。

23. 哪些人易患上前列腺疾病呢

据医疗研究显示，青年学生、司机、企业家、中老年人、公务员、老师等都是前列腺疾病的高发人群。这些人群都或多或少的存在以下导致睾丸热应激、诱发前列腺疾病的因素或行为：如性生活不正常，性生活过频，性交被迫中断或过多的手淫等。骑自行车、骑马、开车、长时间久坐等多可使睾丸温度升高、前列腺充血，尤其以骑自行车为著；过多饮酒，能使生殖器官充血及引起性兴奋；桑拿过于频繁、按摩过重，也会导致睾丸热应激，从而使前列腺充血。这些行为，很多是男性朋友在现代日常生活中不可避免要进行的，但他们却不知道生殖健康危险却是由此而来。前列腺疾病，正成为影响男性生殖健康最可怕的隐藏杀手。

24. 前列腺疾病的发生与年龄有关系吗

前面我们提到，随着年龄的增长，前列腺的结构和体积都发生着不同的变化。发生在男性前列腺的疾病也包含了多种类别，譬如前列腺增生、前列腺炎、前列腺肿瘤等，不同的疾病有着不同的临床表现。同时，根据流行病学的调查结果，不同年龄组的男性人群中，前列腺的疾病的发病率是不同的。

例如，前列腺增生、前列腺癌以及前列腺结石等疾病往往发生于老年男性，尤其是前列腺增生的发病率高、危害大，已经为广大群众所认识。所以很多人提到前列腺疾病时往往与老年性前列腺增生等同，并因而认为都是老年人容易患前列腺疾病，而前列腺的充血、炎症以及前列腺肉瘤则以青壮年多见。但在很多情况下，它们彼此之间可以同时存在，并相互影响，例如老年男性的前列腺增生常常合并前列腺炎或前列腺癌。前列腺炎是前列腺的常见疾病，好发于青壮年，通常占泌尿男科门诊病人的 $1/4 \sim 1/3$。国内一项流行病学调查结果显示，我国男性前列腺炎的患病率为 8.4%。美国的一项研究结果显示，约 50% 的男性在一生的某个时段都有过前列腺炎症状。

虽然可以根据患者的年龄来粗

略判断前列腺疾病的种类，得出初步的诊断，但要确切做出诊断，还须结合病史、临床症状、体格检查以及必要的辅助检查手段来综合判定。

25. 针对前列腺的相关检查有哪些

由于前列腺位置隐蔽，对前列腺进行相关的检查是发现前列腺是否健康的重要手段。主要包括以下检查方法：

（1）前列腺直肠指检

直肠指检是发现前列腺疾病的一项最常用、最基本，也是最重要的方法。经肛门通过直肠来触摸前列腺，可以了解前列腺的大小、质地、有无硬结、有无疼痛或压痛等，还可以通过感受肛门括约肌的紧张度间接了解尿道括约肌的功能。前列腺表面摸到硬结则应考虑有前列腺癌的可能，应查血前列腺特异性抗原（PSA）（注：患前列腺癌时多会增高），必要时做前列腺穿刺活检确诊。

（2）前列腺液检查

前列腺液常规检查一般指前列腺液外观和做显微镜检查。前列腺液显微镜检查主要目的是看有无白细胞、卵磷脂小体数量和滴虫、精子、肿瘤细胞（需染色检查）、淀粉样体以及有无细菌。正常前列腺液镜下可见大量卵磷脂小体，分布均匀，白细胞 0～10 个／高倍镜，可见少量来自前列腺的上皮细胞和尿道上皮细胞，有时可见淀粉样体，可偶见精子。

（3）前列腺 B 超

前列腺 B 超即采用 B 型超声波对前列腺进行检查。临床用于测定前列腺的形态、大小及位置，可用于诊断前列腺增生、前列腺肿瘤、结石、钙化，以及前列腺脓肿、囊肿等，也可用于探测前列腺尿道合金支架管的位置。适用于怀疑患有前列腺疾病的病人，也常用于健康男性的体检。此外对于大于 50 岁的患者，在考虑诊断为前列腺增生时，一般还会通过 B 超同时测定一下膀胱残余尿量，因为前列腺增生会导致排尿不畅，有可能产生残余尿。膀胱残余尿量测定是排尿后立即导尿或B型超声检查测定膀胱内残余尿量。正常情况下其小于5毫升。残余尿的出现表示膀胱排尿功能已代偿不全。残余尿量与下尿路梗阻程度成正比。在下尿路梗阻治疗过程中，重复测定残余尿量可判断疗效，残余尿测定是一项简单而重要的检查。

（4）前列腺CT

前列腺CT可用于良性前列腺增生术前评价和非外科手术治疗后大小的随访，特别是考虑前列腺增生并发其他前列腺疾病时，CT检查常可以帮助明确诊断。CT检查可以帮助了解前列腺癌患者盆腔淋巴结肿大情况及肿瘤与前列腺、精囊及周边组织的关系，便于对前列腺癌进行分期。

（5）前列腺磁共振（MRI）

相对于CT来说，MRI不含辐射，而且对软组织的显像更清晰、精确。MRI图片上，因前列腺增生主要发生于移行区，故图片上显示移行区增大。而前列腺癌多发生于周围区，致使周围区在图片上有局限低或稍低信号的结节影。MRI对前列腺癌的鉴别诊断有着明显的优势，所以在怀疑前列腺癌时，首选MRI检查。

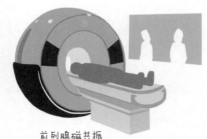

前列腺磁共振是诊断前列腺癌的优势检查方式

图1-10　前列腺磁共振检查

（6）血清PSA检测

血清PSA是前列腺癌的特异性标志物，它对早期没有症状的前列腺癌的诊断很有意义。前列腺炎症、前列腺增生、急性尿潴留、前列腺按摩等可使PSA增高，但当这些因素消除后，一段时间后可趋于正常。直肠指诊后血清PSA可增高1倍，膀胱镜检查后可增高4倍，前列腺穿刺活检或经尿道前列腺电切后可增高53~57倍。正常状态下的射精也可使PSA增高。

（7）前列腺穿刺活检

前列腺穿刺活检是为了确诊前列腺癌而进行的有创性检查。在 B 超的引导之下，医生将穿刺针刺入前列腺组织内，抽取出条状的前列腺组织，一般来说，选择 10～12 个位置穿刺，进而对其进行病理学检查。前列腺穿刺活检是确诊前列腺癌的"金标准"。现在临床上常用的前列腺穿刺活检方法主要包括两种，分别为超声引导下经直肠前列腺穿刺活检术和超声引导下经会阴前列腺穿刺活检术，这两种方式已经成为公认的成熟的穿刺方法，且显著提高了检出的阳性率。

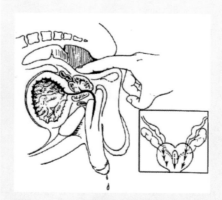

图1-11　前列腺直肠指检与前列腺按摩

26. 前列腺直肠指检有什么作用？是怎样完成的

如果初步诊断患有前列腺方面的疾病，一般而言，进行前列腺的常规直肠指检是非常必要的。由于前列腺位于直肠前，因此，可以通过直肠指诊检查前列腺，这是泌尿外科医生诊断前列腺疾病最简单且需常规进行的项目。通过指检可以了解前列腺的形态、大小与硬度，以及表面是否光滑，有无结节与压痛，中央沟是否存在、变化或消失，腺体是否固定，触诊是否有捻发感等，同时还可以了解肛门括约肌、直肠及精囊情况。

直肠指检前，患者应排空尿液，否则前列腺和尿道被膀胱向下推压，易造成前列腺增大的假象。直肠指检时，患者会有不适感。检查时患者站立，腹部靠近床前或桌前，两腿略分开、弯腰，两肘靠在床上或桌上，也可取膝胸位，即胸部和膝部贴于床，小腿面贴于床，大腿垂直于床，两腿可稍微分开，腹部于床面间自然形成空间的一种体位，这是检查前列腺的理想体位。年老体弱或重病患者则宜侧卧位或仰卧位检查。检查者戴上手套

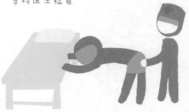
弯腰趴在检查床上，屁股抬起，等待医生检查

图 1-12 前列腺指检的正确姿势

或指套，涂上润滑剂，让患者张口放松，用示指指腹在肛门周围轻轻按摩几下使肛门括约肌放松，以减少患者被检查时的不适。检查时，医生手指缓慢伸入直肠深部进行检查，检查顺序为前列腺、精囊，接着手指旋转 360 度，最后为直肠和肛门。

临床上，通常以前列腺三径或体积来描述前列腺增生程度。一般地把前列腺增生按其增生大小分成三度。也有医生用另一种方式形容前列腺增生的程度：正常前列腺为栗子大；第一度肥大为鸽蛋大；第二度肥大为鸡蛋大；第三度肥大为鹅蛋大。

27. 如何判读前列腺液常规检查的结果

前列腺液常规检查一般指前列

腺液外观和做显微镜检查。前列腺液显微镜检查主要目的是看有无白细胞、卵磷脂小体数量和滴虫、精子、肿瘤细胞（需染色检查）、淀粉样体以及有无细菌。正常前列腺液镜下可见大量卵磷脂小体，分布均匀，白细胞 0～10 个 / 高倍镜，可见少量来自前列腺的上皮细胞和尿道上皮细胞，有时可见淀粉样体（老年人较多见），偶可见精子。

当前列腺轻度炎症时，前列腺液外观无明显改变，炎症较重时可见不同程度的脓性或脓血性，前列腺液脓稠、色黄、混浊或含絮状物。前列腺癌发生时，可能会出现血性前列腺液。轻度前列腺炎时镜检可见白细胞增多，常超过 10 个 / 高倍镜，可成堆出现，同时有上皮细胞增多、卵磷脂小体减少。炎症较重时镜下可见大量白细胞及上皮细胞，还可见到不同数量的红细胞，卵磷脂小体明显减少。当精囊炎、前列腺癌时，前列腺液中可见大量红细胞。滴虫性前列腺炎时可见滴虫。

28. 什么是尿流率检查

尿流率检测主要是针对有膀胱残余尿量增多、尿流中断、夜尿增多、尿失禁等相关症状的病人做的检测。

尿流率测定是一项用于检查排尿功能是否正常的辅助检查方法。应用尿流计记录排尿过程中每秒钟的尿流量并绘成曲线，以了解下尿路有无梗阻。根据尿流率曲线推算出各尿流率参数，包括最大尿流率、尿流时间、平均尿流率、最大尿流率时间、2秒钟尿流率及总尿量等。

一般认为，最大尿流率在每秒25毫升以上者可排除梗阻；在每秒10毫升以下者提示梗阻存在；两者之间为可疑梗阻。尿流率测定是一种无创和相对便宜的检查项目。对于多数怀疑有下尿路功能障碍的患者，是一项首选、必不可少的检查项目。

29. 前列腺疾病与饮食有什么关系

（1）南瓜子、核桃仁

中医认为，肾藏精，其与生殖有关，也与膀胱、排尿有关，所以吃些补肾之品对前列腺很有好处。南瓜子、核桃仁不仅有补肾之功，南瓜子还有利尿功能，核桃仁有润便功效，所以男性到了老年，应多吃点南瓜子和核桃仁，以补肾气不足。

（2）葱和蒜

意大利医学专家针对葱蒜对前列腺增生疾病的作用展开了调查，结果发现，经常食用洋葱、蒜类对预防前列腺增生大有好处。另有研究显示，每天摄入少量葱蒜类蔬菜的人，罹患前列腺癌的风险减少50%。中医理论认为葱蒜能够破除寒气积滞，从而对于壅塞、增生性的疾病，以及易产生淤滞体质的人而言有助于流通血气。

（3）花粉提取物

花粉提取物是最新的研究成

果，不少治疗前列腺疾病的药物中都添加有花粉提取物，尤其是油菜花粉以及裸麦花粉。由于蜂蜜中含有花粉的精华，所以，没有糖尿病的男性，适当吃些蜂蜜也会起到保护前列腺的作用。

（4）蔬菜水果

蔬菜水果对前列腺健康也起着很重要的作用，瑞士研究人员发现，苹果中的锌有保护前列腺的功效。西红柿也对前列腺有益，可帮助中老年男性缓解尿频，减少起夜次数，因为西红柿中的番茄红素可以抑制老年男性前列腺肥大，让膀胱不再受到压迫。

30. 什么是 PSA

PSA 是 前 列 腺 特 异 性 抗 原（prostatespecific antigen）的简称，由前列腺分泌，具有较高的组织器官特异性。即在一定程度上，血中 PSA 的含量可以反映前列腺的健康状态，比如前列腺炎、前列腺增生和前列腺癌发生时，PSA 会明显升高，同时 PSA 也是评估前列腺癌患者术后前列腺健康状况的重要指标。

前列腺特异抗原由前列腺腺泡和导管上皮细胞分泌，正常情况下，由于组织屏障的存在，PSA 局限分布在前列腺内，血液中不会检测到 PSA 或者只能检测到相当低的量。当有前列腺疾病发生时，组织屏障会遭到不同程度地破坏，PSA 进入血液，血清 PSA 会大幅度升高，因此可以通过测定血清 PSA 的水平来筛查是否罹患了前列腺疾病。急慢性前列腺炎、前列腺癌都有可能发生 PSA 升高的情况，特别是患有前列腺癌时，由于肿瘤细胞的异常生长会使这一自然屏障遭受严重破坏，PSA 进入组织间隙和淋巴管增多，造成血清 PSA 水平的大幅度升高。

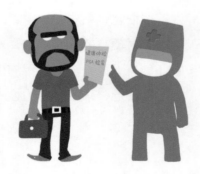

大于 45 岁的男性每年应进行 PSA 监测

图 1-13　大于 45 岁的男性应定期进行 PSA 检查

前列腺癌早期无症状时，PSA就可以升高，因此很多早期前列腺癌患者可以通过检查PSA，并进行进一步检查来发现该疾病，所以建议45岁以上的男性每年体检时，特别注意检查血液的PSA水平。

31. 检测 PSA 有什么意义

（1）筛选和诊断前列腺癌

前列腺癌的治疗效果主要取决于能否早发现和能否得到及时有效的治疗，而早期发现尤为重要。血清PSA测定精确度高、稳定、重复性好，而且是无创的，有助于前列腺癌早期诊断，监测治疗效果及判断预后。一般来说，PSA的数值越高，患前列腺癌的可能性越大，PSA < 4纳克/毫升时，提示癌症的可能性较小；PSA在4～10纳克/毫升之间，是癌症发生的可疑区间；PSA > 10纳克/毫升时，癌症的发生风险明显增高。PSA是前列腺器官特异性的指标，而非前列腺癌特异性指标。因此，如何进一步判断PSA升高与前列腺癌的关系，近年来科学家们做了很多的研究，包括

PSA密度、PSA速率、PSA倍增时间、游离PSA、游离PSA与总PSA的关系。前列腺炎症状发生时，PSA也会升高。随着前列腺组织的增生，PSA也会逐渐升高，但前列腺炎与前列腺增生患者PSA升高与前列腺癌患者PSA升高的幅度和变化有明显不同，这也是鉴别3种不同疾病的重要方法，因此在诊断时需要充分考虑这一点。

PSA检测可用于高危人群（50岁以上男性）前列腺癌的普查。美国泌尿外科学会（AUA）和美国临床肿瘤学会（ASCO）建议50岁以上男性每年应接受例行直肠指检和PSA检查。对于有前列腺癌家族史的男性人群，应该从45岁开始进行每年一次的检查。

（2）评估对前列腺癌进行的治疗是否有效

1）在施行前列腺癌根治术后的3～4星期后，血清PSA水平从理论上讲应该为0，因为PSA在体内的半衰期为2.2～3.2天。在前列腺癌根治术后或放射治疗后，PSA可认为是反应疾病变化和转归的第1指标。如果在根治术后，患者的PSA

水平仍然保持在一个可以检测到的水平，说明患者体内仍有活动前列腺癌病灶。另一事实也说明这一点：即在临床患者有远处转移的病灶，根治术后其血清 PSA 水平都降不到检测不出水平。手术切除前列腺癌后血清 PSA 下降，复发后又上升。如果手术后跟踪检验 3~6 个月，PSA < 0.2 纳克 / 毫升的患者，仅有 11% 复发，而 PSA > 0.4 纳克 / 毫升者，则 100% 复发。

2）PSA 也是评价放疗后前列腺癌细胞生物学行为的指标：在放疗以后，血清 PSA 水平呈现进行性下降。如果在治疗前 PSA 低于正常值 4 倍时，表示有 82% 的可能完全治愈，而高于 4 倍时仅有 30% 的患者有较好的治疗效果。其次，PSA 降到正常水平的时间也是重要因素，如果 PSA 在治疗后 6 个月内降至正常，有 94% 的患者可以完全治愈，而在 6 个月后 PSA 上升者，仅有 8% 出现治疗效果。

3）在激素治疗过程中，PSA 降到最低也是反映治疗显效的重要指标：一般来说，激素治疗后，PSA 水平降至 40 纳克 / 毫升以下，其缓解期比不能降至正常水平的患者显著延长。PSA 检测特别是动态监测是判断激素治疗是否有效的重要指标。

（3）判断前列腺癌是否发生骨转移

血清 PSA 水平的检测也是判断初治患者是否有骨转移的一个有用指标。有研究检测了 306 例骨扫描阳性的患者中仅有 1 例患者的血清 PSA 水平在 20 纳克 / 毫升以下。血清 PSA 水平 < 10 纳克 / 毫升，并有骨扫描阳性的患者概率约为 1.4%。因此，可以认为 PSA 是用于判断是否伴有骨转移的可靠指标。

32. 如何分析 PSA 检查的结果

（1）PSA 正常（< 4 纳克 / 毫升）

PSA 的正常值是随着年龄增长而变化的。临床上常需根据患者年龄调整 PSA 正常值。参考值为 40~49 岁：0~2.5 纳克 / 毫升；50~59 岁：0~3.5 纳克 / 毫升；60~69 岁：0~4.5 纳克 / 毫升；70~79 岁：

0~6.5纳克/毫升。

如果测量结果符合自己年龄的正常值，就基本可以放心，但是这并不绝对的，还是有少数的前列腺癌不会有PSA升高的表现。如果没有什么特别的症状（比如排尿困难、夜尿多、下腹痛等），随后定期体检就可以。

（2）PSA轻度上升（4~10纳克/毫升）

一般而言，"轻度"是小于10纳克/毫升，但根据每个地区甚至每个医院的历来的人群测量数据，可能会有一个浮动范围。

即使没有前列腺癌，有些中老年男性也会有PSA水平轻度上升，所以倘若你发现自己的PSA轻度升高，请不要过度紧张。但根据个人情况不同，如果医生怀疑你得前列腺癌的可能性比较大，也可能会让你复查或是做其他的检查。

（3）PSA明显升高（＞10纳克/毫升）

PSA越高，患癌症的可能就越大，但是，根据PSA并不能直接得出前列腺癌的诊断，只是提示你该

去做进一步的检查了。首先应该了解有无前列腺炎及前列腺增生的发病症状，其次，可以通过肛门直肠指检了解前列腺大小、质地、形态、有无结节来做初步判断。必要时，医生会建议做前列腺MRI（磁共振）检查，通过影像学结果来判断你的前列腺的健康程度。同时根据具体情况医生可能会建议进一步行前列腺穿刺检查，前列腺穿刺是指取出小部分前列腺组织，在显微镜下观察细胞的形态，来判断是否为癌细胞。前列腺穿刺结果是确诊前列腺癌的"金标准"。

33. 影响PSA结果的因素有哪些

血清PSA检测已成为早期诊断和筛选前列腺癌的重要辅助手段之一。然而，由于PSA产生于前列腺上皮细胞而进入血液循环，影响血清PSA检测结果的因素较多，如许多前列腺良性疾病均可导致其升高，对前列腺的任何检查或操作均会影响其血清水平。为了提高PSA对前列腺良恶性疾病的鉴别价值，现将其影响因素总结如下：

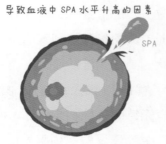

导致血液中 SPA 水平升高的因素

SPA

年龄，剧烈运动，射精，前列腺按摩
前列腺电切，穿刺，急性前列腺炎，
急性尿潴留，前列腺癌

图 1-14　影响血清 PSA 水平的因素

（1）年龄

研究表明 PSA 水平可随着年龄的增长呈明显的正相关。总结其原因之一，便是前列腺体积随着年龄的增长而逐渐变大，而且随着年龄增长，前列腺导管内的生理屏障也在逐渐地减弱。临床上常需根据患者年龄调整 PSA 正常值。参考值为 40～49 岁：0～2.5 纳克／毫升；50～59 岁：0～3.5 纳克／毫升；60～69 岁：0～4.5 纳克／毫升；70～79 岁：0～6.5 纳克／毫升。

（2）一些生理活动

射精活动也会导致 PSA 升高，这是因为射精过程中，整个前列腺处于充血状态，会导致较多的 PSA 流入血液中。此外，剧烈活动之后，也会导致 PSA 一过性升高。因此，应在射精活动或是剧烈运动 2 天后再检查 PSA 浓度。

（3）临床操作

研究认为，一次前列腺按摩可使血清 PSA 增高 1.5～2 倍，膀胱镜检查后可增高 4 倍，穿刺活检或经尿道前列腺电切后可增高 50 倍。此外，对于男性患者行导尿管植入术也会影响血液中 PSA 的浓度。所以，测定 PSA 最好在前列腺检查或操作前进行。PSA 的半衰期为 2～3.2 天，复查 PSA 宜在直肠指检后 3 天，穿刺活检或经尿道前列腺电切术后 2 周测定。

（4）前列腺疾病

前列腺增生导致的急性尿潴留可使 PSA 增高。急慢性前列腺炎同样可使 PSA 升高，伴有寒颤、发热的急性前列腺炎也可使血清 PSA 明显升高，数月后才降至基础值。经尿道前列腺电切、根治性前列腺切除、放射治疗或激素治疗可使 PSA 降低。局限于包膜内的前列腺癌在施行根治性前列腺切除术后，PSA 可降至 0。

（5）药物

研究表明前列腺增生患者服用非那雄胺或者同类药物可促使 PSA 降低，最新研究表明，长期使用阿司匹林、其他非甾体抗炎药（NSAID）或他汀类药物，既不会影响 PSA 水平，也不会影响 PSA 水平变化速率。

34. PSA 与年龄有什么关系

正常情况下，PSA 随年龄增长而缓慢线性升高，而前列腺癌（prostate cancer，PCa）患者在短期内突然快速升高，有专家认为以 1 年增长 0.75 纳克 / 毫升作为鉴别良恶性的标准。

由于患者的总 PSA（T-PSA）水平随着年龄的增加而升高，年龄较大的患者 T-PSA 的正常水平也较高。为避免这些 T-PSA 水平轻度升高，但相对于其年龄段仍属正常的患者接受不必要的前列腺穿刺活检，同时又不漏掉应该接受活检的患者，建立不同年龄段患者的年龄特异性 T-PSA 水平，提高 PSA 诊断 PCa 的特异性和敏感性尤为必要。

我国良性前列腺增生（BPH）患者血清 T-PSA 及游离 PSA（F-PSA）水平均与患者年龄呈正相关，与欧美文献报告相符。年龄 40～89 岁的 BPH 患者 T-PSA 及 F-PSA 每年分别增加约 4.4% 和 2.7%。但不同年龄的患者 T-PSA 及 F-PSA 的增加速率并不是恒定的，不同年龄段的患者 T-PSA 及 F-PSA 的增加速率存在明显的差别。如对 T-PSA 而言，年龄 40 岁～、50 岁～、60 岁～ 和 70 岁～的患者，T-PSA 增加速率分别为每年 8.2%、3.0%、0.6% 和 3.2%，因此在整个研究的年龄段范围内计算 T-PSA 每年增加的绝对值显然是不合理的。但相对每个特殊的年龄段，如将 PSA 看作每年大致匀速增长，对临床有一定的指导意义，如年龄段在 40 岁～及 70 岁～的患者，T-PSA 每年增加较快，分别为 0.14 纳克 / 毫升及 0.12 纳克 / 毫升。而年龄段在 50 岁～及 60 岁～的患者，T-PSA 每年增加较慢，仅为 0.08 纳克 / 毫升及 0.02 纳克 / 毫升。与欧美人年龄特异性 PSA 水平相比，除 60 岁～年龄段外，我国相同年龄段的 BPH 患者 PSA 水平均偏低。

F-PSA/T-PSA 比值与 BPH 患者

的年龄呈负相关，即随着年龄的增长而逐年下降，每年下降比率约1.3%，可能是由于 F-PSA 升高的速度慢于 T-PSA。这可能意味着男性随年龄的不断增长，患 PCa 的可能性逐年增大，与 PCa 的流行病调查结果一致。

35. PSA 与前列腺增生有什么关系

多数学者认为，血清 PSA 值随年龄增长而增加，其主要原因与前列腺体积和重量的增加有关。有研究表明，体积大约每增大 1 立方厘米，PSA 含量可增加 4%，10 年约合增加 45%。由于良性前列腺增生（BPH）病理改变等原因，PSA 值只有轻度增高，多数 <10 纳克 / 毫升。

尽管 BPH 与血清 PSA 值有一定的关系，但另一些因素的影响值得注意：①前列腺体积或重量难以准确测定，目前常用的手术方法如经尿道前列腺切除术不能恰好切尽增生腺体，影响了前列腺实际重量的准确性。虽然可以根据经直肠 B 超检查计算前列腺体积，但与其实际数据仍有相当大的误差。②前列腺

切除术只切除了增生腺体组织（移行带），留下了外科包膜（周围带）这一癌的好发部位。血清 PSA 与 BPH 的关系实际上只是与增生腺体的关系，也只能部分反映两者的实际关系。③前列腺组织的多样性导致了增生病变的多样性。每位 BPH 患者前列腺的上皮组织、平滑肌和纤维组织等的增生程度并不一致。由于 PSA 只产生于上皮组织细胞，所以，在不同类型 BPH 患者，即使前列腺组织重量相等，其血清 PSA 值的差别也是比较大的。④ BPH 患者的前列腺标本一般未作系统病理检查，很可能漏诊一些病变，如癌前病变、炎症甚至早期局限性癌等，从而影响血清 PSA 值。

综上所述，尽管大多数 BPH 患者的血清 PSA 值可以轻度增高，但由于多种因素的干扰，从而失去其临床诊断价值。测定血清 PSA 值的实际意义在于鉴别和早期发现局限性癌。

36. PSA 与前列腺体积有什么关系

经直肠超声下前列腺体积测量

方法：前列腺体积（prostate volume, PV）=0.52× 前列腺横径 × 上下径 × 前后径，由于前列腺组织的比重为 1，所以体积等于重量。

前列腺特异性抗原密度是指单位体积前列腺组织中的 PSA 含量，特异性抗原密度（PSAD）= 前列腺特异性抗原 / 前列腺体积，单位纳克 / 平方毫升（ng/ml^2）。

前列腺穿刺病理学检查是确诊 Pca 的唯一方法，但前列腺穿刺时前列腺癌的检出率与 PV 之间的关系，目前还没有一个系统的认识。PSAD 是诊断 Pca 有效的 PSA 相关指标，为前列腺穿刺活检提供了一种可靠的参考。关于 PSAD 的正常标准是当今争论的热点。国外有专家认为使用 PSAD 阈值在 $0.10 \sim 0.15ng/ml^2$ 之间，可以使 16%～55% 的病人免除不必行的穿刺活检，漏检率为 4%～25%。如果用 PSAD=0.19ng/ml^2 作为标准，其诊断的敏感度、特异度分别为 58%、79%，如果以 PSAD=0.20ng/ml^2 为临界值预测 Pca，其敏感度、特异度则分别为 82.6%、74.6%。

目前国内接受的标准为 PSAD=0.15ng/ml^2。以 PSAD=0.15ng/ml^2 为临界值诊断 Pca，敏感度为 47%，特异度达到 90%。较高的特异度可以使其作为一种较好的排除性诊断方法，可减少不必要的穿刺导致的痛苦和并发症。然而由于 PSAD 需要换算，导致其在临床的应用受到一定的限制，因而我们考虑使用 PV 大小作为前列腺穿刺活检过程中常规测量的指标。以 30 毫升为界，在 PV 超过 30 毫升的患者中，Pca 检出率不足 40%。对于随着 PV 增加而导致 Pca 检出率降低的原因，目前尚未有定论。在临床工作中，当 PV>30 毫升时，前列腺癌的检出率低于 40%，应考虑到 12 点系统穿刺的标本总量为 0.18 毫升的前列腺组织（12 立方毫米 ×15 立方毫米），在前列腺体积大于 30 毫升的时候可能是不够的；同时，随着前列腺体积的增加，同样大小的肿瘤在腺体中的比例减小，造成穿刺部位偏离肿瘤所在区域的可能性增加，造成了随着 PV 增加而 Pca 检出率降低的现象。容易造成大 PV 的前列腺癌患者在首次穿刺过程中的漏诊，导致再次穿刺的可能和治疗时机的延误。

另外专家还发现前列腺的大小与肿瘤的恶性程度有关。小体积前列腺中发生的肿瘤往往与高 Gleason 评分、高分期具有正相关性。并且在小体积前列腺中检查到的肿瘤，其细胞生物学及生化免疫学等方面所表现出的恶性程度也较高，即肿瘤在前列腺腺体所在的区域内生长速度快，侵袭力强，导致肿瘤组织的比重增高，而高 PV 的病例则罕见这些现象。

37. PSA 测定的结果有什么缺陷？科学家们是怎样解决这一问题的

PSA 为类似血管舒缓素的丝氨酸蛋白分解酶，在血液中主要以与 α1－anti-chymotrypsin（ACT）结合的结合型 PSA（PSA-ACT）和与 α2－macroglobulin（AMG）结合的结合型 PSA（PSA-AMG）及游离型 PSA（free PSA）存在。由于无法测定血清中 PSA-AMG，直接导致了 PSA 水平检测价值的下降。同时，PSA 自然波动变化的特点损害了它的作为一个筛选工具的应用价值，正常人和 PCa 患者之间的 PSA 有实际上的重叠从而使 PSA 缺乏特异性。PSA 筛选 PCa 的敏感性仅 67%～

80%，并且单独测试对 PCa 不具有特异性，假阳性率在 60% 以上。

目前，人们给 PSA 的临床应用增加了许多附加指标，以增强它的应用价值。主要有：PSA 年龄分段参考范围、fPSA 及 fPSA 与总 PSA 比值、PSA 密度、PSA 速率、PSA 速率、PSA 倍增时间和 PSA-CT 测定等。

PSA 的年龄特异性参考范围（PSA age-specific reference range）：随着年龄的增长，前列腺体积随腺体增生而增大，所分泌的 PSA 也相应增多。资料显示，健康男性小于 60 岁者中 PSA 小于 4.0 纳克／毫升的占 92%，而 60～69 岁时为 79%，70 岁以上者大于 4.0 纳克／毫升的可达 40%。所以，小于 4.0 纳克／毫升的参考范围并不适用于所有年龄段。

PSA 密度（PSA density PSAD）：是指单位体积前列腺所对应的血清 PSA 含量，用 PSA 浓度（纳克／毫升）与前列腺体积（毫升）之比表示。有资料显示，前列腺组织每增生 1 克，可使血清 PSA 升高 3.5 纳克／毫升，前列腺每增生 1 毫升，可使 PSA 水平升高约 32%。因此，前列腺癌患者 PSAD 可显著升高。Benson 等报道，PSAD 的临界值为 0.15 纳克 / 平方毫升。但这个比值需要计算前列腺的体积，目前经直肠超声检查计算前列腺的体积误差还比较大，最大时可达 30%，所以其应用受到限制。

F-PSA、F/T 比值：F-PSA 是近年来比较受重视的一个判断前列腺癌的指标。研究发现，良性前列腺疾病时血清中游离 PSA 占总 PSA 的相对比例较高一些，而前列腺癌患者 FPSA 的比例较低。但由于影响 FPSA 水平的因素较多，对它的血清浓度正常值还难以作出。目前应用的是它与总 PSA 的比值，也就是 F/T 比值。研究发现，对 TPSA 值在 4～10 纳克 / 毫升的诊断灰区时，它显得尤有价值。在这个灰区，若以 F/T 小于 25% 为阈值，可检出 95% 的前列腺癌症，同时避免 20% 的不必要活检。

PSA 速率（PSA velocity PSAV）：PSA 速率是指在一定时间内（至少 2 年）连续观察（至少 3 次）血清 PSA 浓度的变化，计算 PSA 的平均年增长速率 [ng/ml/ 年]，PSAV= [（PSA2-PSA1）+（PSA3-PSA2）]/2。前列腺癌的 PSA 速率显著高于前列腺增生，以此作为评估发生前列腺癌风险的一种指标。

PSA 倍增时间（PSA double-time PSADT）：PSA 倍增时间是指患者血清 PSA 浓度升高至原先两倍所需的时间，当 PSA 值随时间呈幂函数形式变化时，运用两个 PSA 值就可以计算出 PSADT，PSADT =（t2-t1）loge2/（logePSA2-logePSA1），这是最为简单的计算方法。但当存在着多个 PSA 值时，就需要通过计算直线回归方程式获得回归系数（b），得到 PSADT =（loge2）/b，通过该方法得到的 PSADT 值反映了包括所有 PSA 值在内的信息，减少了通过个别数据计算可能产生的偏差。近年来文献表明，PSADT 在判断前列腺癌患者的预后和疗效评价时具有重要价值。

总论 01

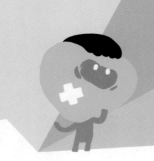

02
前列腺炎

1. 什么是前列腺炎

前列腺炎是指前列腺在病原体或某些非感染因素作用下，患者出现以前列腺区域疼痛或不适、排尿异常等症状为特征的临床表现，是一种常见且让人十分困惑的疾病。

前列腺炎患者常可以有不同的临床表现，有人将其描述为不可言喻的症状或状态。由于目前对前列腺炎的发病机制、病理生理学改变还不十分清楚，许多医师在临床诊治前列腺炎过程中感到棘手，美国国立卫生研究院（National Institutes of Health，NIH）分型及诊断对前列腺炎的认识、病情轻重的判断、治疗方法的选择以及疗效评价等诸多方面有着重要的意义，但是目前超过90%的患者为Ⅲ型前列腺炎，病因不明，患者有突出的临床症状，主要表现为长期、反复的会阴、下腹部等区域疼痛或不适，或表现为尿频、尿不尽，可伴有不同程度的性功能障碍、生育能力下降、精神、心理症状等一系列综合征，严重影响患者的生活质量。2011年6月25日，由安徽医科大学第一附属医院泌尿外科牵头的"中国慢性前列腺炎诊断标准与疗效评判协作组"在合肥成立并召开第一次研讨会，会议期间，成立了"中国慢性前列腺炎诊断标准与疗效评判协作组"。协作组将前列腺炎临床症状分为主要症状和次要症状。主要症状包括：①疼痛症状（包括会阴、下腹部、睾丸、阴茎、腰骶部、尿痛、

急性前列腺炎

发病急 细菌感染
全身症状明显

慢性前列腺炎

慢性发病缓慢
多为非细菌感染
症状较轻

图2-1 急性前列腺炎与慢性前列腺炎

性生活后疼痛等）；②排尿症状（包括尿频、尿不尽等）。次要症状包括：①精神、心理症状（包括焦虑、抑郁、失眠、记忆力下降等）；②性功能障碍（包括性欲减退、早泄、勃起功能障碍等）；③生殖功能障碍（包括精液不液化、少精、弱精等）；④其他（如滴白等）。

前列腺炎的发病机制还不清楚，目前认为它不是一个独立的疾病，而是具有各自独特形式的综合性疾病或综合征，这种综合征各自有独特的病因、临床特点和结局，因此有学者建议使用"前列腺炎综合征"的概念。尽管前列腺炎一般不会对生命造成威胁，但它可以严重地影响患者的生活质量，使患者生活变得十分痛苦。

前列腺炎的发病率较高，介于4%～25%之间，接近半数的男性在一生中的某个阶段会遭遇到前列腺炎的折磨。多数患者对治疗效果不满意，许多医生在医治前列腺炎过程中感到很棘手，经历过明显的挫折和失望，普遍对该病明显缺乏自信心和准确诊断的能力，并最终导致不能合理地治疗。由于对前列腺炎这一概念的解释和理解不同，也

造成了这种混乱情况。

在前列腺炎的诊治过程中存在许多问题，例如前列腺炎还没有完全特征性症状，还不清楚各种临床症状与前列腺炎的相关程度到底有多大；前列腺炎的临床症状与前列腺的炎症程度和感染的关系不清楚；前列腺炎缺乏特征性的组织病理学改变；缺乏可靠的前列腺炎诊断方法，且还没有统一的诊断标准；前列腺炎的治疗效果不满意；抗生素的使用等问题还需要进一步明确与规范。

近年来对前列腺炎的研究取得了许多进展，尤其是采用现代的诊断技术更加容易发现病原微生物，前列腺炎的诊断和分类已经重新确定，临床特征被充分地描述，出现了许多令人鼓舞的新发现，这一切都表明前列腺炎将再次成为泌尿男科医生的重要研究领域。

2. 前列腺炎分类有哪几种

到目前为止，还没有产生为绝大多数学者所完全接受的前列腺炎分类方法。

（1）传统分类方法

根据前列腺炎的临床表现、病原学、病理学等特征，可以将其分为不同的类型。根据患者的发病过程和临床表现，可将前列腺炎分为急性前列腺炎与慢性前列腺炎；根据病原学不同，则可分为细菌性前列腺炎、非细菌性前列腺炎、淋菌性前列腺炎、真菌性前列腺炎和滴虫性前列腺炎等；根据前列腺的病理变化，可分为特异性前列腺炎与非特异性前列腺炎；以往主要采用以"四杯法"为基础的传统分类方法，即将前列腺炎划分为急性细菌性前列腺炎（acute bacterial prostatitis, ABP）、慢性细菌性前列腺炎（chronic bacterial prostatitis, CBP）、慢性非细菌性前列腺炎（chronic non-bacterial prostatitis, CNP）和前列腺痛（prostatodynia）4 种类型。

（2）NIH 分类法

1995 年，NIH 在过去综合分类的基础上对前列腺炎进行了重新分类，为多数国际社会和学术团体所接受，建议推广使用。

Ⅰ型：急性细菌性前列腺炎。

Ⅱ型：慢性细菌性前列腺炎。

Ⅲ型：慢性非细菌性前列腺炎 / 慢性骨盆疼痛综合征（chronic prostatitis/chronic pelvic pain syndrome, CP/CPPS）。

Ⅲ型前列腺炎又可进一步分为Ⅲ A 型和Ⅲ B 型。Ⅲ A 型为炎症性慢性骨盆疼痛综合征，也称为无菌性前列腺炎，在患者的精液、挤压前列腺分泌物（expressed prostatic secretion，EPS）或前列腺按摩后尿液标本中存在有诊断意义的白细胞；Ⅲ B 型为非炎症性慢性骨盆疼痛综合征，在精液、EPS 或前列腺按摩后尿液中不存在有诊断意义的白细胞。

Ⅳ型：无症状的炎症性前列腺炎（asymptomatic inflammatory prostatitis, AIP）。

临床上，Ⅰ、Ⅱ型前列腺炎约占 5%～10%，Ⅲ型前列腺炎占 90%～95%，Ⅳ型前列腺炎的确切发病情况还不清楚，根据初步的研究结果推测也不少见，有报道无症状男性中有 20%～30% 人的前列腺液内白细胞数量超过正常范围。这 4 型前列腺炎的临床特点见表 2-1。

表 2-1　最新分类的各种类型前列腺炎临床特点

前列腺炎类型		尿路感染病史	肛诊异常	前列腺液白细胞	前列腺液培养	常见致病菌	抗生素治疗反应	对尿流率影响
I		有	有	+	+	大肠杆菌	有	有
II		有	±	+	+	大肠杆菌	有	±
III	ⅢA	无	±	+	—	无	常无效	有
	ⅢB	无	无	—	—	无	无	有
IV		无	无	+	±	无	±	无

+：有或超过正常标准，有意义；±：可疑；-：无或没有意义

（3）其他分类

探索不同条件下慢性前列腺炎的分类或亚类十分必要，临床医生可以根据患者不同症状和可能的病因，制定具有显著个体化的治疗方案。国外学者 Shoskes 等将慢性前列腺炎/慢性骨盆疼痛综合征的常见症状区分为 6 个类型：泌尿（urinary）、社会心理（psychosocial）、器官特异性（organ-specific）、感染（infection）、神经/系统性（neurologic/systemic）、疼痛不适（tenderness）6 类，简称 UPOINT。UPOINT 系统是一个新的诊疗模式，并在治疗上获得了一定突破，患者还可以使用网络工具进行 UPOINT 临床类型的自我判定，但此分型标准尚未被临床广泛接受，仍然不能完整覆盖这个疾病，可能还有多种亚型存在，部分专家建议将勃起功能障碍（erectile dysfunction, ED）作为第七个症状，组成 UPOINT'E 系统。精索静脉曲张是成年男性常见病，常与慢性前列腺炎同时存在，并且在发病机制上都属于盆底静脉丛性疾病，表明两者间存在某种关联性。对于慢性前列腺炎合并精索静脉曲张的患者，通过联合迈之灵药物强化疗效，而且安全性良好，伴有精索静脉曲张的慢性前列腺炎可能成为另一个新亚型。

3. 男性患前列腺炎的发病状况如何

前列腺炎一直是男科和泌尿外科的主要问题，人群中的发病率较

高，而且波动较大。根据尸检报告国外前列腺炎发生率为6.3%~73.0%。在美国，前列腺炎几乎与前列腺癌和良性前列腺增生的流行情况、发病率和就诊率接近。据1990年统计每年有200万前列腺炎患者，估计发病率在5%~8%。在我国前列腺炎患者约占泌尿科门诊患者总数的33%。急性前列腺炎比较少见，慢性前列腺炎最为普遍。据统计，在25~40岁的男性中，大约有30%~40%的人均患有不同程度的慢性前列腺炎。根据国际健康中心的健康统计表明，从1977年到1978年期间前列腺炎的发病率约为25%，大约有近半数（35%~50%）的男性在其一生中的某个时候会受到前列腺炎的影响。

尽管前列腺炎的发病率是如此之高，也是临床上诊断最多的疾病之一，但由于该病并不会对生命构成威胁，大部分慢性前列腺炎患者对自身的疾病状况并不十分清楚，也不一定寻求医疗帮助；前列腺炎患者的症状可以不典型且多样化，可能造成误诊；对该病的分类和诊断缺乏统一的标准；无症状的前列腺炎患者，他们从来不会因为前列腺炎而就诊；医生的素质和对前列腺疾病认识的差异也可以影响到对前列腺炎的准确诊断，很多情况下前列腺炎的诊断容易被医生忽视；研究报道的文献资料也不十分可靠等原因，都可能使报道的发病率往往比实际情况有所低估，真实的发病率很难估计。

4. 前列腺炎的发病因素有哪些

急性前列腺炎的病因比较明确，是细菌对前列腺感染所引发的急性炎症反应。慢性前列腺炎的病因十分复杂，传统的病因学研究模式多集中在前列腺及其病原体的感染和炎症过程，但对诸多问题的解释却遭遇困境。目前研究多集中于病原体感染、免疫异常、组织病理学改变、尿液反流、神经内分泌异常、下尿路上皮功能障碍等方面，精神心理因素的重要作用也逐渐被重视。

（1）病原体感染

前列腺是男性生殖系统中最容易受到细菌等病原微生物感染的器

官之一，并因此而导致前列腺炎的发生。一般说来，具有较强毒力的细菌等病原体感染前列腺后，通常能在前列腺内迅速大量生长繁殖而引起急性细菌性前列腺炎，但如果治疗不当，也常可使其转变为慢性前列腺炎。

引起前列腺炎的常见病原体包括细菌、真菌、支原体、衣原体、放线菌、寄生虫以及病毒等，其中以细菌感染最为常见，是细菌性前列腺炎的病因。病原体主要来自于尿道及生殖系统的其他器官，由尿路逆行感染或后尿道排空时感染尿液反流进入前列腺腺管中引起。不洁性生活、过度频繁的手淫以及包皮过长等是男性尿道内病原性细菌

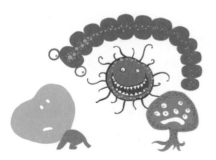

前列腺是男性生殖系统中最容易受到细菌等病原微生物感染的器官之一，并因此而导致前列腺炎的发生

图 2-2　病原微生物感染是前列腺炎发生的因素之一

生长繁殖的重要因素；直肠内的大肠杆菌等细菌可以直接侵入或经过淋巴、小静脉或血行播散；前列腺的感染也可来自于机体其他部位病灶内的病原体进入血流后经血液循环扩散感染前列腺。

（2）免疫学病因

全身免疫功能正常者，前列腺感染后可不出现炎症或反应轻微，也有反应快速明显的，但经过和结局良好；全身免疫功能低下者，易发生感染和炎症，炎症反应往往不很明显，但容易形成慢性过程。因此有人认为，慢性非细菌性前列腺炎的炎症反应是全身免疫功能低下的表现，但是前列腺局部的免疫功能往往表现出异常的增强，细胞和体液免疫反应均参与了慢性前列腺炎的免疫反应过程。

（3）神经内分泌因素

从周围组织器官不断产生的慢性或反复发作的感受伤害的信号，可以通过直接或间接方式传入并建立起中枢神经系统的慢性功能性改变。交感神经系统是感受伤害信号传入的间接机制的基础，感觉神经

与交感神经纤维的相互作用在神经病理性疼痛中起重要作用，并依次调节传入信号的活动性，造成中枢系统敏感化。局部感受伤害所释放的肽类物质以及传出交感神经所释放的去甲肾上腺素和前列腺素是前列腺炎产生疼痛与前列腺液过度分泌的重要因素。

（4）物理与化学因素刺激

前列腺的损伤可能与局部的创伤（强力性骑跨伤）、机械性因素（射精道阻塞）或化学性刺激（尿液反流）有关。这种损伤本身常不会引起明显的临床症状，但对损伤的炎症性反应可以释放化学因子和细胞因子来去除病原体并帮助机体的愈合过程，同时也可以产生疼痛和肿胀。健康者由于具有完整的尿路上皮层，上皮细胞表面有一保护层，它起到阻止尿液及其成分通过尿路上皮损伤深层组织，构成难以被渗透的血、尿液屏障；而病理的尿路上皮通透性增高，钾离子易渗透到上皮下组织，刺激感觉神经引起症状，成为慢性前列腺炎发病的下尿路上皮功能障碍机制。

（5）遗传特性的改变

前列腺其他疾病的发生明显存在遗传因素，提示前列腺炎的发生可能也与遗传易感性有关，并存在许多慢性前列腺炎患者与健康男性遗传差异的证据。

（6）盆腔静脉性疾病

部分前列腺炎的发生，尤其是没有明确病因存在时，可能与盆腔的静脉性疾病相关，包括精索静脉曲张、痔、前列腺静脉丛扩张，甚至阴茎海绵体的静脉漏等，而且它们彼此之间还会有一定的相互影响，可以用"盆腔静脉性疾病一体化"的名词来表述。因此，有学者建议，对于同时存在精索静脉曲张和痔疮的慢性前列腺炎患者，最好同时给以有效的治疗，可能会对慢性前列腺炎的治疗有益。

（7）氧化应激作用增强

在慢性前列腺炎患者的前列腺液内存在氧化应激（oxidative stress）作用增强的生物化学和分子生物学证据，而有效的治疗手段可以逆转这种异常增高的氧化应激作用。

（8）锌含量降低与前列腺抗菌因子活性抑制

锌作为多种酶系统的激活因子，可以有效地激活超氧化物歧化酶（superoxide dismutase, SOD）等抗氧化应激作用的酶类，减轻体内过多的氧化应激作用对前列腺组织的损伤或炎症反应。锌含量与前列腺的抗感染能力有关，锌含量降低时对炎症的防卫机制下降，抗菌能力也下降。

（9）精神心理因素

尽管慢性前列腺炎的起因可能与心理因素没有关系，但慢性反复发作的疼痛等症状可能进一步导致临床症状的躯体化，而躯体症状又反过来诱发或加重心理因素，使其具有身心疾病的特点。因此认为，精神心理因素在前列腺炎发病机制中占有重要地位。

5. 憋尿对前列腺有害吗

长期憋尿是个特别不好的习惯，对人体的危害不容忽视，尤其是对男性的前列腺极其不利，必须要引起男性的重视。一些男性由于各种原因而不愿意或者不方便上厕所，例如离厕所有点远或附近没有厕所，睡眠中不愿意起来排尿，人在旅途不方便排尿等，使得憋尿成为常态，原本以为不会有什么大问题，谁会想到可能会带来身体不适，甚至诱发疾病。由于前列腺增生的高发，老年男性特别容易憋尿，而长时间的憋尿，将会让本已肥大的前列腺更是苦不堪言。

虽然憋尿一般是不会直接导致前列腺炎发生的，但是对人体有着潜在危害。经常憋尿会使膀胱内压力增加，致使尿液返流至肾脏，容易引起肾盂输尿管炎症。经常憋尿还会使膀胱壁变薄，容易引起膀胱慢性炎症。由于膀胱与前列腺相邻，炎症可以逐渐蔓延至前列腺，使前列腺发生慢性炎症。

此外，长期憋尿还会使尿液中的有毒害物质不能及时排出体外，延长了尿液中致病菌的生存和繁殖作用时间，容易诱发细菌感染的发生。长期憋尿还会引起生理和心理上的紧张，血液中的儿茶酚胺含量增加，加剧前列腺的充血和水肿，均不利于前列腺健康，而有利于局部的细菌繁殖与播散，一旦免疫功能下降，就会诱发前列腺炎。

所以，长期憋尿是极不好的习惯，平时要多饮水，养成定时排尿的习惯，通过排尿冲洗尿道来促进前列腺分泌物排出，达到预防前列腺感染的效果。

6. 饮酒会加重前列腺炎吗

辛辣食品不是前列腺炎的直接病因，但是酒类、辣椒等辛辣食品对前列腺和尿道具有刺激作用，食用后可出现短暂的或伴随排尿过程的尿道不适或灼热症状，并且能够引起前列腺的血管扩张、水肿或导致前列腺的抵抗力降低。食用这些食品后常可引起前列腺不适的临床症状，或有利于前列腺寄居菌群大量生长繁殖而诱发急性前列腺炎或使慢性前列腺炎的症状加重。因此，避免酗酒和食用大量辛辣食物是预防前列腺炎发生的重要手段。

据观察造成前列腺充血的主要食品是酒类和辣椒，但也并不是所有食用者都发生前列腺炎。我国北方地区气候严寒，人们喜欢饮用烈酒，而一些地区居民喜欢食用辣椒，也未见前列腺炎较其他地区高发，关键是要掌握一个"度"的问题，并且对具体的个体要遵循个体化的原则。至于其他的一些刺激性食品，如鱼、虾、蟹、鸡肉、羊肉、狗肉或其他食品等并不会造成前列腺的过度充血，因此没有必要过分渲染食品的致前列腺炎作用。由于惧怕食品会引起前列腺炎而选择或拒绝某些食品的情况，不但给人们的日常生活带来很多不便，而且还会造成营养与发育不良的严重后果，甚至严重者可以影响到机体的免疫功能。一些曾经患有前列腺炎但已经治愈者长期对某些食品保持着回避的态度，甚至一些正常人也选择或拒绝食用这类食品，这种草木皆兵的做法大可不必。

7. 手淫对于前列腺炎有什么危害

手淫现象不仅在未婚男性中普遍存在，就是在已婚的男性中，由于夫妻短期分居、出差、离异、丧偶等原因，通过手淫来宣泄性欲的也不在少数。很多男性在享受手淫带给他们生理快感的同时，又很担心手淫会对自身的健康造成一定的伤害，例如很多慢性前列腺炎患者就很怀疑自己的疾病与手淫有关，尤其是自己"早年"或婚前的过度频繁手淫，并将手淫看作是患有慢性前列腺炎的罪魁祸首。因此，很多慢性前列腺炎患者便采取严格节制手淫的办法，但随之而来的频频遗精，给他们本来已经十分痛苦的生活又增添了新的烦恼，并且对其疾病的康复也没有起到促进作用。

那么，手淫究竟能否导致慢性前列腺炎的发生呢？这要区别看待。

前列腺的血液循环特点是动脉血液供应比较丰富，而静脉血液回流相对阻力较大，如果存在一些促使前列腺长期反复充血的因素，就将加重静脉的回流障碍，使局部血

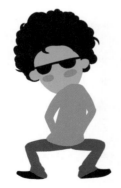

暂时没有研究表明手淫
与前列腺炎有明确关系

图 2-3　手淫会导致前列腺炎吗

液淤滞、免疫抵抗能力下降。而且，随着细菌在局部停留时间的延长，感染的机会将相应增加。虽然人们一直认为过于频繁的手淫是造成前列腺过度充血的原因之一，少部分患者也确实由于长期过度手淫，使前列腺的正常分泌、排泄功能受到严重的影响，可能成为诱发前列腺炎的主要原因。但同时也应指出，即使存在长期频繁手淫习惯的患者，也不一定最终导致慢性前列腺炎的发生。这是因为，手淫是否过频的界定以及个体抗病能力的强弱，均存在明显的个体差异。所以，绝大多数成年男人只要能把握一定的手淫频度，是不必担心手淫会诱发前列腺炎的。况且，适度的手淫还可以帮助清除前列腺液及缓解前列腺的血液淤滞，对保护或恢复前列腺功能还具有一定的积极意义。医生在诊治前列腺疾病时应鼓励患者定期进行有规律的性生活来促进前列腺液的排泄和更新。因此，手淫不一定是前列腺炎的祸首。

那些认为手淫导致了前列腺炎并在积极的诊治中难以治愈的患者，实际上可能与"手淫有害论"造成的严重精神心理压力有关，不

良的精神心理因素本身就是前列腺炎的重要发病原因。

8. 为什么久坐和长时间骑车会诱发慢性前列腺炎

前列腺的解剖结构比较特殊，前列腺周围区的腺管细长且弯曲，向后走行，然后弯向侧面，最后向前，在前列腺实质内开口到尿道，开口处口径小，与尿道成直角或斜行向上逆行进入尿道。前列腺的腺管行程长且弯，有利于尿道的细菌进入腺体，而不利于腺体炎性分泌物的排出和引流，是引起前列腺炎的重要解剖因素。

从生理观点看，坐位可以使血液循环变慢，尤其是会阴部的血液循环，长时间久坐不动等都可以造成对前列腺的直接压迫而导致前列腺充血，使局部的代谢产物堆积、前列腺的腺管阻塞、前列腺液的排泄更加困难，导致慢性前列腺炎的发生。骑自行车、摩托、骑马等骑跨动作与久坐的道理是一样的，况且骑跨动作较坐位更直接压迫会阴与前列腺部位，直接造成前列腺的充血与淤血，尤其是长途骑车更是

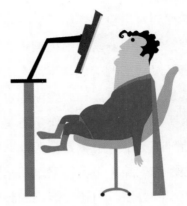

久坐会导致前列腺充血

诱发前列腺炎

图 2-4　久坐会诱发前列腺炎

如此，可以出现会阴部麻木不适、疼痛、排尿时尿道疼痛、排尿困难、腰部酸痛等症状，这也是我国男性慢性前列腺炎发生的主要原因之一。一般持续骑车时间应在 30 分钟以内，若路途遥远，应在骑车途中适当下车活动或休息后再走。适当调整车座的角度，前部不要过高，也可以加上海绵垫，使车座柔软舒适，可以减少对前列腺的压迫与刺激，避免慢性前列腺炎的发生或加重。临床流行病学调查也发现，在汽车司机中慢性前列腺炎的发病率较高、且不易治愈，就充分地说明了长时间久坐不动对前列腺的影响这个问题。因此在生活中要考虑到这一问题，尤其是对已经患

有慢性前列腺炎的人更加应该注意，从事类似工作的男性不要久坐不动，应该在工作闲暇适当地休息并及时地变换体位，可以改善前列腺的局部充血状态，减少或避免慢性前列腺炎的发生。

9. 还有哪些不良的生活习惯容易诱发或者加重前列腺炎

（1）局部受凉

局部保持温暖的环境使前列腺和精道内的腔内压力减小、平滑肌纤维松弛，减小了出口的阻力，使前列腺的引流通畅；保暖还可以减少肌肉组织的收缩，因而可以使组织的含氧量改善，充血水肿状态容易得到恢复。

受凉后，人体处于应激状态，交感神经兴奋，使尿道内压升高，妨碍前列腺液的排泄，产生淤积而充血。受凉后还可以削弱局部的抗感染免疫功能，使病原体感染容易发生。这也是为何前列腺炎在寒冷的地带和寒冷的冬季高发的原因。

（2）机体的免疫力低下

男性尿道以及前列腺内的寄生菌群在正常生理情况下与宿主之间形成并保持了相对的平衡状态，使其不能大量生长繁殖与扩散，也不会引起前列腺的显性感染。但由于肿瘤、外科手术、过度劳累、酗酒、服用免疫抑制剂、患有其他疾病以及频繁手淫或性生活等因素导致机体的免疫功能降低，可以形成有利于前列腺内寄居菌群大量生长繁殖与扩散的条件，从而引起急性前列腺炎或慢性前列腺炎的症状。

（3）滥用抗生素

抗菌药物的不规范使用或滥用已经成为导致前列腺感染、诱发前列腺炎和前列腺炎反复发作的最常见的因素之一。一些患者可能因为全身各器官系统的炎症性疾病，例如淋病、非淋菌性尿道炎、膀胱炎、肾盂肾炎、胆囊炎、上呼吸道感染等炎症，常常在接受多种抗生素经验性治疗过程中出现急性前列腺炎或慢性前列腺炎的症状。这可能是由于抗菌药物的不规范使用或滥用而大量杀灭了体内的正常菌群，造成了泌尿生殖系统菌群构成的复杂化，使一些条件致病菌或耐药菌株增加，并促使外袭菌定居、生长及繁殖，严重者可引起二重感染、耐药性转移以及多重耐药性菌株形成，并成为前列腺炎病原学诊断和治疗困难的重要原因。

（4）局部不必要的医疗检查和操作

前列腺按摩是治疗慢性前列腺炎的一种手段，但是不必要的、过于频繁或手法过重的按摩可能会对前列腺造成一定的损害，是诱发前列腺炎症的医源性因素。留置导尿管容易引起前列腺细菌感染，主要是医源性的葡萄球菌感染。

（5）不良应对方式

慢性前列腺炎患者，尤其是久治不愈的患者往往具有人格特性的改变，表现为应对方式的明显异常，可以有失眠、健忘、甚至出现胡思乱想和悲观失望情绪等消极的应对态度，这方面的困惑有时甚至超过疾病本身的痛苦，并为此四处求医。在难以达到治愈的情况下，则又认为病情严重了，更加重了思想负担，二者互为因果，形成恶性循环，难以自拔。

10. 为什么青壮年易患前列腺炎

尽管流行病学和病理学研究都发现，前列腺炎可以影响各个年龄阶段的男性，尤其是中老年男性，并与老年前列腺增生具有较大的重叠性，但是传统观念和客观事实都认为，前列腺炎是青壮年男性的常见疾病，与性活动人群密切相关，安徽医科大学第一附属医院泌尿外科梁朝朝教授带领的研究团队对 2498 例 20～59 岁慢性前列腺炎患者进行问卷调查，结果显示慢性前列腺炎患者年龄大多数小于 40 岁，年龄越大，患者人数越少，一般高发

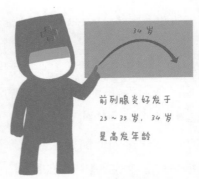

图 2-5　年轻人易患前列腺炎

年龄段在 25 ~ 35 岁, 34 岁是患前列腺炎的最高发年龄。

青壮年易得前列腺炎的原因主要包括: 性生活活跃, 是前列腺频繁充血和容易诱发感染的主要原因; 饮食不加节制, 容易出现酗酒、饮食辛辣等, 加剧对前列腺的刺激; 生活不规律, 容易沉迷于各种不良的娱乐活动, 例如网恋、打麻将等; 运动习惯不好, 许多骑跨运动容易诱发前列腺的充血和水肿, 例如骑马、赛车等。

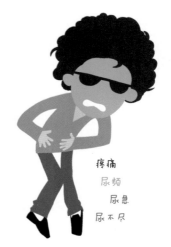

图 2-6　前列腺炎有哪些症状

11. 前列腺炎有哪些症状

临床上急性前列腺炎一个重要特征是全身症状明显, 主要表现为畏寒、发热、全身不适、关节肌肉疼痛, 也可出现厌食及恶心呕吐等。局部症状以会阴部疼痛为主且向下腹部、腰部、大腿根部放射。由于大部分急性细菌性前列腺炎为逆行感染引起, 常常表现有明显的下尿路感染症状, 如尿道灼热痛、尿急、尿频、尿痛、尿不尽感, 有时伴有终末血尿。检查时尿液、前列腺液中白细胞数量升高甚至出现脓细胞。

慢性前列腺炎的临床表现差异极大。一些慢性前列腺炎病人仅表现为无症状菌尿, 但大多数患者出现以骨盆区域疼痛或不适、下尿路症状 (LUTS) 等为特征的一组综合征。病人多表现为骨盆区和生殖器各个部位, 如会阴部、阴茎根部、肛门周围、耻骨上和 (或) 下背部等疼痛或不适感, 并可向阴茎和睾丸放射, 排便时可能加重。下尿路症状包括尿痛、尿频、尿急、夜尿次数增多、尿无力、尿不尽、排尿困难等。偶尔也有血精、射精后疼痛等症状发生, 有些病人还有勃起功能障碍、早泄、遗精及尿道口滴白等症状。许多病人由于病程迁延不愈或反复发作而出现焦虑、抑郁等精神症状，表现为乏力、眼花、头晕、失眠和忧郁。有些病人由于受过分夸大前列腺炎对生育、性生活的影响，甚至怀疑前列腺炎会引起癌变等而造成极为严重的心理负担，甚至引发精神疾病。

12. 什么是滴白，前列腺炎为什么会滴白

众所周知，前列腺是男性生殖系统重要的附属性腺，其分泌物——前列腺液是精液的重要组成部分。成年男性的前列腺在不断地产生前列腺液，并定期或不定期地通过性生活、手淫或遗精等性活动排出体外，即我们常说的"精满自溢"。青年男性由于体内的雄激素水平较高，前列腺液分泌量较多，在排尿或增加腹压后（如大便），由于前列腺平滑肌的被动收缩，很容易导致前列腺液溢出，尤其在夜间阴茎不自主地勃起后，更容易造成前列腺液的分泌，以致于清晨或大便后、排尿时出现"滴白"现象。"滴白"现象的发生主要与前列腺的反复充血密切相关。由于前列腺组织的反复充血，导致前列腺腺管扩

张，从而造成前列腺液从尿道溢出。造成前列腺过度充血的因素有：性活动异常、大量食用刺激性食物，长期骑跨动作造成前列腺受压，前列腺局部受凉等。以上因素也正是慢性前列腺炎的诱发因素，因此慢性前列腺炎时最先出现的征象可能就是"滴白"，也是诊断慢性前列腺炎的一个参考指标。尿"滴白"是一种前列腺的功能性改变，主要与前列腺过度充血有关，所以不必紧张。但是，需要注意的是，长期的前列腺过度充血确实是诱发前列腺炎的原因之一，因此出现"滴白"要认真对待，平时应尽量避免引起前列腺长时间充血的各种不良生活习惯。生活中应尽量保持大小便通畅，保持规律的性生活，禁止酗酒及进食大量刺激性食物，以及缓解紧张焦虑的情绪等。在平时也

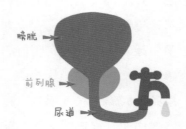

前列腺炎发生时，前列腺反复充血导致前列腺液流出，俗称"滴白"

图 2-7 前列腺炎患者会发生"滴白"

会有少许的前列腺液经过前列腺腺管开口处排出到后尿道，并随尿液排出到体外，因而这种滴白现象可以不出现，或者虽出现却并不引起人们注意。

造成前列腺反复充血的这些因素也正是慢性前列腺炎的诱发因素，因此慢性前列腺炎时最先出现的征象可能就是"滴白"，也是诊断慢性前列腺炎的一个参考指标。慢性前列腺炎患者，由于前列腺充血、肿胀、分泌增加，常在早晨起来时发现尿道口有稀薄水样分泌物滴出，也可出现较黏稠的乳白色黏液，最明显的是在小便结束后或排大便时，在尿道口排出一二滴白色分泌物。

因此，"滴白"现象多数情况下是前列腺的功能性改变，当进行检查时往往没有异常的检查结果，如前列腺液常规检查正常，前列腺液内也培养不出病原微生物，患者也无其他明显的排尿症状等。很多男性常将"滴白"看成是慢性前列腺炎而产生精神负担，因此应该详细向患者进行解释，让其认识到前列腺溢液是一种前列腺的功能性改变，主要与前列腺过度充血有关，

所以不必紧张，只要去除造成充血的原因就可以了。

但是，需要注意的是，长期的前列腺过度充血确实是诱发前列腺炎的原因之一，因此出现"滴白"要认真对待，平时应尽量避免引起前列腺长时间充血的各种不良生活习惯。生活中应尽量保持大小便通畅，保持规律的性生活，禁止酗酒及进食大量刺激性食物，以及缓解紧张焦虑的情绪等。由于前列腺溢液不是病原体感染所致，所以一般不需抗生素治疗。

13. 性交后出现会阴部不适是前列腺炎的症状吗

慢性前列腺炎时会造成后尿道、精阜及前列腺充血水肿，引起痛性勃起、射精痛、会阴部不适。性交后可能加重这些部位的充血水肿，出现会阴部不适。因此性交后出现会阴部不适可能是前列腺炎的症状之一，应尽早去正规泌尿男科专科门诊检查诊治。

14. 会阴部不适，伴腰酸易出汗，是前列腺炎引起的吗

如前所述，慢性前列腺炎患者比较典型的症状是骨盆区域疼痛或不适和下尿路症状（LUTS）。但许多患者由于疾病久治不愈，疾病的痛苦可能引起患者食欲改变、失眠多梦等，还可能出现植物神经功能紊乱症状，甚至相当多数的患者可能出现精神症状。所以，前列腺炎患者可表现全身各个系统和器官的痛苦与烦恼，出现会阴部不适，伴有腰酸易出汗，尤其会阴部多汗或潮湿、阴囊或会阴部皮肤瘙痒或炎症。更多的患者可能存在精神心理负担和人格特性的改变，如失眠、多梦、头晕、记忆力减退、注意力不集中、疲乏无力、焦虑、抑郁、情绪波动，甚至自杀倾向，尤其是久治不愈的患者。

15. 前列腺炎需要做哪些检查

前列腺炎是一个宽泛的概念，其中急性前列腺炎和慢性前列腺炎在发病特点和症状上有着明显区别，它们需要做的检查也不尽相同。

急性前列腺炎主要由细菌感染引起，症状出现快，常常有寒战、发热和乏力等全身症状，检查的主要目的是为了明确病原菌，进行针对性治疗。在急性前列腺炎患者中，直肠指诊可以发现前列腺肿大，局部温度升高，有明显触痛。由于前列腺按摩可能引起细菌播散，导致全身感染等严重后果，所以不能对患者进行前列腺按摩取前列腺液检查。因此主要通过取中段尿进行显微镜检查、细菌培养和药敏试验来明确病原体，选择抗生素。伴有全身症状的患者还需进行血细菌培养。前列腺超声检查则可以发现前列腺及周围脓肿的存在，指导后续治疗。

慢性前列腺炎病因复杂，起病较慢，症状多种多样，需要通过各类检查来排除其他疾病，做出较精确的诊断并选择治疗方案。直肠指诊可以判断前列腺的外形、质地以及是否有触痛，来与急性前列腺炎、前列腺癌鉴别。前列腺按摩取前列腺液，进行显微镜检查、病原体培养和药敏检测，用于判断是否

有炎症和病原体的存在，以指导治疗。对于前列腺按摩取前列腺液失败的患者，可以收集按摩前后排出的尿液进行尿液分析、显微镜检查和病原体检测，可以帮助医生判断感染发生的部位。

超声检查可以判断前列腺大小，回声是否均匀，推测前列腺炎是否存在，同时判断是否有前列腺增生及前列腺癌的可能。超声检查也可以反映患者膀胱、精囊、睾丸、附睾及精索静脉的情况，有利于鉴别诊断，排除相关疾病。有时候，医生也会通过对患者的精液中白细胞量的检测，间接推测前列腺和精囊的炎症情况。

16. 如何提取前列腺液

前列腺液的提取通常通过前列腺按摩来完成。前列腺按摩一般由泌尿科医生完成。患者膝胸位，暴露臀部，医生穿戴手套后，以右手示指浸蘸石蜡油后，先轻柔按摩肛周，后缓缓伸入直肠内，摸到前列腺后，用示指指头轻按前列腺靠近直肠的部位。经过几次按摩之后，前列腺液被从前列腺中挤压而出，

经尿道流出。前列腺按摩会有一定的不适感，一方面是手指插入肛门的异物感，另一方面是按摩前列腺时，患者会有"尿意"。

17. 前列腺液检查的意义有多大

前列腺液检查是前列腺炎诊断和预后评估的最重要和最直接手段。前列腺液检查结果对于临床上前列腺炎的诊断、分型和治疗选择有着重要指示作用。前列腺液检查，一般指肉眼检查和显微镜检查，前者主要包括前列腺液的颜色形状（正常为淡乳白色稀薄液体）和体积（正常为数滴至 1 毫升），后者主要包括白细胞（正常为 < 10 个 / 高倍镜视野）、红细胞（正常为 < 5 个 / 高倍镜视野）、上皮细胞（正常为无或少量）、卵磷脂小体（正常为多量，均匀分布满视野）、精子（正常为无）、细菌（正常为无）、滴虫（正常为无）以及淀粉样体（正常为无）等。泌尿男科医师可根据患者实际情况，选择不同检测项目，来明确患者有无前列腺炎及前列腺炎类型。一般而言，轻度前列腺炎

时，前列腺液外观无明显改变，镜检可见白细胞增多，常超过 10 个 / 高倍镜视野，或成堆出现；上皮细胞增多，卵磷脂小体减少。中重度前列腺炎症时，前列腺液可见不同程度的脓性或脓血性，前列腺液脓稠、色黄、混浊或含絮状物，镜下可见大量白细胞及上皮细胞，甚至有数量不等的红细胞；卵磷脂小体明显减少。此外，精囊炎或前列腺癌患者，前列腺液镜检可见大量红细胞。滴虫性前列腺炎时，滴虫检测为阳性。但是现在许多研究都发现前列腺液中白细胞多少与临床症状常常不能对应，白细胞计数与患者症状的严重程度并不一致，白细胞计数对于慢性前列腺炎的诊断及评价治疗效果的意义受到了挑战。安徽医科大学第一附属医院泌尿外科梁朝朝教授带领的研究团队通过对 1426 例慢性前列腺炎患者的前列腺液中白细胞计数、有无脓细胞与国际前列腺炎症状评分表（NIH-CPSI）评分的关系进行统计学分析，研究发现慢性前列腺炎患者前列腺内炎症程度与临床症状并没有平行关系，也就是说前列腺液白细胞的多少并不是疾病严重程度的依据，

也不能作为慢性前列腺炎治疗效果的评判标准。因此，推测慢性前列腺炎的各种症状表现是多种致病因素、多种发病机制作用的结果。

18. 前列腺液白细胞的多少与前列腺炎的关系

以往大家认为前列腺液白细胞的多少与前列腺炎是相辅相成的关系，慢性前列腺炎的主要病理改变为发生炎症反应，白细胞作为炎症反应中的主要参与因素，其数量增加与炎症反应的严重程度呈正相关关系。白细胞增多将引起上皮细胞水肿、坏死，进而影响到前列腺上皮细胞的正常分泌功能，导致枸橼酸合成与分泌量下降，pH 值上升。临床上对慢性前列腺液白细胞计数与 pH 值进行检测，可较为准确地对慢性前列腺炎进行诊断，可将白细胞计数超过 10 个 /HP 作为慢性前列腺炎的主要判定指标。前列腺液中白细胞计数作为判断前列腺炎的方法也长期得到沿用，同时也是治疗前列腺炎使用抗生素的依据之一。但是现在许多研究都发现前列腺液中白细胞多少与临床症状常常不能

对应，白细胞计数与患者症状的严重程度并不一致，白细胞计数对于慢性前列腺炎的诊断及评价治疗效果的意义受到了挑战。

对于大多数的临床慢性前列腺炎患者，前列腺液的检查结果均为阴性，因此前列腺液的检查结果对于疾病诊断和疗效评价仅能作为参考。临床上，不应该以前列腺液中白细胞计数的变化来评判疗效，更应该纳入以尿频、排尿灼烧感等下尿路感染症状及骨盆区疼痛为主的临床症状来全面综合的评估前列腺炎的严重程度。

19. 为什么前列腺液检查正常，医生还会诊断得了慢性前列腺炎

美国国立卫生院目前将前列腺炎分为 4 大类，包括 Ⅰ 型：急性细菌性前列腺炎；Ⅱ 型：慢性细菌性前列腺炎；Ⅲ 型：慢性前列腺炎 / 慢性盆腔疼痛综合征（包括 Ⅲ A 炎症性亚型和 Ⅲ B 非炎症性亚型）；Ⅳ 型：无症状性前列腺炎。其中，非细菌性前列腺炎远较细菌性前列腺炎常见。一般而言，Ⅰ 和 Ⅱ 型前列腺炎可通过前列腺液细菌阳性及病程长短明确诊断。Ⅳ 型前列腺炎患者因无明显不适，故常在科学研究中发现，临床少见。Ⅲ 型前列腺炎，即慢性前列腺炎 / 慢性盆腔疼痛综合征，是目前临床上最常见、也是治疗最棘手的类型。这类患者往往出现不同类型和程度的不适，包括阴茎头部、睾丸、会阴部或下腹部的酸痛不适、尿频、尿急、尿等待、性生活后外生殖器不适等，但前列腺液检查细菌、红细胞、滴虫等均为阴性，其中，Ⅲ A 炎症性亚型白细胞增加，Ⅲ B 非炎症性亚型白细胞数量正常。大部分 Ⅲ 型前列腺炎患者卵磷脂小体数量呈不同程度降低。Ⅲ B 非炎症性慢性前列腺炎 / 慢性盆腔疼痛综合征患者前列腺液检查结果看似"正常"，其实，前列腺已受炎症侵犯，功能储备下降，这种看似不严重的炎症，对于前列腺液占重要组分的精液及周围附属器官却有显著的危害作用。

20. 前列腺液检查异常，但是并无临床症状，这也属于前列腺炎吗

多数医生目前还是根据患者临床症状做出初步判断，对于前列腺炎进一步诊断的话，要做一些相应的检查，包括前列腺液的检查。前列腺液检查异常，但是并无临床症状属于无症状型前列腺炎即Ⅳ型前列腺炎，通常是指无排尿及疼痛等前列腺炎的常见症状，但在前列腺按摩液、精液、前列腺按摩后尿液、前列腺组织活检及前列腺切除标本的病理检查时发现异常情况。这些病人往往因为其他症状就诊于泌尿外科，如男性不育症、检查血清 PSA 升高或辅助生殖前前列腺液检查等发现。一般无需治疗，患者可通过戒酒，忌辛辣刺激食物等饮食方面以及良好的生活习惯加以预防。

21. 慢性前列腺炎前列腺液培养是否有意义

慢性前列腺炎的前列腺液培养如同一个定位的"标尺"，国际上常采用"两杯法"或"四杯法"进行病原体定位试验。通过对前列腺按摩前后尿液及前列腺液细菌培养情况确定Ⅱ型、ⅢA型或者ⅢB型，其中Ⅱ型前列腺炎的前列腺液细菌培养阳性，而ⅢA、ⅢB型前列腺炎的前列腺液培养阴性。因此，慢性前列腺炎的前列腺液培养具有一定的临床意义，可以发现Ⅱ型前列腺炎，即慢性细菌性前列腺炎。

但是在各种前列腺炎分类中发现，Ⅱ型慢性前列腺炎仅占所有前列腺炎的 10% 左右，大多数前列腺炎为Ⅲ型，同时在进行前列腺液培养中也有可能出现取材污染而影响诊断结果的判断。有研究发现正常前列腺液经过前尿道后被正常菌群或致病菌污染的程度达 50% 以上。

安徽医科大学第一附属医院泌尿外科前列腺炎课题组多年来一直进行前列腺炎的有关研究，包括前列腺炎与细菌培养的有关研究。课题组对 101 例慢性前列腺炎患者以及 68 例健康男性的中段尿液、前列腺液或按摩后尿液进行细菌培养检测，发现慢性前列腺炎病人组及健康人群组前列腺液或按摩后尿细菌培养阳性率分别为 37.6% 和 39.7%，

类似于国外学者 Lee 等对 120 例 III 型前列腺炎患者和 60 例健康对照的经会阴穿刺前列腺组织进行细菌培养的结果，其结果阳性率分别为 38% 和 36%，两组间阳性率及病原体种类差异无统计学意义。这些数据提示通过细菌培养等手段检出的细菌及其他病原体如支原体、衣原体可能不是慢性前列腺炎的病原体，可能仅仅是泌尿系正常存在的细菌的一种移生或伴生现象。

所以临床医生在给患者选择做前列腺液培养时会综合考虑，可以根据患者的发病情况、生活习惯、病程长短、治疗情况、症状轻重等结合考虑检查费用等多种因素，做出有利于患者以控制、改善症状为目的的治疗方案。

22. 前列腺炎患者需要检查尿常规吗？需要取哪一段尿液做检查

由于泌尿生殖系统疾病的临床症状表现有一定的交叉性，尿液检查对于排除其他疾病以及确认是否存在病原微生物感染具有重要意义。因此，当怀疑患者患有前列腺炎时，医生往往会先开出尿液检查，来查看是否有其他方面的疾病，如感染。这些尿液检查项目主要包括常规尿液分析 / 显微镜检、病原体培养和药敏试验。

对于急性前列腺炎患者来说，因为禁忌进行前列腺按摩，无法获得前列腺液，因此常常取排尿过程中的中段尿液进行显微镜检、细菌培养和药敏试验，以明确病原体，指导抗生素的使用。对于慢性前列腺炎来说，需要与泌尿系统感染进行鉴别诊断，常通过"四杯法"或"两杯法"获得不同排尿阶段的尿液，以定位感染的部位。

四杯法：用于区分尿道、膀胱和前列腺的感染。依次收集排尿过程的首段尿液、中断尿液、前列腺液和前列腺按摩后排出的尿液，并

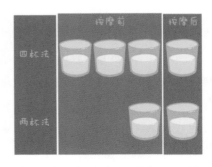

通过对前列腺按摩前后的尿常规的分析，可以明确前列腺是否有炎症

图 2-8 "四杯法"与"两杯法"尿常规检查

进行显微镜检以及细菌培养。

两杯法：因为四杯法操作复杂，耗时长，且费用较高，实际工作中也可使用简化的"两杯法"。即收集前列腺按摩前和按摩后的尿液，进行显微镜检查和细菌培养，以鉴别尿道/膀胱感染和前列腺感染。

23. PSA 与前列腺炎的关系

通常认为 PSA 的升高与前列腺癌有关，而前列腺炎患者的血清 PSA 是正常的。事实上，PSA 是前列腺腺体和导管上皮分泌的一种蛋白，目前是最常用的筛查前列腺癌的肿瘤标记物，但是它并不是前列腺癌特异性抗原。血清 PSA 升高与许多因素有关，如 BPH、年龄等。临床中发现也存在部分慢性前列腺炎患者的血清 PSA 升高的情况，这种升高现象，可能与前列腺的炎症病变有关，由于炎症破坏了前列腺腺管及原有生理屏障的完整性，使前列腺腺管及腺泡内的 PSA 渗漏进入血液循环，从而引起血清 PSA 升高。一些炎症间质和细胞因子引起

前列腺上皮增生和屏障结构完整性破坏，从而引起患者 PSA 的升高更明显，但也不排除前列腺癌可能。因此，我们建议 50 岁以上的患者常规进行血清 PSA 检测，对于有前列腺癌家族史的男性人群，这一年龄应提前到 45 岁。

24. 体检发现前列腺钙化灶有什么意义

健康体检中，一般采用经腹部或经直肠的超声成像对前列腺进行检查评估。在超声报告里，有时可以看到"前列腺钙化灶"这一描述。那么，前列腺钙化到底是什么意思？它和前列腺炎是一回事吗？需不需要治疗呢？

前列腺钙化实质是矿物质在前列腺组织中的沉积。正常前列腺组织中不存在矿物质沉积现象，往往在某些因素的诱发下才会形成钙化。前列腺炎症或是损伤后组织发生坏死，在修复过程中可以发生矿质沉积，这类情况通常形成较大的钙化。前列腺腺泡和导管由于炎症或其他原因造成阻塞，前列腺液引流不畅，或是炎症、尿液返流等导

致腺管内前列腺液成分发生改变时，在前列腺中可以形成结石，这类情况通常形成多发性的小钙化灶。

事实上，前列腺钙化只是影像学检查中的一种表现，在前列腺炎、前列腺增生、前列腺癌、前列腺结核以及其他一些可引起全身多发钙化的疾病中都可以见到。前列腺钙化本身对人体并无危害，它只是一种病理变化的结果，其临床意义与引起这种变化的原因有关，需要结合钙化的大小和位置，病人的年龄、症状、全身情况和其他检查结果进行解读。

从上面的知识我们知道，前列腺炎可以引起前列腺钙化，但两者并不能画等号。前列腺炎患者中确实有相当一部分存在前列腺钙化，前列腺钙化是前列腺长期炎症的结果，是慢性前列腺炎重要的依据。如果体检发现了前列腺钙化，并且有前列腺炎相关的症状和表现，就需要请医生来做出进一步的判断，决定是否对前列腺炎进行治疗。如果既没有什么症状，其他检查结果也是正常的，那么大可不必为了"钙化"到处求医问药，定期体检监测即可。

25. NIH-CPSI 评分适合中国的前列腺炎患者吗？有没有新的评分标准

NIH-CPSI 是由美国国立卫生研究院组织专家制定并提出的慢性前列腺炎临床症状评分标准，用于反映前列腺炎的疼痛和排尿症状严重程度，以及这些症状对患者生活质量的影响。NIH-CPSI 是一个方便、快捷并被国际公认的评分标准，最早由国内戴继灿等翻译改编成中文。在中国人中的评价研究也显示出了较好的适用性，是一个适合中国前列腺炎患者的评估工具。美国国立卫生研究院组织专家制定了由9个问题组成的慢性前列腺炎症状积分指数，该系统将为临床和科研工作提供有益的帮助。项目 1～4 测量患者的疼痛或不适，总积分 0～21分，其中，疼痛部位 0～6 分，疼痛的频率 0～5 分，疼痛的严重程度 0～10 分；项目 5～6 是关于排尿症状的问题，积分 0～10 分；项目 7～9是对生活质量的影响，总积分 0～12分。总积分越高病情越重（表 2-2）。

表 2-2　慢性前列腺炎症状指数评分表（NIH-CPSI）

近一周中						
题目 / 评分标准						得分
1. 近一周你经历了下列哪个部位疼痛或不适?	A.在直肠（肛门）和睾丸（阴囊）之间及会阴部	是（1分）		否（0分）		
	B.睾丸	是（1分）		否（0分）		
	C.阴茎的头部（与排尿无关）	是（1分）		否（0分）		
	D.腰部以下，膀胱或耻骨区	是（1分）		否（0分）		
2. 近一周你经历了	A.排尿时疼痛或不适?	是（1分）		否（0分）		
	B.性高潮时或之后射精疼	是（1分）		否（0分）		
3. 你有多少时间有任何部位的疼痛或不适?	从没有（0分）	很少（1分）	有时（2分）	经常（3分）	通常（4分）	总是（5分）
4. 近一周，下列哪个数字最好描述你这些日子平均疼痛或不适?	0　1　2　3　4　5　6　7　8　9　10					
5. 近一周，在完成排尿后有多少次排尿不尽?	没有（0分）	少于1/5（1分）	少于1/2（2分）	大约1/2（3分）	多于1/2（4分）	总是（5分）

近一周中						
题目 / 评分标准						得分
6. 近一周，在完成排尿后有多少次在2小时内又排尿？	没有（0分）	少于1/5（1分）	少于1/2（2分）	大约1/2（3分）	多于1/2（4分）	总是（5分）
1-6题分数合计						
7. 近一周，有多少次你的症状影响你的正常工作？	没有（0分）	少于1/5（1分）	少于1/2（2分）	大约1/2（3分）	多于1/2（4分）	总是（5分）
8. 近一周，多少次你想到你的症状？	没有（0分）	仅一点（1分）	一些（2分）	许多（3分）		
9. 如果在您以后的日常生活中，过去一周出现的症状总是伴随着您，您感觉怎样？	快乐（0分）	高兴（1分）	满意>1/2（2分）	满意≅1/2（3分）	满意◇1/2（4分）	不高兴（5分） 难受（6分）
1~9题分数合计						

说明：1. 病情（1~6题总分之和）轻中重分级：轻（0~9分），中（10~18分），重（19~31分）；2. 总分（1~9题总分之和）：0~43分可以用于每位患者治疗前后的自身对照

慢性前列腺炎是一种复杂的疾病，其症状也是多种多样的。除了会阴部疼痛和排尿症状外，还可以伴有心理障碍如焦虑和抑郁、其他部位的疼痛或感觉迟钝、胃肠功能紊乱等多种局部或全身症状。然而NIH-CPSI并不能评价疼痛和排尿症状以外的其他表现，因此美国的医

生们建立了一种新的慢性前列腺炎评价系统——UPOINT 表型评估系统。

UPOINT 分别评估了 6 大类在慢性前列腺炎中常见的症状表现，即：

U 排尿症状，如尿频尿急。

P（psychosocial dysfunction）社会心理障碍，如抑郁等负面情绪。

O（organ-specific findings）器官特异性表现，主要指与前列腺这一器官密切相关的症状，如前列腺触痛，钙化，前列腺液白细胞增多等。

I（infection）与病原体感染有关的征象，如病原体培养阳性或之前的抗菌治疗有效。

N（neurological/systemic conditions）神经相关症状和系统表现，主要指会阴部和盆部以外的疼痛和感觉异常，消化功能紊乱等。

T（tenderness of pelvic floor skeletal muscles）盆底肌肉紧张，如盆底肌触发性疼痛或痉挛，慢性疲劳综合征等。

UPOINT 这一评估系统比 NIH-CPSI 更为全面，能够更好地反映不同患者的症状特点，有利于慢性前列腺炎个体化治疗的实施。该分型评估系统已得到了较为广泛的肯定，但关于症状表型的分类还存在一定的争议。譬如，UPOINT 系统并未对慢性前列腺炎患者常常伴有的性欲减退、勃起功能障碍和射精功能障碍等与性生活相关的表现进行评估。因此，这一评分系统还有待于进一步的完善。

26. 急性前列腺炎和慢性前列腺炎有什么区别

急性前列腺炎和慢性前列腺炎存在很大的区别。

首先，概念和定义不同，急性前列腺炎是一种定位于前列腺的急性感染性疾病，也称为急性细菌性前列腺炎。慢性前列腺炎则是指在病原体或（和）某些非感染因素作用下引起的一组临床综合征，常有慢性尿路感染病史。

第二，致病原因、感染途径不同。急性前列腺炎是由血行感染或逆行感染引起的前列腺细菌感染性急性炎症，主要致病菌为大肠埃希菌，其次为金黄色葡萄球菌、肺炎克雷伯菌、变形杆菌、假单胞菌属等。而慢性前列腺炎则分为慢性细菌性前列腺炎和慢性非细菌性前列腺炎（传统分类）或慢性盆腔疼痛综合征（NIH 分类），它们的致病因素和发病机制复杂，目前认为慢性细菌性前列腺炎是慢性复发性细菌感染引起的前列腺慢性感染性疾病，常见致病菌为大肠杆菌属、沙门菌属、克雷伯菌属等。慢性非细菌性前列腺炎或慢性盆腔疼痛综合征的致病原因则包括病原体感染、排尿功能失调、精神心理因素、神经内分泌因素、免疫反应异常、氧化应激和盆底相关疾病因素等。

27. 急性前列腺炎会演变为慢性前列腺炎吗

关于急性前列腺炎会不会转化为慢性前列腺炎的问题，我们需要先了解急性前列腺炎的进展过程。急性前列腺炎分为腺管性、腺泡性和实质感染阶段。细菌感染后，腺泡、腺管先后发生感染，炎症加重后，可形成假性脓肿，相互融合，进而影响到周围组织。

一旦诊断为急性细菌性前列腺炎，应及时给予快速、有效、足疗程的抗菌药物（7~14天）治疗，绝

大多数急性细菌性前列腺炎患者可以痊愈，极少患者产生前列腺脓肿。相反，如果不给予足疗程的抗生素治疗，那么急性感染可能会成为一个持续性的（慢性）感染，转为慢性前列腺炎。最近有研究显示：大约 10% 的急性细菌性前列腺炎患者会发展为慢性细菌性前列腺炎，另有 10% 会发展为慢性盆腔疼痛综合征。

28. 目前对于治疗前列腺炎有哪些治疗措施

对于前列腺炎的治疗，目前包括一系列以控制症状为主的综合性治疗措施：

（1）一般治疗

健康教育、心理和行为辅导有积极作用。患者应戒酒、忌辛辣刺激食物、避免憋尿和久坐、注意保暖，而加强体育锻炼及有规律的性生活也有助于改善前列腺炎相关症状。

（2）药物治疗

药物治疗是主要的治疗措施。

最常用的药物是抗生素、α-受体阻滞剂、植物制剂和非甾体抗炎镇痛药，其他药物对缓解症状也有不同程度的疗效。

（3）前列腺按摩

前列腺按摩是传统的治疗方法之一，研究显示适当的前列腺按摩可促进前列腺腺管排空并增加局部的药物浓度，进而缓解慢性前列腺炎患者的症状，故推荐为Ⅲ型前列腺炎的辅助疗法，联合其他治疗可有效缩短病程。但对于Ⅰ型前列腺炎患者禁用。

（4）生物反馈治疗

研究表明，慢性前列腺炎患者存在盆底肌肉的协同失调或尿道外括约肌的紧张。生物反馈合并电刺激治疗可使盆底肌肉松弛，并使之趋于协调，同时松弛尿道括约肌，从而缓解慢性前列腺炎的会阴部不适及排尿症状。生物反馈治疗要求患者通过生物反馈治疗仪主动参与治疗。该疗法无创伤，为可选择性治疗方法。

（5）热疗

主要利用多种物理手段所产生的热效应，增加前列腺组织血液循环，加速新陈代谢，有利于消炎和消除组织水肿，缓解盆底肌肉痉挛等。短期内虽有一定的缓解症状作用，但尚缺乏长期的随访资料。对于未婚及未生育者不推荐使用。

（6）经会阴体外冲击波治疗

初步研究显示体外冲击波治疗对Ⅲ型前列腺炎的症状缓解有一定的作用，但效果有待进一步验证。

（7）前列腺注射治疗／经尿道前列腺灌注治疗

尚缺乏循证医学证据证实其疗效与安全性，不建议采用。

（8）心理治疗

心理干预可能有助于部分患者缓解症状。

（9）手术治疗

经尿道膀胱颈切开术、经尿道前列腺切除术等手术对于慢性前列腺炎很难起到治疗作用，仅在合并前列腺相关疾病有手术适应证时选择上述手术。

29. 治疗前列腺炎的药物有哪些

前列腺炎的治疗以控制症状为主，采取综合考虑和个体化治疗的方法。治疗时，依据不同的前列腺炎类型使用不同类型的药物，采取"各个击破"的方式治疗。治疗药物分为以下种类：

抗生素：是前列腺炎药物治疗中的"主力军"，用于 I 型、II 型、III A 型前列腺炎的治疗，根据不同的分型选择敏感药物。抗生素通常使用口服制剂，严重时可以静脉用药。包括广谱青霉素、三代头孢菌素、氨基糖苷类或氟喹诺酮类（如

环丙沙星、左氧氟沙星、洛美沙星和莫西沙星等）、大环内酯类（阿奇霉素和克拉霉素等）、四环素类（如米诺环素等）和磺胺类（如复方磺胺甲恶唑）等。

α- 受体阻滞剂：是前列腺炎药物治疗中的"常胜将军"，可以改善各型前列腺炎的排尿症状和疼痛。推荐使用的 α- 受体阻滞剂主要有：多沙唑嗪、萘哌地尔、坦索罗辛、特拉唑嗪和赛洛多辛等。治疗中应注意该类药物可能导致的眩晕和体位性低血压等不良反应。

植物制剂：可以改善 II 型和 III 型前列腺炎的症状。植物制剂主要指花粉类制剂与植物提取物，其药理作用较为广泛，如非特异性抗炎、抗水肿、促进膀胱逼尿肌收缩与尿道平滑肌松弛等作用。常用的植物制剂有：普适泰、沙巴棕及其浸膏等。由于品种较多，其用法用量需依据患者的具体病情而定，通常疗程以月为单位。不良反应较小。

非甾体抗炎镇痛药：非甾体抗炎镇痛药是治疗 III 型前列腺炎相关症状的经验性用药。其主要目的是缓解疼痛和不适。常见如吲哚美辛、布洛芬、塞来昔布、双氯芬酸等对前列腺

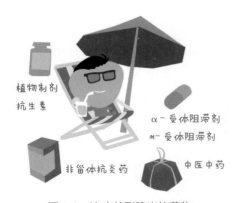

植物制剂
抗生素
α- 受体阻滞剂
m- 受体阻滞剂
非甾体抗炎药
中医中药

图 2-9 治疗前列腺炎的药物

炎患者的疼痛等症状有效。

M-受体阻滞剂：对伴有膀胱过度活动表现如尿急、尿频和夜尿但无尿路梗阻的前列腺炎患者，可以使用M-受体阻滞剂（如托特罗定等）治疗。

抗抑郁药及抗焦虑药：对合并抑郁、焦虑等心境障碍的慢性前列腺炎患者，在治疗前列腺炎的同时，可选择使用抗抑郁药及抗焦虑药治疗。可选择的抗抑郁药及抗焦虑药主要有选择性5-羟色胺再摄取抑制剂、三环类抗抑郁剂等药物。

中医中药：部分中药、中成药对于改善前列腺炎相关症状也有所帮助。前列腺炎用常规的药物治疗只能暂时缓解症状，不能根治，长期病情反复久治不愈。中医讲究的是论症施药，根据不同患者的病情，制定出最适合患者康复的药方，并不是所有的患者都吃同一个的药方。下面列举部分中药处方：

（1）知柏五子汤

本方具有补肾填精、清热利湿、活血化瘀之功效。药物组成：黄柏10克，太子参10克，乌梅10克，白芍10克，金樱子10克，覆盆子10克，川断10克，芡实15克，益智仁15克，枸杞子15克，牡蛎15克，寄生15克，甘草15克，知母6克，菟丝子12克，茯苓12克，地龙12克，红花12克。制剂用法：水煎内服，1日1剂，7天为1疗程。

（2）知母车前子

本方具有清热利湿、活血化瘀之功效。药物组成：知母12克，车前子12克，柴胡12克，桃仁12克，红花12克，牛膝15克，当归15克，丹参15克，赤芍15克，穿山甲15克，王不留行15克，败酱草15克，黄柏10克，川楝子10克，玄胡10克，甘草10克。制剂用法：每日1剂，水煎，内服。7天为1疗程，每疗程间隔2天。

（3）活血利湿汤

本方具有活血行气、清热利湿之功效。药物组成：龙胆草9克，通草6克，丹皮10克，赤芍10克，败酱草30克，炒谷芽30克，萆薢15克，瞿麦15克，牛膝15克，玄胡15克。制剂用法：水煎内服，1日1剂。煎2次后中药渣加水适量煎汤后坐浴。

30. 补充锌元素对于治疗前列腺炎有用吗

微量元素与人体健康的关系一直是科学家们的研究热点。前列腺炎患者前列腺液中 Mg^{2+}、Zn^{2+} 等浓度测定也一直引起人们广泛关注。研究者发现前列腺内 Zn^{2+} 浓度的降低会导致男性不育,认为锌水平是前列腺炎分类的附加指标,目前已有锌制剂在动物、人体前列腺炎的治疗中给予口服或局部注射,并取得了一定的效果。通常认为锌可以维持男性前列腺的抗感染能力,是男性前列腺的"保护神"。正常男性前列腺液中就含有一种强有力的抗菌活性蛋白,它就是含锌化合物,男性患上前列腺炎时它的含量降低。锌还可以调节存在于男性前列腺细胞线粒体及细胞核的 5α- 还原酶的活性,这样就可以调节细胞内双氢睾酮水平。锌有保持大分子的结构完整性,调节蛋白及核酸的代谢以及 ATP 的生成和线粒体的功能。非细菌性前列腺炎患者而经过中西医结合治疗后,随着前列腺炎症的改善或治愈,锌含量也可逐渐恢复正常,说明锌与慢性前列腺炎的发病及转归有明显的相关性。因此,补充锌元素有利于前列腺炎的治疗。

31. 以局部疼痛为主的前列腺炎怎么治疗

以局部疼痛为主的前列腺炎往往是Ⅲ型前列腺炎,疼痛部位可为会阴部、下腹部、睾丸、阴茎、腰骶部等,在诊断患者为Ⅲ型前列腺炎之前,应做 B 超等相关检查排除引起相关部位疼痛的其他疾病。

对于这种以疼痛症状为主的前列腺炎的治疗,推荐以控制症状、缓解疼痛、改善排尿症状和提高生活质量为主的对症治疗。α- 受体阻滞剂是治疗本类前列腺炎的"主力"药物,可松弛前列腺和膀胱等部位的平滑肌而改善下尿路症状和疼痛。除药物治疗外,对患者加强健康知识科普教育、心理和行为辅导,缓解对前列腺炎的过分关注,消除焦虑情绪。提醒患者应注意饮食,多饮水,忌酒及辛辣刺激食物;适当加强体育运动,尤其是加强盆腔肌肉的锻炼,避免长期憋尿、久坐,注意保暖,预防感冒。热水坐浴对于慢性前列腺炎非常有好处，有助于缓解疼痛症状。此外，就是前列腺按摩、生物反馈治疗、物理治疗等有利于改善症状，松弛盆底肌肉组织，协调协同障碍，改善前列腺的局部循环供应，加速新陈代谢，疏通前列腺导管，增加腺泡和腺管的通透效率，有利于炎症坏死物质加速排空和清除水肿、松弛盆底肌肉紧张，明显缓解患者症状，提高生活治疗。

32. 慢性前列腺炎为什么难治、治疗周期长

一直以来，人们认为前列腺炎具有病因复杂、影响因素多、易复发等特点，如同"寄生虫"一样寄居在人体内；首先由于前列腺的位置特点：前列腺是男性特有的生殖器官，深居于男性骨盆腔内，其形状和大小很像板栗，底向上，尖向下，淡红而稍带灰色，包绕在男性尿道的起始部。临床上常把它分为5个叶，即前、中、后及左右两个侧叶。前后两叶都不大，很少发生病变，主要是中叶和左右两侧叶，它们是组成前列腺的重要部分，也是慢性前列腺炎发病的重要部位。由

于前列腺腺泡表面有一层类脂质包膜，形成血-前列腺屏障，致使大多数的抗菌药物难以透过包膜，进入腺体而达到有效的血药浓度。因而给病人用药时，很难收到预期的疗效。这是慢性前列腺炎迁延难愈的重要原因之一。其次，前列腺与邻近器官的关系：尿道从前列腺中央穿行而过，前列腺包绕于尿道周围；左右成对的精囊，也是男性生殖系统的附属腺，如花生米般大小的精囊腺位于前列腺的后上方；而起源于附睾的输精管与精囊腺管汇合成为左右射精管后，穿入前列腺，共同开口于前列腺内的尿道上。基于上述的解剖特点，慢性前列腺炎常与精囊炎、输精管炎、附睾炎及后尿道炎等伴行存在，相互影响，因而导致慢性前列腺炎迁延难愈。再次，前列腺液排出艰难：由于前列腺的位置很深，其分泌的前列腺液，要经过前列腺管排入尿道，而有些人的前列腺管与尿道呈直角或斜行进入尿道，因此，分泌的前列腺液不易排出而发生淤积；尤其是当前列腺发生感染，炎症充血时，分泌物增多，很容易形成脓栓而填塞前列腺管，导致引流不通

畅而淤滞于前列腺内，细菌难以排除，炎症不易消退，即使已经杀死的细菌，也因不易排出体外而继续残留人体内产生危害，当人体抵抗力降低时，它又会死灰复燃。同时与许多患者不能坚持良好的生活习惯（如忌饮酒及辛辣食物、勿久坐等），导致了前列腺炎难治、治疗周期长的现状。但随着人们对前列腺炎的认识的更加全面，从发病原因、影响因素、转归及治疗目标等方面进行深入的研究，前列腺炎的治疗将不再是无法攻破的难题。

目前多认为抗生素的治疗使用时间通常为 4~6 周，并应在使用后进行阶段性评估，来决定是否更换药物；α- 受体阻滞剂的使用时间至少应在 12 周以上，对于慢性、难治性的前列腺炎，推荐进行 12~24 周较长程治疗。

33. 前列腺炎可以治愈吗

目前认为慢性前列腺炎的治疗目标主要是缓解疼痛、改善排尿症状和提高生活质量，疗效评价应以症状改善为主。有必要通过疾病宣教，让患者明确慢性前列腺炎无明确的不良进展，不足以威胁生命和重要器官功能，并非所有的前列腺炎均需治疗，不要有过大的心理压力。此外，治疗是针对前列腺炎症状治疗的，并不是针对前列腺液常规检查、B 超前列腺影像变化的治疗。

前列腺炎能否治愈，不是靠服用多有效的药物治疗，而是需要患者耐心治疗调养好的，当患者明确了治疗目标后，不再为治疗化验单而治疗，通过药物辅以生活调整（忌酒、少吃辛辣、避免久坐、性生活规律、锻炼身体等），可以在相当长的控制症状，达到"临床治愈"。

34. 前列腺炎的治愈标准是什么

目前对于前列腺炎的诊断及治疗、疗效评价均缺乏统一的标准，已普遍接受治愈标准应以症状改善为主，前列腺常规检查、病原体培养、影像学检查等作为治疗的参考。

由于前列腺炎诊治过程中的没有统一诊断及治愈标准，目前存在过度诊断及过度治疗的现状。

35. 如何预防前列腺炎发生

前列腺炎是男性常见病，绝大多数发生在青壮年，临床上前列腺炎可分为急性和慢性两种。急性前列腺炎临床上较少见，但一旦患有急性前列腺炎，应给予积极彻底治疗，防止其转为慢性前列腺炎。慢性前列腺炎在成年人群中发病较高，约占泌尿外科门诊患者的1/3左右，由于对慢性前列腺炎没有特殊疗法，且慢性前列腺炎常易复发，因此对本病的预防应引起足够的重视，这需要医生和患者的密切配合，患者的自身调护也是很重要的。

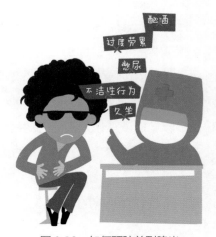

图 2-10　如何预防前列腺炎

（1）规律的性生活

性生活过频、性交被迫中断、过多的手淫等，都可使前列腺不正常充血。但性生活过度节制，也会产生长时间的自动兴奋，从而造成被动充血。因此，有节制有规律的性生活或掌握适度的手淫频度，定期排放前列腺液，可以缓解前列腺的胀满感，避免前列腺过度充血，有助于预防和治疗慢性前列腺炎。

（2）避免酗酒和食用大量辛辣食物

辛辣食品不是前列腺炎的直接病因，但是酒类、辣椒等辛辣食品对前列腺和尿道具有刺激作用，食用后可出现短暂的或伴随排尿过程的尿道不适或灼热症状，并且能够引起前列腺的血管扩张、水肿或导致前列腺的抵抗力降低。食用这些食品后常可引起前列腺不适的临床症状，或有利于前列腺寄居菌群大量生长繁殖而诱发急性前列腺炎，或使慢性前列腺炎的症状加重。因此，避免酗酒和食用大量辛辣食物是预防前列腺炎发生的重要手段。

（3）不要长时间久坐或骑车

长久坐位、骑自行车、摩托、骑马等骑跨动作可以压迫会阴与前列腺部位，直接造成前列腺充血与淤血，使会阴部的血液循环变慢，导致慢性前列腺炎的发生。一般持续骑车时间应在30分钟以内，若路途遥远，应在骑车途中适当下车活动或休息后再走。适当调整车座的角度，前部不要过高，也可以加上海绵垫，使车座柔软舒适，可以减少对前列腺的压迫与刺激，避免慢性前列腺炎的发生或加重。从事司机、办公等工作的人应该在工作闲暇之时休息并及时变换体位，平时应注意多饮水、不憋尿，保持尿路通畅，有利于前列腺分泌物的排出，改善前列腺的局部压迫充血状态，减少或避免慢性前列腺炎的发生。

（4）注意局部保暖

局部保持温暖的环境，使前列腺和精道内的腔内压力减小、平滑肌纤维松弛，减小了出口的阻力，使前列腺的引流通畅；保暖还可以减少肌肉组织的收缩，因而可以使

组织的含氧量改善，充血水肿状态容易得到恢复。洗温水澡可以缓解肌肉与前列腺的紧张，减缓不适症状，每天用温水坐浴会阴部1～2次可以达到良好效果（注意：对于未婚未育患者，阴囊及睾丸不宜长时间浸泡于较高温度的水中，以免损伤睾丸生精功能。）

（5）保持清洁

男性阴囊伸缩性大，分泌汗液较多，加之阴部通风差，容易藏污纳垢，局部细菌繁殖快，细菌容易经尿道进入前列腺。因此，坚持每日清洗会阴部是预防前列腺炎的重要环节。另外，每次性生活前后清洗外生殖器是很有必要的。

（6）增强机体的免疫力和抗病能力

生活规律，起居有常，坚持适当的体育锻炼，例如打太极拳、短跑或饭后散步等，能改善血液循环，有利于局部炎症的吸收，增强机体的内在抵抗力和免疫功能，对于预防前列腺炎的发生都是有重要意义的。此外，平时要保持大便通畅，还要多饮水，多排尿，通过尿

液经常冲洗尿道，帮助前列腺分泌物排出，也有利于预防重复感染的发生。注意饮食补充锌、硒等微量元素，可以增加前列腺的抗感染、抗菌的保护作用，多吃含锌量高的食物，例如花生仁、南瓜子、芝麻等。

（7）不要滥用抗生素

抗生素的不规范使用或滥用已经成为导致前列腺感染、诱发前列腺炎和前列腺炎反复发作的最常见的因素之一。由于抗生素药物的不规范使用或滥用而大量杀灭了体内的正常菌群，造成了泌尿生殖系统菌群构成的复杂化，使一些条件致病菌或耐药菌株增加，并促使外袭菌定居、生长及繁殖，严重者可引起二重感染、耐药性转移以及多重耐药性菌株形成，并成为前列腺炎病原学诊断和治疗困难的重要原因。

（8）普及前列腺疾病的相关知识

公众对前列腺炎及其相关知识缺乏充分的认识。有许多人被误导认为所有的前列腺炎都可引起男性不育及性功能障碍，产生心理阴影或恐慌。其实多数的前列腺炎都属轻症患者，不会引起不育和性功能障碍，只有少数严重患者或合并心理疾病的患者才有可能引起不育或性功能障碍。

（9）前列腺炎治愈后患者的预防措施

在有效治愈的前列腺炎患者中，经过相当长的一段时间后，一部分人仍然可能会再次发生或多次发生前列腺炎症状的情况。其原因可能是造成他们患前列腺炎的某些易感因素依然存在，与这类患者全身抵抗力降低、卫生状况较差、不良生活习惯、不洁性行为等因素有关，此时可以发生某些病原微生物、条件致病菌或尿道正常菌群的感染或重新感染。可采取的有效措施包括保持会阴部的清洁和干燥、避免过度劳累、在无菌阴茎套保护下进行有规律的性生活或定期在性兴奋时排除精液、加强营养、改善机体的健康状况、适当的体育锻炼、增强机体的抵抗力等。

36. 前列腺炎迁延不愈会导致前列腺癌吗

慢性前列腺炎是男性泌尿生殖系统的常见病。由于前列腺包膜的"屏障"作用——阻碍抗生素进入腺泡内，以及细菌耐药性等因素，使得慢性前列腺炎治疗效果往往不太理想，难以根治。慢性前列腺炎在临床上常表现为症状反复发作、迁延不愈。部分患者，尤其是中老年人常常担心前列腺炎会不会导致前列腺癌？

前列腺癌是男性生殖系统最常见的恶性肿瘤，它的发病率随年龄增长而增加。前列腺癌的病因非常复杂，确切的病因仍不完全清楚，研究表明前列腺癌的发生与炎症、感染、遗传等密切相关。炎症可以为肿瘤的生长提供适宜的环境，19世纪著名的病理学家Virchow认为肿瘤往往发生在慢性炎症的部位，目前研究发现许多肿瘤与炎症密相切关，如慢性溃疡性结肠炎与结肠癌、慢性乙型病毒性肝炎与肝癌、EB病毒感染与鼻咽癌等。因此，人们推测慢性前列腺炎可能与前列腺癌的发生相关。慢性前列腺炎可诱导机体产生多种炎症因子，如NF-κB、白细胞介素-6（IL-6）、环氧合酶-2（COX-2）等，正常情况下，这些炎症因子可以帮助机体提高免疫对抗细菌等微生物，但是关于前列腺的慢性炎症或（和）这些炎症因子长期存在是否可能会诱导正常的细胞恶变成肿瘤细胞，目前仍没有定论，即使有些研究显示二者间存在关系，也不清楚确切的致病机制。安徽医科大学第一附属医院泌尿外科梁朝朝教授认为虽然一些研究证明细胞因子、微生物感染、雌激素、前列腺炎类型、饮食在慢性前列腺炎和前列腺癌发生发展中起着重要的作用，但在慢性前列腺炎在前列腺癌发生发展过程中的具体分子调控机制、关键调控位点和信号通路仍不清楚，还需要进一步研究。因此，我们建议老年男性患者，如果存在慢性前列腺炎，可以定期在门诊随访和必要的监测，进行规范治疗，有效的控制慢性前列腺炎症状，健康地安排自己生活，不必为前列腺的慢性炎症感到恐慌。

37. 前列腺炎与精索静脉曲张会相互影响吗

精索静脉曲张是青壮年男性常见的疾病，精索静脉曲张是由于包绕精索的精索静脉和蔓状静脉丛的扩张而引起的血管性精子发生障碍。以左侧发病为多，亦可双侧发病或单发于右侧。精索静脉曲张的发病率占正常男性人群的10%~15%，在男性不育症中占19%～41%。精索静脉曲张可表现为睾丸疼痛，坠胀不适，这与慢性前列腺炎的症状有一定的相似性。研究认为，慢性前列腺炎与精索静脉曲张有着相互促进、相互影响的解剖、病理生理基础。

从解剖的角度来看，89.4%的慢性前列腺炎患者有前列腺静脉丛扩张，而精索静脉、痔、前列腺静脉丛扩张具有解剖学上的相关性，在慢性前列腺炎缺乏明确病因时，多考虑盆腔静脉疾病所致，现在使用"盆腔静脉性疾病一体化"来概括。另外，也有研究证明精索静脉高位结扎术后前列腺炎患者的各项检查数据也有一定的改善。但目前慢性前列腺炎与精索静脉曲张的发病机制均未完全明确，其相互之间的作用机制也仍然未知。二者症状有一定相似性，其在男性人群的发病率分别为2%～16%和10%～15%，国外数据显示20.1%的精索静脉曲张患者合并慢性前列腺炎，国内报道精索静脉曲张合并慢性前列腺炎者达32.5%。研究认为，慢性前列腺炎与精索静脉曲张有着相互促进、相互影响的解剖、病理生理基础。

首先，病理解剖证实，89.4%的慢性前列腺炎患者有前列腺静脉丛扩张，病理改变局限于前列腺的外周带，与尿液反流导致的前列腺炎分布不一致，而精索静脉沿途常与肾静脉、肾被膜静脉、输尿管静脉以及腰静脉丛吻合，精索静脉自身的平行吻合支也多见。解剖学已经证实，精索静脉、痔、前列腺静脉丛扩张具有解剖学上的相关性，即生殖静脉与盆腔静脉丛之间可能存在广泛的交通传递了压力和炎性介质，使得周围感染波及前列腺，尤其在慢性前列腺炎缺乏明确病因时，多考虑盆腔静脉疾病所致，现在使用"盆腔静脉性疾病一体化"来概括。其次，实验动物及人体免疫学研究证实，精索静脉曲张可以通过增加肿瘤坏死因子、白介素-8等促炎因子的产生参与前列腺炎的发生发展过程。另外，实验性精索静脉曲张大鼠前列腺组织中SOD（超氧化物歧化酶）等抗氧化因子显著降低，精索静脉曲张人群精液分析也有同样发现，这与慢性前列腺炎患者血清抗氧化因子降低具有一致性，而精索静脉高位结扎可显著抑制前列腺组织内的氧化应激水平，改善了前列腺炎患者的各项数据，由此推测精索静脉曲张可通过此种途径促进前列腺炎的发生发展，这一点与二者解剖学基础具有一致性。

目前，慢性前列腺炎与精索静脉曲张的发病机制均未完全明确，有许多假说至今仍有争论，具体机制尚待进一步研究。有些研究显示，在共同解剖学基础上，精索静脉曲张与慢性前列腺炎相互促进，相互影响，对于某些患者精索静脉高位结扎术在缓解症状上可能有一定帮助。

38. 前列腺炎与前列腺增生有什么关系

尽管前列腺炎和前列腺增生都是成年男性常见疾病，但两者是不同的疾病，它们可以彼此独立存在，也可以同时存在。前列腺增生，通俗讲是前列腺里面各种细胞数量增多，从而引起前列腺体积增大这种外观表现。而前列腺炎则是由于细菌入侵前列腺导致的前列腺炎症性改变，分为急性和慢性前列腺炎。

正常情况下，随着年龄的增长，前列腺的体积会逐渐增大，所以前列腺增生多发生于中老年男性。一些情况下，前列腺也会发生病理性增生。当前列腺体积增大到一定程度时，会压迫尿道导致尿道阻力增加，从而引起尿频、尿急、尿踌躇、排尿困难、尿滴沥、夜尿增多等症状。而前列腺炎则好发于中青年男性，临床上会有尿频、尿急、尿痛、会阴部不适等症状，与前列腺增生有相似性。

临床研究发现前列腺增生症常合并前列腺炎，最常见的是慢性前列腺炎，并且随着前列腺体积增大，这种概率也随之增加。前列腺增生症合并前列腺炎常常会加重尿路症状，这时候如果忽略了对前列腺炎的治疗，往往会出现前列腺增生症症状控制不满意等。前列腺增生，通俗讲是前列腺里面各种细胞数量增多，从而引起前列腺体积增大这种外观表现。前列腺增生是一个病理学诊断，但由于临床上常使用它来泛指前列腺体积增大，所以经常会引起患者困惑。我们经常可以在体检报告或 B 超、MRI 等报告单上看到"前列腺增生"这样的诊断，这里主要是泛指前列腺体积增大。正常男性，随着年龄的增长，前列腺体积也会逐渐增大，这种增生属于生理性增生，一般不会引起明显的不适。此外，还有另外一种前列腺增生——病理性增生，此时前列腺的体积明显增大，导致尿道受压，引起尿道阻力增加，从而引起一系列症状，临床上常表现为尿频、尿急、尿踌躇、排尿困难、尿滴沥、夜尿增多等，这种情况临床上称为前列腺增生症。虽然前列腺增生是一种病理学描述，但前列腺增生的临床诊断通常不是依赖前列腺活检结果，而是主要依据临床表

现、体检以及 B 超等辅助检查加以诊断。前列腺增生症是一种随年龄增长不断进展的疾病，对于需要治疗的患者，我们通常先采用药物治疗延缓前列腺增生的发展、改善尿路症状及预防并发症的发生。大部分人通过药物治疗可以明显的改善症状，提高生活质量，但遗憾的是仍有少部分人最终可能需要接受手术治疗解除排尿困难等不适，不过庆幸的是前列腺手术治疗的效果及安全性均很高。

前列腺炎是一个比较宽泛的概念，临床有许多分类方法，最常见的是依据发病时间长短分为急性前列腺炎和慢性前列腺炎。前列腺炎好发于中青年，临床常表现为尿频、尿急、尿痛、会阴部不适等，在临床诊疗中，前列腺增生症与前列腺炎在临床表现上有许多相似之处，尤其是对于中老年患者容易造成误诊或漏诊，使患者得不到及时有效的治疗。

有学者研究发现前列腺增生症手术后前列腺病理发现前列腺炎的概率高达 80%。目前的一些研究认为前列腺炎可促进前列腺增生的发展，而前列腺增生导致前列腺腺管

受压，使前列腺内炎症物质无法及时排出，进一步加重炎症、诱发感染等。虽然许多研究表明前列腺炎与前列腺增生存在一定的关系，但确切的关系仍不明确。前列腺增生症合并前列腺炎常常会加重尿路症状，这时候如果忽略了对前列腺炎的治疗，往往会出现前列腺增生症症状控制不满意等。此外，前列腺增生症合并前列腺炎诱发急性尿潴留的风险也明显升高，急性尿潴留是泌尿外科常见的急症，是前列腺增生症常见的并发症，需要泌尿外科紧急处理，如插导尿管。如果导尿失败，可能还需要行膀胱造瘘手术等。因此对于前列腺增生症合并前列腺炎患者，在治疗上两者并重才能有效地控制尿路症状，减少并发症的发生。

39. 慢性前列腺炎会导致性功能障碍吗

很多患慢性前列腺炎的朋友告诉医生，在患慢性前列腺炎后性生活质量开始下降，出现了不同程度的性功能障碍，比如阳痿，早泄等，严重影响了夫妻生活，那么慢

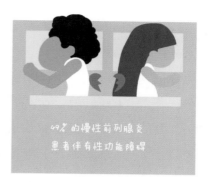

图 2-11　慢性前列腺炎与性功能障碍

性前列腺炎会引起性功能障碍吗？

从理论上讲，慢性前列腺炎并不直接损害阴茎勃起的神经血管功能，但由于长期的不适感常在病人心理上产生压力，使患者产生抑郁和担心。特别是不了解本病性质的病人，常会认为自己的性功能有问题，长期的精神压力可使病人性欲降低，并发生性功能障碍。加之前列腺炎患者在性兴奋时前列腺充血，可引起局部疼痛加重，并可产生射精痛和早泄。安徽医科大学第一附属医院泌尿外科梁朝朝教授带领的研究团队对 2000 例慢性前列腺炎患者进行了较系统、全面的问卷调查，内容包括年龄、身高、体重、职业、病程、治疗情况等，并根据美国国立卫生研究院慢性前列腺炎临床症状积分指数（NIH-CPSI）和国际勃起功能指数 -5（IIEF-5）对

患者综合征状和勃起功能进行评分，研究发现慢性前列腺炎患者性功能障碍患病率49.0%，其中早泄26.4%，阳痿14.9%，早泄合并阳痿7.7%。而且有些病人害怕有炎症的精液危害女方，久之会产生对性生活的畏惧心理，使性生活减少，性欲下降。

总而言之，慢性前列腺炎对性功能会有一定影响，但大多数的慢性前列腺炎患者都可完成正常的性生活，甚至有些前列腺炎症状相当重的患者，性功能也丝毫不受影响。因此，慢性前列腺炎患者在积极治疗的同时，应解除不必要的思想顾虑，了解有关的医学知识，必要时可接受一定的心理治疗，正常适度的性生活，不但不会加重前列腺炎症，还可对慢性前列腺炎的治疗起积极的促进作用。

其实慢性前列腺炎是很普遍的病症，就像"感冒"一样，不必太过关注，试着转移自己的注意力，不要刻意的总去想身体的病症，放松心态，积极治疗。

40. 慢性前列腺炎对男性的性功能有哪些危害

针对临床上患者所陈诉的不适，我们列出了前列腺炎引出的大麻烦，特别是慢性前列腺炎对性功能的影响：

（1）性欲减退

早期炎症会使性欲减退，但年长者认为更年期性功能减退是正常现象而不在意；年轻人患病后则精神紧张，情绪低沉。

（2）勃起功能障碍

由于前列腺长期炎症刺痛和充血，腺体萎缩，内分泌障碍，从而导致难以治愈的勃起功能障碍。

（3）早泄和遗精

由于长期的炎症刺激，使高级神经中枢得不到休息。加上神经衰弱，多出现早泄和遗精。

（4）血精和射精痛

多由前列腺炎症波及精囊引起。

（5）男性不育

由于患慢性前列腺炎使精液量减少，前列腺液的酸碱度（pH值）降低。酶的活性下降，凝固因子增高，前列腺液中含有的大量细菌毒素和炎性分泌物消耗了精液中的营养成分，这些因素使得精液的液化时间延长，精子的活动力降低，故常会导致男性不育。

以上症状会不同程度的伴随慢性前列腺炎，不同患者的严重程度也是因人而异的。重点是，当出现慢性前列腺炎症状时，要及时到正规医院就医，以免耽误病情，导致严重后果。

41. 慢性前列腺炎的不适症状对生活质量会产生哪些影响

慢性前列腺炎的不适症状不仅影响工作和生活，由于炎症刺激，还可产生一系列症状，如腰骶、会阴、睾丸等部位胀痛，出现尿频、尿痛、尿不净等。而且慢性前列腺炎除容易导致勃起功能障碍、早泄外，长期的慢性炎症，使前列腺液成分发生变化，前列腺分泌功能受到影响，进而影响精液的液化时间，精子活力下降，可以导致男性不育。

安徽医科大学第一附属医院泌尿外科梁朝朝教授带领的研究团队对 3000 例 20 ~ 59 岁门诊慢性前列腺炎患者进行问卷调查，发现慢性前列腺炎对患者的生活质量的影响明显。对年轻患者的生活质量影响最大，生活质量影响程度与慢性前列腺炎治疗效果及病程明显相关。前列腺炎一般会出现如下症状：①排尿不适，如尿频、排尿时尿道灼热、疼痛并放射到阴茎头部，还可出现排尿困难的感觉；②局部症状：后尿道、会阴和肛门处坠胀不适感，下蹲、大便及长时间坐在椅凳上胀痛加重；③放射性疼痛：慢性前列腺炎的疼痛并不止局限在尿道和会阴，还会向其附近放射，以下腰痛最为多见；④性功能障碍：慢性前列腺炎可引起性欲减退和射精痛，射精过快，并影响精液质量，在排尿后或大便时还可以出现尿道口滴白，合并精囊炎时可出现血精。前列腺是男性重要的附属性腺，其分泌的液体是精液的重要组成部分，它一旦发生炎症，将对性功能和生育力产生一定的影响。

除了上述对身体的影响，慢性前列腺炎患者普遍存在心理方面的问题，主要包括下列3类：①神经过敏，如焦虑、抑郁、恐惧和不安全感等；②患者过度关心自己的健康状况以及自己的躯体和功能变化，常达到"草木皆兵"的程度；③性功能障碍会引起或加重焦虑、抑郁，而这种负面心理又会反过来加重性功能障碍，形成恶性循环。

此外，由于慢性前列腺炎持续时间长，使患者背上沉重的经济负担。基于上述3方面的影响，美国国立卫生研究院已将慢性前列腺炎和心肌梗死、冠心病等一起列为严重影响居民生活质量的慢性疾病。

42. 慢性前列腺炎怎么引起性功能障碍的

从理论上讲，慢性前列腺炎可有多种临床表现，如射精或排尿后出现会阴部、阴茎和耻骨上不适或疼痛，排尿症状（如尿频、尿急和排尿困难）等。这些症状会不同程度的影响患者的生活质量，影响患者的情绪，并可能导致性功能障碍。慢性前列腺炎和性功能障碍患者的生活质量常常低于正常人，慢性前列腺炎降低了患者的生活质量，进而导致性功能障碍，从而更进一步影响了患者的生活质量，并且加重了前列腺炎的症状。前列腺炎、生活质量、性功能障碍三者之间互相影响、互相作用。慢性前列腺炎和性功能障碍患者大多存在紧张焦虑的心理问题，慢性前列腺炎由于症状反复出现，容易产生心理上的紧张焦虑，而紧张焦虑又会导致性功能障碍的发生，性功能障碍反过来又会加重紧张焦虑症状，进而加重慢性前列腺炎。三者之间也是互相影响、互相作用。其实临床上大部分前列腺炎患者并不存在性功能障碍的问题，但是，如果慢性前列腺炎患者在诊治过程中过分关注、过分焦虑、过分紧张的话，发生勃起功能障碍的几率就会大大增加。

总之，建议广大患者正确对待慢性前列腺炎这种对身体影响甚微的疾病，不要过分关注它，也不要过度去治疗它，只有保持心理健康、饮食健康，养成良好的生活习惯，多运动，才能真正战胜慢性前列腺炎，从而避免性功能障碍的发生。

43. 慢性前列腺炎引起的性功能障碍中哪些是最常见的

在慢性前列腺炎引起的性功能障碍依次是：

（1）早泄

由于疾病长期未能治愈，各种症状和不适在性生活后加重，或直接影响性生活的感受和质量，对患者造成一种恶性刺激，渐渐出现一种厌恶感，导致早泄的现象。目前有很多研究报道前列腺炎与早泄这两种疾病存在相关性。随着对前列腺炎和早泄研究的深入，人们逐渐发现慢性前列炎患者中早泄的发生率明显升高，反之，早泄患者中前列腺炎的发生率较一般人群也较高。早泄和前列腺炎可能具有一定的相关性。

（2）勃起功能障碍

慢性前列腺炎是一种常见病、多发病，病因和发病机制尚不完全明了，部分患者存在不同程度勃起功能障碍。前列腺炎与勃起功能障碍的关系，文献报道观点各异。资料也显示同一类型前列腺炎勃起功能障碍发生率与反映慢性前列腺炎病情的症状评分或前列腺液显微镜下白细胞数无明显正相关性，不随症状评分分值的升高或白细胞数增加而提高，不同类型前列腺炎勃起功能障碍发生率相近，差异没有显著性，与前列腺炎的类型没有关系。有国内学者研究，其病例针对前列腺炎治疗，疗效较好，但勃起功能障碍病情没有变化，所以其研究结果认为，前列腺炎患者的勃起功能障碍，非前列腺炎本身的器质性病理组织改变所引起，其病因与健康人群的勃起功能障碍病因没有差异，可以是心理性或器质性因素，前列腺炎不是其器质性病因之一。

（3）男性不育

长期的慢性炎症，使前列腺液成分发生变化，前列腺分泌功能受到影响，进而影响精液的液化时间，精子活力下降，导致男性不育。

（4）血精

前列腺与精囊都是男性生殖系统的附属性腺，两者之间的关系非常密切。它们都开口于后尿道，有着共同的感染途径，细菌可以逆流或直接蔓延而引起前列腺炎和（或）精囊炎。因此，前列腺炎与精囊炎可以同时或先后发生。前列腺炎时的炎性分泌物可以逆流进入精囊而导致精囊炎；精囊炎时的分泌物也可赶往前列腺。据统计，慢性前列腺炎患者中有 80% 并发精囊炎。前列腺并发精囊炎时可出现血精。

44. 慢性前列腺炎与早泄相关吗

慢性前列腺炎是否会引起男性早泄，还需从早泄的发病机制来看。早泄是指射精发生在阴茎进入阴道之前，或进入阴道中时间较短，在女性尚未达到性高潮，而男性的性交时间短于 2 分钟，提早射精而出现的性交不和谐障碍。引起早泄的原因大多为精神心理因素，如性过于兴奋，过于激动，或焦虑、紧张、害怕失败，或身体过度疲劳，精力不足，使射精中枢控制能力减弱。引起早泄的器质性原因较少，如阴茎包皮过长、尿道炎、附睾炎、慢性前列腺炎等。

由此可见，慢性前列腺炎也可能是诱发早泄的器质性原因之一。如前列腺发生炎症，就会因充血、水肿刺激而过分敏感、充血，有了性冲动时就控制不住，很快就会射精。早泄实际是承受冲动性刺激的阈值下降，故得了前列腺炎有可能会伴有早泄。当然其中的机制还不十分清楚，同样有前列腺炎的男性患者中，也有性生活完全正常的情况。另外，一些男性因为担心患上慢性前列腺炎会治不好，而性生活会加重病情，因此源于心理因素的影响，一些男性在性生活中也会出现过早射精的情况。可见慢性前列腺炎是否会引起早泄是因人而异的。目前有很多研究报道前列腺炎与早泄这两种疾病可能存在一定的相关性，随着对前列腺炎和早泄研究的深入，人们逐渐发现慢性前列炎患者中早泄的发生率明显升高，反之，早泄患者中前列腺炎发生率也较一般人群高。

45. 如何正确认识慢性前列腺炎与早泄之间的关系

首先指出，慢性前列腺炎是指在病原体或者某些非感染因素的作用下，出现的一种以骨盆或会阴区域疼痛或不适、排尿异常等症状为主要特征的一组疾病，是一种临床综合征，而其中一类非细菌引起的前列腺炎包括相关排尿症状以及性功能的异常，常常无明显的感染伴随症状。对于早泄，从循证学的角度上来看，早泄的定义包括射精时间短，无法控制的射精状况，并存在由此导致的个人精神心理问题，比如苦恼、忧虑、挫折感和（或）逃避性活动等。早泄可能是躯体疾病或神经生理紊乱所致，而前列腺炎也有可能是早泄的发生原因之一，从这个意义上说前列腺炎与早泄存在一定程度的相关性。同时，患者由于早泄问题进行的一系列不科学不规范的诊疗活动，例如经直肠的一些不正规治疗往往会导致前列腺炎的发生。

前列腺炎的发病率比较高，有数据表明大约一半以上的男性在一生中的某个时期会受到前列腺炎的影响，前列腺炎的患者占到泌尿外科门诊的 1/4 ~ 1/3 左右，其发病的原因很多，主要包括病原体感染，排尿功能失调，精神心理和神经内分泌因素等，其诱发因素包括吸烟、饮酒，进食辛辣食物等，而不适当的性活动，久坐及性冲动频繁导致的前列腺及盆底充血等都可以诱发前列腺炎的出现。而早泄尽管发病率也比较高，其发病原因仍不清楚，前列腺炎引起的精神心理异常可能也是导致早泄的发病原因之一。

慢性前列腺炎由于缺乏客观的特异性的诊断依据，仅仅是一种排除性诊断，在排除其他疾病引起的盆腔区域的疼痛不适以及排尿相关异常以后，主要靠诊断症状评分来诊断并判断其轻重程度。而早泄的诊断主要靠患者的主诉以及早泄诊断量表、阴道内射精潜伏期、勃起功能国际问卷表 -5 等量表来进行评价和诊断。临床上两种情况合并存在的情况并不少见，但这并不意味着两种就存在一定程度的因果关系。

总之，前列腺炎与早泄是两种完全不同性质的疾病，但二者在某种程度上存在一定的关系，正确认识二者的特点和它们之间的相互关系有利于患者进行正确的诊疗，更好的解决患者的问题。

46. 慢性前列腺炎患者中早泄的发病率是多少

慢性前列腺炎是男性常见的疾病，有些患者早泄与慢性前列腺炎密切有关。因为前列腺是射精过程的必经之路，如果前列腺发生了炎症，就会因刺激而过敏、充血，有了性冲动时就控制不住（尤其是青壮年），很快就会射精。过敏实际是承受冲动性刺激的阈值下降，故得了前列腺炎者一般可伴有早泄。另外，安医大一附院泌尿外科梁朝朝教授等在中国进行了一项多中心调查，在12 743名调查对象中，前列腺患者中早泄发生率36.9%，而一般人群发生率仅为15.3%。提示前列腺患者罹患早泄的风险明显高于一般人群。Screponi等在一项意大利的研究中发现在早泄患者中前列腺炎发生率为56.5%，慢性细菌性前列腺炎的发生率为47.8%，与正常对照组相比差异有统计学意义。Rany等调查了153名早泄患者，前列腺炎发生率为52%，明显高于100位正常健康对照组中的发生率。邢俊平等对106例早泄病人和38例正常人前列腺按摩前后尿液及前列腺按摩液（EPS）进行显微镜和（或）细菌学检查，并评估120例慢性前列腺炎病人中早泄的发生率。结果显示在早泄病人中发现49例（462%）有慢性前列腺炎，其中34.7%存在慢性细菌性前列腺炎。120例慢性前列腺炎病人中57例（47.5%）存在不同程度的早泄。张桃福等人2009年对安徽省早泄与慢性前列腺炎的关系进行了调查，在符合研究对象的2389个调查者中，性功能障碍者309人（12.9%），早泄131人（5.5%）；符合前列腺炎症状诊断标准的有273人（6.4%），其中合并早泄的45人（17.3%）。刘云飞等调查发现，68例早泄病人中，慢性细菌性前列腺炎（Ⅱ型）32例（47.1%），慢性非细菌性前列腺炎（Ⅲ型）16例（23.5%），表明早泄患者中前列腺炎的患病率较高。上述国内外研究均显示在慢性前列腺炎患者中早泄的发生率明显升高，反之，早泄患者中前列腺炎发生率也较一般人群高，提示这两种病因尚不明确的疾病之间存在相关性。

47. 慢性前列腺炎导致早泄的机制是什么

慢性前列腺炎是获得性早泄的一个重要原因，但是同样有很多研究报道表明原发性早泄与前列腺炎也有一定的相关性。虽然有很多关于前列腺疾病及其对性能力影响的报道，但目前对前列腺炎与早泄相关性的机制研究较少。大部分学者认为前列腺炎和早泄有一定相关性，但前列腺炎的轻重程度和早泄不成正比，两者相互作用的机制尚未清楚，目前关于慢性前列腺炎患者合并早泄的可能发病机制主要有下列观点。

（1）前列腺的慢性感染影响射精机制，致使性兴奋阈的改变，导致射精提前而引起早泄。早泄发生的病理生理基础是射精中枢刺激阈值过低或射精中枢的兴奋性过高，另一因素是生殖器感觉神经兴奋性异常增高。精阜部位有丰富的神经，是发生高度性兴奋的性感区。射精时精液通过精阜、射精管口射出时，刺激局部的神经末梢，最后传达至大脑皮质，对中枢神经产生兴奋作用，产生快感。当前列腺炎累及精阜时，使性感区发生变化，导致性兴奋发生变化，当产生的性兴奋比正常强烈时就会引起射精过快，出现早泄。此外，前列腺炎病人生殖器及盆腔组织的炎症使邻近参与射精的神经、血管和肌肉组织容易受到刺激发生异常，兴奋性发生改变，当兴奋阈值降低，敏感性增强时，射精时间提前即发生早泄。

（2）患者因会阴部不适、睾丸疼痛或阴茎不适等症状引起焦虑、抑郁情绪，导致心理障碍，对性能力的怀疑而发生性功能障碍。研究表明多数前列腺炎导致的性功能障碍不同程度与心理因素有关，主要是患者会出现心理障碍，如焦虑、抑郁和恐惧等。部分患者认为前列腺炎应该严格限制性生活甚至禁欲，使患者在性生活中心理负担加重，担心性生活会加重慢性前列腺炎的病情。此外，慢性前列腺炎病人出现排尿异常、疼痛不适、自主神经功能紊乱等症状，使患者产生心理负担，导致配偶日常关系不协调，性刺激不恰当或不充分等均可导致早泄等性功能障碍发生。

（3）疾病长期存在时能反射地引起大脑皮质功能的紊乱，临床表现为性功能障碍综合征。

（4）前列腺可调节分泌多种激素，如促甲状腺素释放激素、促肾上腺皮质激素、松弛素、泌乳素等，对性功能发挥影响。

总之，关于前列腺炎合并早泄具体的病因及发病机制还有待进一步探索研究，以便更好地指导该疾病的诊断和治疗。

48. 慢性前列腺炎是早泄的器质性原因吗

器质性早泄是指由于有器质性疾病，如外生殖器先天畸形、龟头或包皮炎症、尿道炎、阴茎炎等，还有多发性硬化、脑血管意外、附睾炎、精囊炎、慢性前列腺炎等，这些都是可以反射性地影响脊髓中枢，引起男性的早泄，还有就是某种全身疾病，男性体质衰弱，因此也是可以使性功能失调，出现早泄的。慢性前列腺炎是早泄的器质性原因之一，如患上慢性前列腺炎后，前列腺液分泌增多，也可抑制睾丸的功能，导致性功能减退而引起早泄。患慢性前列腺炎者，多数伴有神经衰弱，使夫妻性生活不圆

满，常造成抑郁不乐，也是早泄的心理因素。除上述前列腺炎引起的早泄外，当患有前列腺炎后可使前列腺及近邻的性器官长时间广泛的充血，水肿刺激而过分敏感，有了性冲动时就控制不住，很快就会射精。再加上中枢神经承受冲动性刺激的阈值下降，故得了前列腺炎有可能会伴有早泄。当然其中的机制还不十分清楚。因为，同样有前列腺炎的男性患者中，也有性生活完全正常的情况。

49. 慢性前列腺炎引发早泄后，该如何治疗

对于治疗来说，前列腺炎和早泄的治疗原则都是提倡进行综合性和个体化的治疗，慢性前列腺炎的治疗目标主要是缓解疼痛，改善排尿症状以及提高生活质量，其疗效评价主要以症状改善为主，一般选用 α- 受体阻滞剂（如盐酸坦索罗辛）等，非甾体抗炎镇痛药物，中药植物制剂，M- 受体阻滞剂（如琥珀酸索利那新片）等，如合并感染加用抗生素 2 ~ 4 周，合并抑郁焦虑患者，同时应加用抗抑郁及抗焦虑药

物，改善心理障碍，缓解排尿异常与疼痛不适等症状。而对于早泄，首选应用药物进行控制，尤其是当前美国食品和药物管理局批准的唯一针对早泄的治疗药物达泊西汀（必利劲）的上市，有了克服早泄问题的利器，在药物治疗方案的选择上则可根据患者的情况进行个体化按需或按计划的诊治，在药物治疗的基础上加入一些行为治疗，心理疏导等。而有关早泄和前列腺炎合并存在时的治疗争议比较多，有的提倡先治疗前列腺炎，改善局部症状及排尿相关问题后再进一步处理早泄问题，然而由于它们之间存在一定的联系，因此也有学者提倡二者同时治疗，这两种方式当然都没有问题，我们提倡的个体化的诊疗方案，以早泄问题突出者先解决其早泄的困扰，而以前列腺炎或下尿路症状为主要特征的则考虑先治疗前列腺炎，等症状改善后看早泄问题是否有改善，如果仍未改善则考虑进一步针对性治疗早泄的问题。

50. 对于慢性前列腺炎并发早泄的患者，慢性前列腺炎治不好，早泄会进一步恶化吗

一些男性因为担心患上慢性前列腺炎会治不好，早泄会进一步恶化，从而进一步影响性生活，使夫妻关系更加不和谐，因此，源于心理因素的影响，一些男性在性生活时也会出现过早射精的情况。对于慢性前列腺炎并发早泄的患者，慢性前列腺炎治不好，早泄会进一步恶化，是因人而异的。对前列腺继发早泄的患者，单纯治疗前列腺炎是有可能使早泄好转甚至治愈的。而且前列腺炎好转后，患者的疼痛、排尿症状改善，生活质量提高，精神压力减小，对早泄的治疗也是很有帮助的。当然，在诊治过程中，也有少数患者前列腺炎好转后，早泄改善不明显。其原因可能是引起早泄的原因很多，患者病情描述不一定准确，对此类患者，我们联合应用抗抑郁类药物，患者多数疗效良好。但无论怎样，慢性前列腺炎对男性的危害是不容忽视的，慢性前列腺炎一定要积极治疗。

51. 慢性前列腺炎与勃起功能障碍是否相关

慢性前列腺炎与勃起功能障碍相关性：①炎症期间大量炎症细胞的浸润，造成充血、水肿、前列腺小管膨胀形成许多小型脓肿，此时如果炎症未得到有效控制，则会侵入更多的实质及其周围，蔓延到腺体的全部，使前列腺内结缔组织增生、发生纤维化、钙化，最终对阴茎勃起产生一定程度的影响。②慢性前列腺炎长期存在时能反射性引起大脑皮质功能紊乱，临床表现为性功能障碍综合征，如勃起功能障碍、不射精、焦虑失眠等。③前列腺可调节分泌多种激素，从而对性功能产生影响。④长期因会阴部不适、睾丸痛或阴茎不适等症状引起的焦虑在患者心理上产生压力，时间久了往往会引起精神性勃起功能障碍。有学者对 2500 例慢性前列腺炎患者研究发现，其心理压力显著高于普通人群，他们普遍担心自己的性生活能力会明显下降。⑤在临床实践中发现，慢性前列腺炎得到对症治疗后，部分性功能障碍症状得到改善，也反证了前列腺炎对性功能的影响作用。总之，前列腺炎引起勃起功能障碍的相关性有待于进一步深入研究。

52. 前列腺炎会导致勃起功能障碍吗

慢性前列腺炎是一种常见病、多发病，病因和发病机制尚不完全明了，部分患者存在不同程度勃起功能障碍。前列腺炎与勃起功能障碍的关系，文献报道观点各异，有认为在前列腺炎演变过程中，其组织学改变影响到支配性功能的血管与神经的结构与功能变化，从而导致性功能障碍，出现勃起功能障碍；也有认为慢性前列腺炎患者勃起功能障碍与心理因素有关，临床观察发现这种改变与前列腺炎病情无明显平行关系。有资料显示同一类型前列腺炎勃起功能障碍发生率与反映慢性前列腺炎病情的症状评分或前列腺液镜白细胞数无明显正相关性，不随症状评分分值的升高或白细胞数增加而提高，不同类型前列腺炎勃起功能障碍发生率相近，差异没有显著性，与前列腺炎的类型没有关系。有学者认为，前列腺炎患者的勃起功能障碍，非前列腺炎本身的器质性病理组织改变所引起，其病因与健康人群的勃起功能障碍病因没有差异，可能是心理性或器质性因素，前列腺炎不是其器质性病因之一。慢性前列腺炎往往病情慢性迁延不愈，患者在治疗过程中经济负担和精神压力较重，部分患者有焦虑、失眠症状，甚至错误地认为慢性前列腺炎是由性生活引起而产生恐惧，加重勃起功能障碍。因此在重视慢性前列腺炎治疗的同时也应重视患者的心理问题，应给予正确的心理疏导和治疗，对前列腺炎的治疗，能在一定程度上改善勃起功能障碍的病情。

53. 慢性前列腺炎并发勃起功能障碍与什么因素有关

慢性前列腺炎多发于青壮年男性，与青壮年期性生理活动旺盛、前列腺反复持久充血的因素有关，与青壮年所承受的工作和生活压力导致患病后没能得到及时、正规、有效的治疗有关，同时也与现代年轻人有不良生活习惯有关。慢性前列腺炎患者由于病情慢性迁延不

愈，患者在治疗过程中经济负担和精神压力较重，部分患者有焦虑、失眠症状，甚至错误地认为慢性前列腺炎是由性生活引起而产生恐惧，并伴有植物神经不稳定性升高，致出现性功能障碍。还有些老年人由于糖尿病或高血压导致的勃起器官神经血管的病变，而并非由前列腺炎导致的，只是恰巧勃起功能障碍与慢性前列腺炎同时出现，在治疗前需排除此类慢性疾病。性生活是比较复杂的生理心理过程，所以治疗的话首先要性生活指导，多看看这方面的资料，夫妻配合治疗，同时配合药物治疗。如果勃起器官本身没有器质性病变，应该可以治愈的；如果有器质性病变，则治疗效果要差一些。面对慢性前列腺炎导致的勃起功能障碍，需争取早诊断早治疗，及时改善生活质量，以免影响夫妻生活。

54. 慢性前列腺炎是怎样引起勃起功能障碍

慢性前列腺炎会不会导致性功能障碍，从理论上讲，慢性前列腺炎并不直接损害阴茎勃起的神经血

管功能，但由于长期的不适感常在病人心理上产生压力，使患者产生抑郁和担心，特别是不了解本病性质的病人，常会认为自己的性功能有问题，久而久之的精神因素可使病人性欲降低，并发生性功能障碍，特别是勃起功能障碍。

另外，前列腺炎的患者在性兴奋时前列腺充血，可引起局部疼痛加重，并可产生勃起功能障碍，而且有些病人越是不能勃起越是害怕进行性生活，久之会产生对性生活的畏惧心理，使性生活减少，性欲下降。对于患上慢性前列腺炎的患者来说，慢性前列腺炎引起的某些并发症（如前列腺脓肿、精囊炎、附睾炎、不育症等）导致了患者的生理和心理障碍。

此外，慢性前列腺炎病本身的症状、不适和外观（尿道口"滴白"）等引发患者的心理障碍，过度紧张因素也导致了患者的心理异常。如果得了前列腺炎不及时的治疗对于男性的生活和健康都有严重的危害，其中一项就是会导致勃起功能障碍。

总而言之，慢性前列腺炎对勃起功能会有一定影响，但大多数的慢性前列腺炎患者都可完成正常的性生活，甚至有些前列腺炎症状相当重的患者，勃起功能也丝毫不受影响。因此，慢性前列腺炎患者在积极治疗的同时，应解除不必要的思想顾虑，了解有关的医学知识，必要时可接受一定的心理治疗，正常适度的性生活，不但不会加重前列腺炎症，还可对慢性前列腺炎的治疗起积极的促进作用。

55. 慢性前列腺炎并发勃起功能障碍时，该如何治疗

前列腺炎和勃起功能障碍的治疗原则同样是提倡进行综合性和个体化的治疗。针对慢性前列腺炎的治疗目标主要是缓解疼痛，改善排尿症状以及提高生活质量，其疗效评价主要以症状改善为主。对于勃起功能障碍的治疗，目前已经上市的3种口服的5型磷酸二酯酶（PDE-5）抑制剂分别是：西地那非、伐地那非和他达拉非，许多已发表的研究证实了其对勃起功能障碍治疗的有效性和耐受性。除了药物治疗的有效性和耐受性外，当遇到治疗形式间或治疗药物间的选择

时，许多非医学的因素可能对患者和伴侣造成影响，这包括：性交的自发性、自然性，性伴侣对治疗的接受性，药物起效和持续时间，以及药物与食物和酒精的潜在相互作用等。所以，性心理治疗方法、性感集中训练也是必要的，可通过拥抱、抚摸、按摩等触觉刺激的手段来体验和享受性快感，帮助病人克服建立和恢复性的自然反应，对阳痿、早泄、射精无力、性高潮缺乏、阴道痉挛、性交恐惧症等都有一定治疗作用。研究表明，慢性前列腺炎伴勃起功能障碍的治疗，以单纯治疗原发病，并不能显著改善勃起功能。所以在对原发病采取规范的综合治疗的同时，介入心理疏导并贯穿整个治疗过程中，是患者全面康复的重中之重。也有学者研究发现心理因素在治疗慢性前列腺炎所致性功能障碍中起重要作用，心理治疗不但对慢性前列腺炎和相关的性功能障碍有明显疗效，而且可明显改善前列腺炎症状有明显效果。因此在重视慢性前列腺炎治疗的同时也应重视患者的心理问题，应给予正确的心理疏导和治疗，这样才能有助于勃起功能障碍的恢复。

56. 5型磷酸二酯酶（PDE-5）抑制剂治疗慢性前列腺炎引起的勃起功能障碍时，停药后会导致依赖性吗

目前国际上公认的，勃起功能障碍的一线治疗药物就是西地那非为代表的一类药，称PDE-5抑制剂，此类药物有三种，即"伟哥"，也叫西地那非片；希爱力也叫他达拉非片；艾力达也叫伐地那非片。很多患者担心是不是吃药后会依赖，会不会随着服药时间越久剂量要不断加大，这些都是误区。PDE-5这类药不存在依赖性问题，根据国内外近5～10年的研究，并没有药物有依赖性的报道。PDE5抑制剂的作用靶点是一种分子，即磷酸二酯酶-5，这类药物通过抑制磷酸二酯酶-5的作用导致环鸟苷酸降解减少。环鸟苷酸可以引起阴茎动脉血管扩张而促进勃起。也就是说PDE5抑制剂可以使环鸟苷酸分子增多而增强勃起。PDE5抑制剂这类药的作用部位是磷酸二酯酶-5分子。所以PDE5抑制剂是通过分子机制起增强勃起作用的，并无成瘾性，无药物依赖性。

57. 患了慢性前列腺炎后，精液发红是怎么回事

精液带血在临床上通常称为"血精"，是指精液由正常时的灰白色突然变成红褐色、粉红色或混有血丝，血液流入精液中所致，血精同时可伴有射精痛、性功能障碍、生殖器疼痛等一系列症状。血精的颜色变化取决于出血时间的早晚，如果是新鲜出血，精液颜色可呈鲜红色，出血量多时整份精液会完全呈血性，而且会形成凝血块；如果排精间隔时间过长，血液积存在精囊内时间久了，血液中的铁经过氧化则呈铁锈色，精液就会成暗褐色；如果出血量较少，而且为单侧精囊出血，可能精液中仅仅混有少许血丝；如果长期反复血精，精囊内大量沉积的血块会机化，慢慢形成结石。

精液的组成成分中除了体积很少的精子之外，绝大部分是被称为精浆的液体成分，这些液体中60%～80%来自精囊腺，20%～25%来自前列腺。但前列腺腺体为硬实的组织，不易出血，而精囊腺呈囊性，壁很薄，一旦炎症充血后就很容易出血。所以，精液发红最常见的原因是精囊炎。慢性前列腺炎时，炎症会蔓延至精囊，而引起精囊壁发炎、肿胀、充血和出血。炎症所致的出血多半是时好时坏，但持续时间不长，而如果伴有血块或结石形成，则会堵塞精囊通向尿道的通道，从而使炎症反复出现，不容易彻底消除，变成顽固性血精。

对于血精既不要过度紧张，也不要掉以轻心，最好去正规医院找泌尿专科医生进行仔细检查。一般血精在治疗后可以痊愈，但是若在治疗一段时间后仍有精液带血，在排除全身其他疾病后可以考虑行精囊镜检查。

58. 什么叫血精？引起血精症状的疾病有哪些

正常情况下，男性刚射出的精液应为灰白色，液化之后会变为半透明乳白色。血精是指射出的精液中混有血液，或是精液为棕红色。血精一般认为是良性、自限性的疾病，多数患者血精症状可在数周内自愈或给予敏感抗生素治疗后痊愈。引起血精的主要原因是前列腺

或精囊的炎症。慢性前列腺炎患者发生血精主要有以下原因：①前列腺腺体充血导致血液从毛细血管中向外渗出，流入前列腺液。②房事过程中，射精的瞬间会导致输精管强烈地收缩，使前列腺内部压力急剧变化，前列腺充血的毛细血管破裂出血。

此外，引起血精的原因并非仅仅是精囊，还有以下诸多因素：第一，精囊及前列腺疾病，如精囊及前列腺炎的炎症、结核、血吸虫、损伤、肿瘤等，均可引起生殖道毛细血管充血、水肿、破裂出血，使血液混入精液而出现血精。第二，像精索静脉曲张、会阴部长期反复压迫，肝硬化伴门静脉压增高引起痔静脉丛通过侧支的前列腺静脉丛压力增高，引起静脉丛扩张破裂出血，精阜旁后尿道上皮下静脉扩张

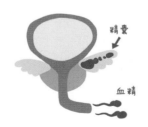

前列腺炎：精囊炎会导致精囊充血出血混入精液，形成血精

图2-12 什么是血精

破裂出血等亦可引起血精。第三，过度的性生活，剧烈的阴茎摩擦，亦可引起生殖道毛细血管损伤而出现血精。

59. 慢性前列腺炎是怎样引起血精的

血精也称精血。正常精液排出体外是乳白色的，若肉眼观察到所排出的精液为粉红色或红色的，称为血精，也叫"肉眼血精"，此为重症；轻症血精肉眼不能发现，借助显微镜检有精液可见到红细胞，称为"镜下血精"。造成血精最常见的是精囊炎。精囊主要作用：一贮藏精子，二分泌精囊液。精囊有丰富的微小的血管层，内含许许多多的微血管，精囊发生炎症后，微血管极易损伤而出血，前列腺炎症可蔓延至精囊，导致精囊炎而引起血精。

从解剖生理方面看，前列腺与精囊都是男性生殖系统的附属性腺，它们末端与输精管汇合形成输精管道而开口于后尿道，有着共同的感染途径，细菌可以逆流或直接蔓延而引起前列腺炎和（或）精囊炎。因此，前列腺炎与精囊炎可以

同时或先后发生。前列腺炎的炎性分泌物可以逆流进入精囊而导致精囊炎；精囊炎的分泌物也可进入前列腺。且由于精囊紧邻前列腺、泌尿道、直肠等器官，当这些部位发生炎症时，细菌则很容易蔓延到精囊引起精囊发炎，出现精囊肿胀、充血和出血，而引起血精。

60. 慢性前列腺炎与精囊炎、附睾炎之间的关系

慢性前列腺炎，是泌尿生殖系常见的疾病，以青壮年为多见，常与后尿道炎、精囊炎及附睾炎等疾病同时发生。最近韩国一项研究显示慢性前列腺炎患者中有 34% 精囊液细菌培养阳性，其中 26% 为大肠杆菌。这一研究为慢性前列腺炎患者合并精囊炎提供了最直接的证据。

为什么呢？这要从泌尿生殖交叉解剖、生理角度分析。解剖学上精囊和前列腺的位置是相邻的，位于膀胱底部与直肠之间，精囊的排泄管和输精管的末端汇合成射精管，射精管穿过前列腺进入后尿道，而前列腺腺管也开口于后尿道，两者紧邻，故精囊炎常与前列腺炎相互影响，同时发生。这一特殊的解剖结构决定了两者的炎症感染途径相同，而且上述研究显示其感染病原微生物也类似，均为尿路病原菌。同样地，精囊细菌感染可能蔓延到相邻的前列腺，反之亦然。因此，有人提出前列腺炎患者通常会感染精囊，则诊断为前列腺 - 精囊炎。同样，在某些情况下，感染也可能影响附睾导致附睾炎，则诊断为前列腺 - 精囊 - 附睾炎。

61. 慢性前列腺炎与精囊炎有何区别

前列腺和精囊腺均是男性生殖系统的附属性腺，其分泌物构成精浆的主要部分。精囊和前列腺紧邻，示指插入肛门 5 ~ 6 厘米在前列腺外上方摸到囊状物即是精囊；与精囊连接的射精管穿过前列腺进入尿道，性交时精液就从此管射出。

从解剖生理功能看，精囊与前列腺关系密切，两者的炎症不仅在感染途径和病因方面都相同，而且临床表现也很相近。由于前列腺与精囊均开口于后尿道，两者紧邻，故精囊炎常与前列腺炎同时发生。

前列腺炎通过排出炎性前列腺液可逆向流入精囊，导致精囊炎；而精囊炎症也很容易侵袭至前列腺。

慢性前列腺炎和精囊炎的感染途径多由尿道逆行或直接蔓延而引起，其次是淋巴或血行感染，致病菌多为大肠杆菌，葡萄球菌和链球菌等。

由于前列腺和精囊的解剖生理功能关系密切，炎症期的感染途径与临床症状大致相同，因此临床治疗原则也基本一致。

62. 慢性前列腺炎合并精囊炎怎么治疗

精囊炎是男性常见感染性疾病之一，发病年龄多在 20 ~ 40 岁，以血精为主要临床表现，分为急性精囊炎与慢性精囊炎，以慢性精囊炎较常见。急性精囊炎多由细菌感染所致，表现有血精，有时还会伴有射精疼痛、发热恶寒、会阴部疼痛，疼痛可放射致腹股沟、睾丸。慢性精囊炎可继发于慢性前列腺炎与急性精囊炎，临床反复出现血精现象，迁延难愈。感染的细菌以大肠杆菌多见，其次是葡萄球菌、链

球菌和类白喉杆菌等。我们应该选择合理的治疗方式去治疗男性精囊炎，尤其是合并有慢性前列腺炎的精囊炎。主要有以下几种治疗方式：

（1）选用抗生素

可选用青霉素、庆大霉素、卡那霉素等。急性精囊炎应治疗到症状完全消失后，再继续用药 1 ~ 2 周；慢性精囊炎则需继续用药 4 周以上，以巩固疗效。

（2）局部治疗

每周一次的前列腺按摩、理疗、热水坐浴（注：没有生育的患者，注意对睾丸进行保护，以免损伤生精功能）等，这些方法可以促进炎症吸收，改善血液循环，缓解症状。

（3）禁欲

避免过多房事，让前列腺、精囊腺休息，第一个月最好禁止房事，以后的 3 ~ 6 个月，每月 1 ~ 2 次房事为宜，以减少性器官充血程度。

（4）微波治疗

慢性精囊炎者，可经直肠微波治疗，可促进局部血液循环及炎症吸收，尤其适用于疼痛症状明显者。

（5）精囊镜检查

部分患者检查可见精囊腺内小结石、慢性炎症水肿。对于顽固性血精患者，可借助精囊镜进行药物治疗。

此外，应健康饮食、禁忌饮酒和辛辣刺激性食物，以免加重充血程度；适度的锻炼，但不要长距离骑车、骑马；保持乐观的态度有助于早日康复。

63. 精囊镜诊治精囊炎效果怎样

精囊镜是近年来国内外新开展的一种检查治疗方法，其不仅能明确血精的来源和病因，还具有良好的治疗效果。

精囊因其解剖位置较为隐蔽，故诊断治疗精囊疾病也较为不易。从目前来看精囊疾病的辅助诊断主要依靠经直肠 B 超及 CT、磁共振

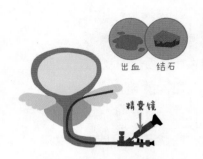

精囊镜检查可协助医生直接观察精囊腔内情况

图 2-13　什么是精囊镜检查

等，但这些检查由于各种原因的限制，均不能达到定性诊断的要求。精囊镜能够在直视下观察精囊内部情况，能够大大提高精囊疾病的确诊率。

精道内镜，俗称精囊镜，是一项使用内镜行精道疾病诊治的技术，顾名思义，精道内镜就是逆行沿着男性精液射出的途径进入到男性精道中，观察疾病病因并对因治疗的一种手术方式，说的再通俗点，就是精液怎么射出来的，我就沿着这条路去找，看看血是从哪里出来的。

有人对精道内镜存在恐惧感，其实不必过分担心，这个内镜非常细，对尿道几乎没有损伤，做精道内镜时，不但可以直观的观察精囊以及精道，还可以进行相应治疗。

比如说发现是炎症导致的出血，可以直接在内镜下利用激光烧灼止血。如果是精道结石堵塞引起的出血，可以利用套石篮将结石取出。如果是良性息肉或比较小的肿瘤，可以直接取病理活检并利用激光烧灼肿瘤。

精囊镜技术适应证与禁忌证：

适应证：①血精症状持续或反复发作超过3个月；②4周以上规范的抗生素治疗无效。

禁忌证：①全身功能较差不能耐受手术者；②严重的泌尿系感染未得到有效控制者；③未排除由恶性疾病造成的顽固性或复发性血精。

精囊镜检查直观、准确，病变发现率明显优于现有影像学手段，并可以同时进行相应治疗，具有"简单、方便、有效、价廉"的优点，且具有操作方便、观察直接、效果肯定、创伤少、痛苦小、恢复快等特点，精道镜技术治疗顽固性或复发性血精是完全可行，且安全有效的。但是也应该认识到，由于精阜、射精管、精囊等组织的质地柔软、构造复杂等原因，精道内镜在理论上还是存在精道损伤的可能性。精囊镜作为精道疾病诊治的新方式，

无疑具有其独特的优势。精道内镜技术必将成为顽固性血精的克星。

64. 慢性前列腺炎会诱发男性不育吗

前列腺炎是男科最常见的疾病之一，有统计数据表明其发病率约为25%，而大约有近半数的男性在其一生中的某个时候会受到前列腺炎的影响。由于前列腺炎的高发年龄为20~40岁这个生儿育女的年龄，因此不少患者十分关心前列腺炎是否会影响生育。1/3的精浆来自于前列腺液，前列腺的功能与男性生育息息相关，前列腺炎当然可能因为影响精浆质量等原因引起生育问题。但是，问题也绝对不像想象中那么严重。研究表明，慢性前列腺炎引起的不育约占不育患者的5.1%~25.7%左右，无菌性前列腺

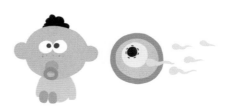

单纯由慢性前列腺炎导致的男性不育并不常见

图2-14 前列腺炎会导致男性不育吗

炎患者的精子质量明显下降，而这些改变基本上都与精浆异常有关。但也有一些专家认为前列腺炎患者的精子质量改变并不明显，而生育率则与正常人没有区别。这说明虽然前列腺炎可以影响精子质量，但是并不一定会导致生育能力的下降，只有小部分患者可能因为前列腺炎引起不育。这一点也很容易从数据上看出来：不育症的患病率仅为10%，其中因为男性因素者约占一半，而慢性前列腺炎的发病率则在25%左右，因此，即使男性不育完全是由于慢性前列腺炎所引起的，也只有1/5的前列腺炎患者会发生不育。更何况男性不育的原因还非常复杂，绝对不会只由慢性前列腺炎一种疾病引起的。其次，前列腺是男性最大的附属性腺，在位置上与附睾、精囊、精索等男性生殖系统的重要器官、组织邻近。因此，慢性前列腺炎往往与附睾炎、精囊炎以及精索静脉曲张等疾病同时出现。这些疾病都可能通过各种因素引起生育力下降，所以，前列腺炎患者出现不育也可能是其并发的其他疾病引起的。单纯由慢性前列腺炎引起的男性不育并不常见。

65. 慢性前列腺炎导致不育的原因是什么

慢性前列腺炎导致不育的主要原因有：

（1）精液酸碱度改变

正常精液酸碱度为pH7.2～7.8，精子在这样的酸碱度下生存良好、活动自如。慢性前列腺炎时，精浆中的酸性物质会增加，使得酸碱度下降，精浆偏酸性，当酸碱度降低到精子生存最低要求的pH6.0～6.5时，精子便会夭折，不利于生殖过程的正常进行；前列腺液内白细胞，也会使前列腺液的pH值提高，并因此改变精浆的酸碱度，也不利于精子的生存。

（2）精液成分的改变

精浆中含有一定量的营养成分，以供养精子并帮助精子运动。慢性前列腺炎时，精浆中可能会掺杂一些细菌、炎症性细胞，乳酸物质也会增加，细菌的毒素以及代谢产物也排泄在精浆中，细菌的生存和炎症细胞也大量消耗营养物质和氧分，使得精子的生存环境极其恶劣，因此不能充分发挥其生育能力。

（3）精液黏稠度增加与精液液化异常

前列腺有慢性炎症时，前列腺液中大量液化酶的活性下降或分泌量减少，凝固因子相对增多，以及精浆中可能含有细菌，大量白细胞，甚至可能夹杂大量脓液，使得精液不容易液化，精液的黏稠度也会明显增加，不利精子的正常活动。

（4）精子密度与精液量改变

健康男性每次射精量在 2～6 毫升，因精子所占体积微乎其微，所以精液量基本上等于精浆的量。前列腺出现炎症时，精浆的分泌量减少不利于精子的生存和活动；另一方面，精浆的量有时也会增加，使精子密度减少，精子稀释，也会影响生育功能。多数患者常表现为性心理异常，同时伴有性欲降低、性功能减退，以致性兴奋或性活动明显减少。有些患者可发生不同程度的痛性勃起和射精痛、频繁遗精、勃起功能障碍、早泄、偶尔出现血精现象。

（5）精子输送障碍

前列腺炎引起的慢性附睾炎、附睾纤维化，结节形成，输精管炎、射精管口阻塞等输出管道的变化，造成部分性的排精困难，或完全性的梗阻性无精子症，从而引起男性不育。

（6）性功能障碍

一些患者常表现为性心理异常，同时伴有性欲降低、性功能减退，以致性兴奋或性活动明显减少。有些患者可发生不同程度的痛性勃起和射精痛、频繁遗精、勃起功能障碍、早泄等，因而影响生育能力。

以上就是慢性前列腺炎引起不育的原因，在此提醒慢性前列腺炎患者，当得知自己患有该病的时候一定要及早到正规的医院进行详细的诊断，然后有针对性的治疗，不要拖延，以免拖延对身体造成严重的危害，导致不必要的后果发生。

66. 慢性前列腺炎导致男性不育的机制是什么

慢性前列腺炎是泌尿生殖系统的常见病，据美国国立卫生研究院的资料，慢性前列腺炎的临床发病率为 5%～50%。多数学者认为慢性前列腺炎与男性不育存在着密切的关系，并对其机制进行了大量的研究。由于患慢性前列腺炎使精液量减少，前列腺液 pH 值降低，酶活性下降，凝固因子增高，前列腺液中含有的大量细菌毒素和炎性分泌物消耗了精液中的营养成分等。这些因素使得精液液化时间延长，精子活动力降低，故常会造成男性不育。总之，慢性前列腺炎对男性性功能和生育力的影响上是肯定的，但临床上也有前列腺的慢性炎症虽不轻，而仍有良好的性功能和生育能力的报道。尽管如此，患了慢性前列腺炎仍要尽早治疗。

氧气对需氧细胞的生存是必需的，但它的代谢产物活性氧能损害细胞的功能或（和）破坏细胞的内环境，活性氧必须不断地被灭活才能维持正常的细胞功能，精子细胞也不例外。正常人生殖系统和精液中含有完善的抗氧化系统，从而使活性氧的产生和清除保持动态平衡。抗氧化系统包括超氧化物歧化酶、过氧化氢酶、谷胱甘肽过氧化物酶等酶类抗氧化剂，同时也包括白蛋白、谷胱甘肽、亚牛磺酸、牛磺酸、维生素 C、维生素 E 等非酶类抗氧化剂，这些抗氧化剂可以对抗活性氧对精子潜在的毒性作用，其中关键的是超氧化物歧化酶和过氧化氢酶。正常男性的精浆中含有低浓度的活性氧，其可介导精子的高活跃性运动、获能、顶体反应及精卵融合。Baumber 等对马精子进行研究发现，低浓度的活性氧能提高精子的获能与酪氨酸磷酸化。较高的活性氧使精浆的抗氧化能力降低，对精子的质量和功能产生潜在的损害。活性氧可由人类精子和精液中的白细胞产生，其中线粒体系统是不育患者精子中活性氧的主要来源。慢性前列腺炎患者的精液中含有大量的白细胞，其精浆的活性氧水平明显增高。在白细胞精子症中，激活的中性粒细胞和巨噬细胞可通过精子 - 白细胞直接接触方式或粒细胞产生可溶性物质方式，释放出大量的活性氧，主要包括超氧离子、过氧化氢及羟基自由基等，从而导致精子功能的损害。Potts 等发现慢性前列腺炎患者的前列腺按摩液中的活性氧高于正常人，并且白细胞阳性者的活性氧高于白细胞阴性者，而所有慢性前列腺炎患者的总抗氧化能力都比正常人低，说明慢性前列腺炎患者的精液具有强氧化性。他们提出了活性氧 - 总抗氧化能力评分，并证实不育症患者的活性氧 - 总抗氧化能力评分比生育者低，活性氧 - 总抗氧化能力评分高者受孕成功率比评分低者高，认为活性氧 - 总抗氧化能力评分能很好地衡量精液的氧化能力，无论精液中有无白细胞，精液中活性氧和总抗氧化能力之间的不平衡表明精液抗氧化能力和男性不育有关。

在前列腺分泌的微量元素中以锌最为重要，精液中的锌主要来自前列腺，慢性前列腺炎患者精液中锌含量明显减少。雄激素对前列腺的泌锌功能起主要调节作用，以保证精液中含有足够的锌浓度。锌对前列腺有重要作用，一是通过调节存在于前列腺细胞微粒体及细胞核的 5α- 还原酶的活性来调节细胞内双氢睾酮水平；二是保持细胞内大分

子的结构完整性，调节蛋白及核酸的代谢以及 ATP 的生成和线粒体的功能。前列腺中锌的缺乏可抑制睾酮向双氢睾酮的转化，引起性腺功能不足。锌对精子也有重要作用：①参与生殖系统多种酶的合成，可延缓精子细胞膜的脂质氧化，维持胞膜结构的稳定性和通透性，使精子具有良好的活动力。②精浆缺锌时，活性氧产生增加，精浆抗氧化能力下降。③调控精子的获能与顶体反应。④提高生殖系统的抗病原微生物能力。Saito 等把锌加入含有狗附睾精子的培养液时，精子开始运动，而人的前列腺液亦能使精囊液中不动的精子激活，说明精子由不动到运动这种改变可能由锌所诱导。Fuse 等对不育与生育男性精浆中锌含量的比较后得出：①无精子症和少精子症患者的锌浓度低，而弱精子症患者的锌浓度高，可以肯定精液中锌浓度与精子的活动力有关；②精浆中锌浓度与睾酮浓度呈正相关；③与精子的形态无关。慢性前列腺炎时，前列腺液的 pH 值升高，锌、柠檬酸含量减少，最终影响精子的活力与质量，导致不育。

患有慢性前列腺炎时细菌可随

着前列腺液的分泌而混入精液中，通过直接和间接的作用影响精子的活动力及其功能。炎症可致前列腺分泌功能发生障碍，导致精液液化不良，这可能与慢性前列腺炎时前列腺分泌的与精液液化有关的酶减少有关。细菌还可通过细胞间相互作用和黏附现象导致精子运动参数改变，并干扰精子的分子结构和细胞的完整性。

67. 慢性前列腺炎引起的男性不育，该如何治疗

如果及时治疗慢性前列腺炎一般是不会影响生育的。首先对慢性前列腺炎症状进行对症治疗，可先口服抗生素 2 ~ 4 周，然后根据其疗效反馈决定是否继续抗生素治疗。推荐使用 α- 受体阻滞剂（如盐酸坦索罗辛）改善排尿症状和疼痛，也可选择植物制剂、非甾体抗炎镇痛药和 M- 受体阻滞剂（如琥珀酸索利那新）等改善排尿症状和疼痛。由慢性前列腺炎引起的疼痛久治不愈，患者生活质量下降，并可能有性功能障碍、焦虑、抑郁、失眠、记忆力下降等。前列腺炎可使得精

液的液化时间延长，精子的活动力降低，故常会造成男性不育。慢性前列腺炎引起的不育属于继发性不育的一种，比起睾丸因素、内分泌因素等原因引起的不育治疗起来要容易得多。通常采用中西医结合方法治疗，大部分患者精液质量可以明显改善。而且前列腺炎患者的精液质量通常不会太差，以精子活力下降、精液不液化以及免疫性不育为主。因此，即使保守治疗效果不佳，也可以将精子在体外进行处理后进行人工授精，成功率也比较高。总之，只有少数慢性列腺炎患者会出现生育力下降，而且也有较多治疗方法可以选择。同时患者也应自我进行心理疏导，保持开朗乐观的生活态度，应戒酒，忌辛辣刺激食物，避免憋尿、久坐及长时间骑车、骑马，注意保暖，加强体育锻炼。

68. 慢性前列腺炎导致男性不育，平时应注意些什么

男性不育症是由一种或多种疾病因素、理化因素及不良生活方式作用于众多环节后所导致的一种病

症。它们之间存在着倍增效应，也就是一个因素会放大另一因素的作用，起到了 1 + 1 > 2 的效应。反过来讲，如果减少其中一个因素，可能起到的效果就不只是本身，可能会弱化了其他因素的作用强度，这就让我们向最终获得生育能力靠近了一大步。慢性前列腺炎引起男子不育症时，注意事项主要包括：及时发现并纠正影响生育的疾病，避免使用具有生殖毒性的药物，规避环境中的影响睾丸生殖功能的物理与化学因素，改变影响睾丸生殖功能的不良生活方式，调整心态。

（1）及时治疗慢性前列腺炎等相关疾病，因为其可能波及其他附属性腺的功能，如精囊腺，从而影响精子活力；也可能引起性及射精功能障碍，如勃起不坚、早泄，使精子无法输送到女方体内。

（2）避免使用具有生殖毒性的药物，如抗癌药、皮质激素类、环孢类、美满霉素、呋喃坦丁、庆大霉素、利血平、雌激素、西咪替丁、棉籽油、抗风湿药雷公藤等。

（3）回避环境中的影响睾丸生殖功能的化学毒性物质。环境中的有毒物质作用于人体，人体内较敏感的生殖系统自然深受其害。如金属类的铅、镉、锰、汞、砷等均可直接或间接损害睾丸的功能。

（4）回避环境中的影响睾丸生殖功能的物理因素。最常见的是热（如发热、高温作业如炉前工）。热可引起睾丸生精上皮损害，细胞变性脱落，精子发生受阻。在现实生活中，长期处于高温作业下的工作人员，其睾丸因热的影响，功能受损，精液质量下降而致不育。放射线、电磁辐射（如电脑、电视、手机等）、X 线、微波炉等。生精细胞对放射特别敏感，导致生精上皮受抑制或永久性损伤。

（5）改变影响睾丸生殖功能的不良生活方式。喜欢穿紧身裤（如牛仔裤）的人，使睾丸紧贴腹部、阴囊不舒展，导致的阴囊温度升高，因阴囊不易散热，其睾丸容易受到热的影响，功能受损而使精液质量下降；司机长时间夹腿、长时间骑自行车，每天使睾丸被热烤几个小时；桑拿浴或使用热浴桶，使阴囊的温度升高，睾丸生精功能受损也会导致不育，一次桑拿精子数下降持续 1～2 周。肥胖，酒精滥用，吸烟，吸毒，极限运动（马拉松训练，超强强度的运动）等，可影响男性的生育能力。长期吸烟者的精子密度、活力较低，而畸形精子的比率增高。酗酒可致睾丸生精障碍，精液质量下降。毒品不仅可以生精上皮脱落，而且会造成间质细胞显著减少，睾酮水平下降。

（6）调整好心态。社会家庭负担加重，人际关系错综复杂，来自生育的周围压力，情绪紧张焦虑抑郁，均会通过心理因素而影响到睾丸的生殖功能，如强烈焦虑可使女性排卵紊乱、子宫收缩致流产，男性生精功能发生异常。

（7）其他：远离烟尘，避免久坐（一般坐 1 小时左右起身活动 5 分钟左右）和熬夜（晚上 11 点之前要上床睡觉），不吃或少吃辛辣刺激性食物（辣椒、胡椒、花椒、葱姜蒜、咖啡、碳酸饮料、浓茶等），成年男性要有规律的性生活（一星期同房 1～2 次，不超过 2 次），减少机械振动，减少咖啡、可乐及油炸食品的摄入，增加水果、蔬菜的摄入。

男性不育往往不仅仅只有一种疾病导致，所以要增加受孕的机会就应该对生殖常识有一定认识，应

努力获取科学的生殖知识。积极治疗相关疾病，减少一个因素就向最终获得生育能力靠近了一步。而生活中导致不育的因素是可变可控可防的，因此应尽量避免可能会导致不育的各种危险因素，增加受孕几率。

69. 如何正确对待慢性前列腺炎导致的频繁遗精

遗精是在没有性生活时发生射精，常见于青少年男性，一般是正常生理现象。按照遗精发生时间，分为梦遗和滑精：发生于睡眠做梦过程时叫梦遗，发生在清醒时叫滑精。遗精一般发生于男性性成熟后，12 岁以前的男性罕见，到 14 岁时发生率约为 25%，16 岁约为 55%，18 岁约为 70%，20 岁可达到 80%。一般是正常生理现象，进入青春期后，男性内生殖器也逐渐成熟，睾丸不断产生精子，附睾、前列腺和精囊腺等附属性腺分泌物构成精浆，精子和精浆储存到一定程度就需要排出体外，精满自溢，这正如日中则昃，月满则亏。如果性生活规律时经常遗精，一周多次甚

至一夜多次，或者有性欲就出现遗精，则是病理性遗精，病理性遗精可能有以下原因导致：心理因素，表现为缺乏性知识，过度关注性问题，使大脑皮层处于持续性兴奋状态而诱发遗精；过度疲劳，如果体力或脑力劳动过度也可诱发遗精；炎症刺激，如包皮炎、精囊炎或前列腺炎等炎症刺激也可导致遗精；局部刺激，如衣裤过紧、睡眠时被褥沉重刺激外生殖器也可诱发遗精等。对于遗精大可不必担心。过去有种错误观点，把精液视为男性元气，认为"一滴精，十滴血"，如果遗精则会严重损害男性健康，其实不然，因为男性精液中80%是水，仅含有少量蛋白质和微量元素等，如果不是频繁遗精，则对男性健康没有影响的。当然，病理性遗精，就需要针对原因进行治疗的：如是心理性因素，则需要学习科学性知识，性生活要规律，把精力放到学习或工作上；如果是过度疲劳，注意劳逸结合即可；如是炎症，则需要进行针对性治疗；如是局部刺激，则不要穿特别紧的内裤等。所以，当面对慢性前列腺炎导致的遗精频繁时，要及时处理前列腺炎

症，当前列腺炎症缓解，遗精现象自然就会消失，不必过于担心。

70. 慢性前列腺炎会引起射精痛吗

慢性前列腺炎可能引起前列腺痉挛性疼痛，而这种痉挛性疼痛常常在射精前的一刹那发生，并持续到射精之后，而且这种疼痛还可能向尿道及龟头放射，从而引起射精疼痛。由前列腺炎引起的射精疼痛强度与性生活的持续时间及剧烈程度有关。这是因为男性在性生活时，其前列腺组织分泌大量前列腺液，所以前列腺会出现充血、水肿、肌肉收缩等现象。若性生活持续很长时间或者很剧烈，势必会加重前列腺组织的充血、水肿，导致前列腺、精囊、后尿道平滑肌、盆底肌群的痉挛性收缩，从而患者也会感觉到射精疼痛。治疗前列腺炎引起的射精疼痛，关键在于治疗前列腺炎，当前列腺炎症缓解，射精疼痛会得到缓解，不必过于担心。

71. 慢性前列腺炎会影响性欲吗

慢性前列腺炎症状带给患者的躯体感觉痛苦如下尿路症状，如尿频、尿急、尿痛、排尿不尽感、排尿不畅、夜尿增多，会阴部、阴囊、睾丸、腰骶部、膀胱或耻骨阴阜区及下肢等疼痛不适，甚至与早泄、射精痛等有关。对情绪因素的影响主要表现在焦虑、抑郁、人际关系敏感及躯体化方面，同时心理异常与前列腺炎的症状呈正相关。使患者烦躁不安，影响工作和生活。以上症状越严重，性欲减退越明显。同时一些错误的观点如前列腺炎是性病，会传染给对方，前列腺炎患者禁忌性生活等都会压抑自身的性欲，久而久之便出现性欲减退。同时，性欲减退后患者认为自己"性器官出了毛病"，心慌意乱，更进一步加重焦虑症状，形成恶性循环。

综上所述，慢性前列腺炎患者伴性欲减退者多伴有心理障碍，且慢性前列腺炎症状越重，性欲减退越明显，心理障碍越显著。因此在治疗慢性前列腺炎伴性欲减退者，除了重视躯体症状及实验室指标，更应评估患者心理状态。治疗过程中除了常规药物及物理等治疗外，还应予以心理疏导，加强心理治疗，提高患者生活质量。然而对于一些年长者认为更年期性功能减退是正常现象而不在意，反而更容易治疗。

72. 慢性前列腺炎怎样诱发性欲减退

慢性前列腺炎病程长，病情反复，治疗棘手，给患者带来了生理及心理上的影响。前列腺炎病因复杂，目前认为可能是由于前列腺及其周围组织器官、肌肉和神经的原发性或继发性疾病，往往是感染、炎症和异常的盆底神经肌肉活动通过不同的机制共同作用的结果。其以排尿异常及慢性盆腔疼痛为主要临床表现，同时伴有性功能障碍、精神症状的综合征，严重影响患者生活质量。有学者对国内 500 例慢性前列腺炎患者进行研究，发现其性功能障碍主要表现为性欲下降和勃起功能障碍，其次为早泄，而其他射精异常症状如不射精或逆向射精少见。性功能障碍的原因均为功能性，未发现器质性病变，这类病人在前列腺炎症状好转后，性功能也得到改善，有些患者在前列腺炎未得到痊愈时，性功能已恢复到正常状态。性欲减退是以性生活接应能力和初始性行为水平皆降低为特征的一种状态。这可能与慢性前列腺炎症状带给患者的躯体感觉痛苦如下尿路症状如尿频、尿急、尿痛、排尿不尽感、排尿不畅、夜尿增多，会阴部、阴囊、睾丸、腰骶部、膀胱或耻骨阴阜区及下肢等疼痛不适，甚至有早泄、射精痛等症状有关，症状越严重，性欲减退越明显。

73. 慢性前列腺炎是怎样影响生精功能的

前列腺的长期慢性炎症可引起前列腺内较高的组织内压，前列腺导管、精囊管内压较高，部分含病原体的前列腺液倒流入精囊管，逆流至附睾，从而引起与前列腺相同病原体感染，或者前列腺内病原体通过淋巴回流至附睾，引起炎症，这是大部分具有相同病原体感染的

慢性前列腺炎引起附睾炎的可能机制。当然，慢性前列腺炎导致的精道梗阻、附睾内液体超过正常、附睾内压增高可能引起附睾缺血，附睾腔内黏膜的抗感染能力下降，也可能是形成机制之一。附睾炎感染也可能与慢性前列腺炎以外的其他因素有关，如尿道内器械操作及长期留置导尿管等，细菌可经精路、淋巴传入附睾，前列腺切除术后裸露的前列腺原来部位的感染也可波及附睾及睾丸，从而诱发生精障碍。

74. 慢性前列腺炎引起性功能障碍，应怎样正确对待

慢性前列腺炎对性功能会有一定影响，但大多数的慢性前列腺炎患者都可完成正常的性生活，甚至有些前列腺炎症状相当重的患者，性功能也丝毫不受影响。因此慢性前列腺炎患者在积极治疗的同时，应解除不必要的思想顾虑，了解有关的医学知识，必要时可接受一定的心理治疗，正常适度的性生活，不但不会加重前列腺炎症，还可对慢性前列腺炎的治疗起积极的促进作用。总的来说，慢性前列腺炎导

致的性功能障碍的治疗是综合治疗，药物只是治疗的一方面，更应该重视自身调整；性生活既受器官功能的影响，又受心理影响，所以更应综合治疗。首先，要重视伴侣之间的交流，夫妻之间应相互鼓励，增加信心，做到感情与性行为的最佳结合。其次，要了解药物的作用和局限性，要重视自身调整。治疗性功能障碍关键是靠自身调整，药物只是帮助患者纠正不良状态，而不是终生靠药物维持。

75. 对于男方患上慢性前列腺炎女方应如何配合治疗

由于每个患者所患疾病的病因不同，症状不同，而且每个人的体质也有所差别，所以所采用的治疗方法也不一样。当男性朋友患上前列腺疾病后，一定要及时的查明自己患病的原因，而此时女方要根据医生的建议配合男方的治疗，特别是伴有性功能障碍的患者，更需双方共同努力，针对病因加以治疗，在药物对症治疗的同时要考虑心理因素，男女双方要增加感情交流，消除不和谐因素，默契配合，女方

应关怀、爱抚、鼓励丈夫，尽量避免不满情绪流露，避免给男方造成精神压力。同时注意饮食与生活习惯，避免饮酒，忌辛辣刺激性食物，不久坐多运动，只有这样才能更早的恢复健康。

76. 对于患有慢性前列腺炎的患者该怎样过性生活

慢性前列腺炎多发于 20～40 岁中青年男性，这一年龄段正是性欲的旺盛期，有些慢性前列腺炎患者思想负担很重，他们认为性生活会加重前列腺炎症，因此干脆不过性生活，其实这样不但不会给慢性前列腺炎的治疗带来好处，还常常起反作用。性生活是夫妻生活的重要组成部分，但在患前列腺炎时，由于前列腺炎周围众多的与勃起和射精相关的组织器官，使前列腺炎患者的性生活会受到一定程度的影响，性生活质量及频度会发生相应的改变，因而有必要进行适度调整。

急性前列腺炎时，由于高热等全身症状以及会阴部位的疼痛不适，引起排尿不畅。此时性功能会受到抑制，也会暂时出现性欲低

下。如果患急性前列腺炎时再进行性生活会引起性交疼痛，还可因前列腺液内含有大量细菌等微生物而对女方不利。因此，在患有急性前列腺炎时不宜性生活。

在慢性前列腺炎的患者中可能会出现性功能减退现象，表现为勃起功能障碍、早泄、射精疼痛甚至血精。部分慢性前列腺炎患者的病因就是因为性生活不当引起的，包括长期频繁手淫，性交中断，频繁性生活等，使性冲动频繁发生，引起前列腺反复过度充血而患病。有些慢性前列腺炎患者常常伴有神经衰弱和植物神经功能紊乱现象，很多患者都会产生心理上的焦虑不安，这样反而会引起性功能障碍。

慢性前列腺炎患者如果存在性交及射精疼痛现象，则应该禁止或控制性生活，并积极配合治疗。慢性前列腺炎一般不会对女方造成感染或任何不良影响。只有特殊的致病菌如淋球菌感染引起的慢性淋菌性前列腺炎患者，可能通过性生活而感染女方。慢性前列腺炎患者在临床平稳期或发作期间是可以进行性生活的。定期排空前列腺液对于清除前列腺内的炎症、促进局部血液循环是有益的。虽然性生活可缓解前列腺炎症，但不可过度，因过于频繁的性生活不利于前列腺的康复。一般来说，性生活频率要依个人情况而定，如果性生活让男人疲惫或导致前列腺炎症状加重，就应减少次数。

前列腺炎患者在日常生活中应该注意调整生活节度，尽可能减轻前列腺充血，例如克服频繁手淫习惯、忌酒并少吃辛辣刺激性食物、避免久坐、注意保暖、不要穿紧身衣裤、注意多饮水等。

03
前列腺增生

1. 什么是前列腺增生

良性前列腺增生（benign prostatic hyperplasia，BPH）简称前列腺增生（前列腺肥大），是引起中老年男性排尿障碍原因中最为常见的一种良性疾病。我国古代医书上远在 2000 多年前即有记载，将此病称作"癃"，汉书上记载有"年老癃病"即指此症。在 1760 年 Morgan 首先描述了 BPH 是尿道周围腺体的增生，其发病率随年龄增长而递增。在病理上，前列腺为增生改变而非肥大，增生本身是良性病变。主要表现为

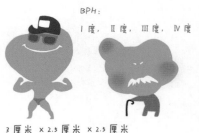

BPH：
Ⅰ度，Ⅱ度，Ⅲ度，Ⅳ度

3厘米×2.5厘米×2.5厘米
约 18～20 克

图 3-1　正常前列腺与前列腺增生

组织学上的前列腺间质和腺体成分的增生、解剖学上的前列腺增大（BPE）、尿动力学上的膀胱出口梗阻（BOO）和以下尿路症状（LUTS）为主的临床症状。

2. 前列腺正常有多大？怎么描述前列腺增生患者的前列腺大小

前列腺是男性特有的器官，位于膀胱的下方，呈锥体形，形状像栗子，底部朝向后上，尖部朝向前下，包绕着尿道内口与膀胱结合的部位。因此它的增生容易压迫排尿的通道，引起排尿困难。前列腺的正常大小为（3～4）厘米×2.5厘米×2.5厘米（三个数字指前后径×左右径×上下径），三条经线乘以0.52，即使前列腺的体积或重量，重量大概为 18～20 克。前列腺增生是良性前列腺增生的简称，以往又称

为良性前列腺肥大或前列腺肥大。实际上，前列腺增生表现为前列腺细胞数量增多而不是单个前列腺细胞的肥大。前列腺增生是引起中老年男性排尿障碍原因中最常见的一种良性进展性疾病。描述前列腺大小的方法很多，常用的方法把前列腺分为4度：Ⅰ度增生前列腺大小为正常体积的2倍，重约20～25克；Ⅱ度为2～3倍，中央沟消失明显，重约25～50克；Ⅲ度为3～4倍，重约50～75克；Ⅳ度前列腺增大超过4倍，直肠指诊已不能触及前列腺上缘，估重在75克以上。

3. 前列腺增生是病吗

前列腺增生是一种良性进展性疾病，它的发病机制至今未能阐明，目前已知前列腺增生必须具备有功能的睾丸及年龄增长两个基本条件。发病早期由于功能代偿，症状不典型，随着下尿路梗阻加重，症状逐渐明显，临床症状包括储尿期症状，排尿期症状以及排尿后症状。由于病程进展缓慢，难以确定起病时间。主要临床表现为下尿路症状（LUTS），可表现为尿频，夜尿次数增多，尿急，尿失禁，排尿困难，尿不尽，残余尿增多，血尿，泌尿系感染，膀胱结石，长期的下尿路梗阻甚至会导致肾功能损害等症状。而老年患者常合并有其他慢性疾病，诊断时应重视患者全身情况的评估，进行详细体格检查、化验，注意心、肺、肝、肾功能。排尿困难症状结合诸项检查，可明确诊断。目前国际公认的判断BPH患者症状严重程度的最佳手段是症状评分系统，英文缩写是IPSS评分，临床工作中可采取此评分体系协助诊疗。该体系通过6个问题回答确定分数，最高达35分，目前认为7分以下为轻度，7～18分为中度，18分以上为重度，需外科处理。膀胱排空后进行直肠指诊为简单而重要的诊断方法，如发现前列腺上有可疑硬结，应作穿刺活检，以排除前列腺癌的可能。同时应注意肛门括约肌收缩功能，以排除神经源性膀胱功能障碍。经直肠及经腹超声检查为观察前列腺的大小、形态及结构所常用的检查手段，做B超检查时，还要特别注意膀胱的形态和膀胱壁的厚度以及膀胱壁是否毛糙不光滑。尿流动力学检查与残余尿测定可较完整地对排尿功能作出客观评价。一般认为，对多数50岁以上男性而言，最大尿流率达到15毫升/秒即属正常，而残余尿量达50~60毫升即提示膀胱逼尿肌处于早期失代偿状态。其他检查还包括泌尿系造影、膀胱镜检查、磁共振等。治疗方面，对于症状轻微，IPSS评分7分以下的患者可经医生随访观察，无需治疗；而对于症状较重者，可采用药物治疗、手术治疗等。

4. 前列腺增生发病率高吗

组织学上前列腺增生发病率随年龄的增长而增加，最初通常发生在40岁以后，到60岁时大于50%，80岁时高达83%。与组织学表现相类似，随着年龄的增长，排尿困难等症状也随之增加。大约有50%组织学诊断BPH的男性有中度到重度下尿路症状。但也有长期无变化，老年男性下尿路症状并非都由前列腺增生引起。近年来前列腺增生的发病率已高达35%，因此，对该病的病因、诊断及预防越来越受到人们重视。

5. 前列腺增生发生在前列腺的哪个区域

美国病理学专家McNeal将前列腺分为外周带、中央带、移行带和尿道周围腺体区。所有BPH结节发生于移行带和尿道周围腺体区。早期尿道周围腺体区的结节完全为间质成分；而早期移行带结节则主要表现为腺体组织的增生，并有间质数量的相对减少。间质组织中的平滑肌也是构成前列腺的重要成分，这些平滑肌以及前列腺尿道周围组织受肾上腺素能神经、胆碱能神经或其他酶类递质神经支配，其中以肾上腺素能神经起主要作用。在前列腺和膀胱颈部有丰富的α受体，尤其是α1受体，激活这种肾上腺素能受体可以明显提高前列腺尿道阻力。

前列腺的解剖结构，尤其是前列腺的包膜结构和下尿路症状密切相关。由于有该包膜的存在，增生的前列腺腺体，不能向外扩展而向内压迫尿道，和向膀胱内膨出从而影响了尿液的流出道，加重了尿路梗阻。前列腺增生后，犹如增大的鸡蛋黄压迫蛋白部分，前列腺增生的结节将腺体其余部分压迫形成"外科包膜",两者有明显分界。增生部分经手术摘除后,遗留下受压腺体,故术后直肠指诊及影像学检查仍可以探及前列腺的存在,前列腺增生手术后遗留在体内的前列腺组织仍有患前列腺癌和前列腺炎的可能性,因此前列腺增生手术后仍要定期到医院检查随访 PSA 等。

6. 前列腺增生的病因是什么

前列腺增生发病机制的研究很多,但至今病因仍不完全清楚。目前一致公认年龄增大和有功能的睾丸是前列腺增生发病的两个重要因素,两者缺一不可。组织学上 BPH 的发生率随年龄的增大而增加。随着年龄的逐渐增大,前列腺也随之增生,男性在 45 岁以后前列腺可有不同程度的增生,多在 50 岁以后出现临床症状。前列腺的正常发育有赖于雄激素,青春期前切除睾丸,前列腺即不发育,老年后也不会发生前列腺增生和前列腺癌。前列腺增生的病人在切除睾丸后,增生的上皮细胞会发生凋亡,腺体萎缩。受性激素的调控,前列腺间质细胞和腺上皮细胞相互影响,各种生长因子和炎症因子的作用,随着年龄的增大体内性激素平衡失调以及雌、雄激素的协同效应等,可能是前列腺增生的重要病因。

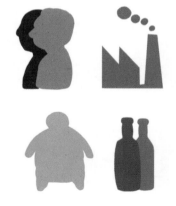

人种 家族史
环境 肥胖 吸烟
酗酒 也会影响 BPH 的发生

图 3-2 前列腺增生发生的危险因素

7. 雄激素和前列腺增生有什么关系

雄激素在前列腺增生中起着重要的作用。研究发现,患有显著的前列腺增生患者,血清雄激素的水平升高,同时雄激素的受体也增加,说明随年龄增长的前列腺增生,与持续性的雄激素刺激作用关系密切。

前列腺增生

03

雄激素能促进前列腺细胞的有丝分裂，在促进前列腺生长、维持结构和功能完整上起着重要的作用。雄激素缺乏时，比如去势手术睾丸切除或其他疾病导致睾丸功能丧失，患者的前列腺不发育、萎缩、功能减退。若能及时补充外源性雄激素，可促进前列腺的生长，使其恢复原来的状态及功能。

前列腺组织中，雄激素的主要作用方式是通过 5α- 还原酶的作用，由睾酮转化为双氢睾酮而对其前列腺靶细胞产生作用，比如 5α- 还原酶缺乏或雄激素受体变异的人，就不会发生前列腺增生。服用 5α- 还原酶抑制剂，使睾酮不能转化为双氢睾酮，可以阻止前列腺的增长并使大约 1/3 的患者前列腺重量减轻。前列腺增生患者在应用促黄体激素释放激素拮抗剂后，抑制了下丘脑 - 垂体轴，使患者前列腺萎缩，体积减小，腺上皮柱状细胞的高度降低，同时大部分患者排尿困难症状减轻，尿流率也有所好转。如中断治疗，这些症状又会出现。雄激素的撤退对于增生前列腺的作用，进一步证明了雄激素与前列腺增生的密切关系。

8. 前列腺增生和前列腺炎有关系吗

前列腺炎是泌尿外科的常见病，在泌尿外科男性患者 50 岁以下中占首位。其分类方法及临床表现为，I 型：急性细菌性前列腺炎，常发病突然，表现为寒战，发热，疲乏无力等全身症状，伴有会阴部和耻骨上疼痛，甚至急性尿潴留；II 型和 III 型分别为：慢性细菌性前列腺炎、慢性前列腺炎 / 慢性盆腔疼痛综合征，临床症状相似，多有包括盆骶疼痛，排尿异常和性功能障碍等；IV 型：无症状性前列腺炎。其中非细菌性前列腺炎远较细菌性前列腺炎多见。可通过前列腺液常规检查、尿常规分析及尿沉渣检查和细菌学检查等诊断。

前列腺增生是中老年男性常见疾病之一，其发病率随年龄递增，但有增生病变时不一定有临床症状。主要表现为：尿频、尿急、尿失禁、夜尿次数增多、排尿困难、尿不尽、血尿、泌尿道感染、肾功能损害等。可通过直肠指诊、超声检查、尿流动力学及残余尿测定等诊断。

前列腺炎与前列腺增生临床症状相似，均有尿急、尿频、尿等待、尿不净等症状。不同之处在于前列腺炎可见于任何年龄，常见于青壮年男性，病理基础是炎症，多以局部的疼痛和排尿刺激症状为主，会有尿道灼热、下腹部和会阴部酸胀疼痛、尿频、尿急、腰酸腿软、乏力、失眠、健忘、遗精、阳痿及早泄等。有半数以上的慢性前列腺炎患者便后有白色黏液从尿道溢出，内裤常有污迹等，育龄男子可引起不育症。前列腺增生常见于50岁以上的中老年男性，病理基础是前列腺组织增生，并以排尿梗阻症状为主，夜尿增多、尿频、排尿无力、尿线变细和尿滴沥。研究表明，前列腺增生手术切除的组织中98%～100%存在前列腺炎的组织学改变；前列腺增生可导致下尿路梗阻、尿道黏膜抵抗力降低、尿液反流、并发尿石症等，使其容易并发前列腺炎。但目前对这两种疾病的相互关系尚无肯定的结论。

9. 前列腺增生和前列腺肿瘤有关系吗

前列腺增生是中老年男性常见疾病之一，随全球人口老年化发病日渐增多。前列腺增生的发病率随年龄递增。近年来也注意到吸烟、肥胖及酗酒、家族史、人种及地理环境对BPH发生的关系。

前列腺癌是指发生在前列腺的上皮性恶性肿瘤。通常我们所说的前列腺癌就是指前列腺腺癌，其发病率随着年龄的增长而增长，发病高峰年龄是70～80岁。家族遗传型前列腺癌患者发病年龄稍早，年龄≤55岁的患者占43%。前列腺癌的发生与遗传因素有关，此外，性活动、饮食习惯、种族、地区、宗教信仰也可能与前列腺癌有一定的关系。

在前列腺增生与前列腺癌患者中，逐渐增大的前列腺腺体压迫尿道均可引起进行性排尿困难，表现为尿线细、射程短、尿流缓慢、尿流中断、尿后滴沥、排尿不尽、排尿费力，此外，还有尿频、尿急、夜尿增多、甚至尿失禁等症状。

由此可见，前列腺增生与前列

前列腺增生 03

腺癌症状相似，均有排尿不畅等尿路梗阻症状，但两者有本质上区别，它们之间并无必然联系。目前，普遍认为前列腺增生属良性进展性病变，不会进一步发生癌变。前列腺癌与前列腺增生都是老年男性疾病，往往两者共存。但也有学者提出，当前列腺增生逐步发展而未予重视时，经过长时间的刺激或者合并有前列腺炎可能时，则会导致前列腺癌的发生，对于这一观点仍有争论。

10. 慢性前列腺炎会导致前列腺增生吗

慢性前列腺炎（CP）与前列腺增生（BPH）之间是否存在相互作用，二者之间是否有必然的联系是人们一直关心的重要问题。曾经有人做过研究调查，普通人群中 16% 有前列腺炎病史，其中 57.2% 的前列腺炎患者存在 BPH；BPH 患者中 38.7% 有前列腺炎病史，有 BPH 病史的男性多有患前列腺炎的病史；有前列腺炎病史的患者有更高的几率患有 BPH，且症状更重。既往尸检已逝患者前列腺进行病理学检测发现，慢性炎症在尸检的前列腺中普遍存在，且与 BPH 相关性高于与前列腺癌的相关性。由此可见，患 BPH 或 CP 之一的患者比普通人群有更高的几率患另一种疾病。

CP 和 BPH 可能存在互为诱导的关系。前列腺炎症能导致局部生长因子释放，刺激前列腺细胞的增殖。部分病例可能先有前列腺炎，通过一系列的分子机制，最后导致前列腺的细胞增殖。而另一部分病例可能先患有 BPH，BPH 可以造成前列腺导管机械性梗阻及扩张，分泌停滞，导管壁破坏和缺血，同时在结节的分化、重组、成熟和梗死的过程中，可发生感染或无菌性炎症，进一步加剧腺体周围的炎症。由此可以推测炎症参与了 BPH 的发生。

大量文献报道了 BPH 与 CP 的研究，但是目前对 BPH 合并 CP 的机制及两者关系仍然缺乏定论，很多新的理论及治疗方案仍待进一步研究。所以临床上对 BPH 患者应常规行 B 超、前列腺液等检测，以确定是否合并有 CP，从而减少临床误诊及漏诊，使前列腺疾病得到有效的、有目的性的治疗。

11. 前列腺增生临床进展的危险因素有哪些

（1）年龄年龄是BPH临床进展的一个高危因素。研究表明：BPH患者急性尿潴留及需要手术的发生率随着年龄的增加而升高。尤其是中年以后，随着年龄增长，更要注意BPH的临床进展。

（2）血清前列腺特异性抗原（PSA）血清PSA是BPH临床进展的风险预测因素之一，国内外研究发现其可预测前列腺体积的增加、最大尿流率的改变以及急性尿潴留发生的危险和需要手术的可能性。高血清PSA患者的前列腺体积增长更快。

（3）前列腺体积前列腺体积是BPH临床进展的另一风险预测因素，前列腺体积可预测BPH患者发生急性尿潴留的危险性和需要手术的可能性。研究发现BPH患者急性尿潴留的发生风险和手术需要，随着前列腺体积的增大而增加，前列腺体积≥30毫升的BPH患者发生急性尿潴留的可能性是前列腺体积<30毫升的3倍。

（4）最大尿流率最大尿流率可预测BPH患者发生急性尿潴留的风险及临床进展的可能性，研究发现最大尿流率<10.6毫升/秒的BPH患者发生临床进展的可能性更大。另一研究表明，最大尿流率≤12毫升/秒的BPH患者发生急性尿潴留的风险是最大尿流率>12毫升/秒者的4倍。

（5）残余尿量研究发现：残余尿量≥39毫升的BPH患者发生临床进展可能性更大。国内学者发现BPH患者出现肾积水的发生率随着残余尿量的增加而明显上升。

（6）症状评分（IPSS）在预测BPH临床进展也有一定的价值，IPSS>7分的BPH患者发生急性尿潴留的风险是IPSS<7分者的4倍。对于无急性尿潴留病史的BPH患者，储尿期症状评分及总的症状评分均

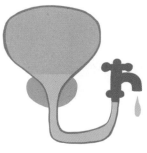

每次排尿后膀胱内残留的尿量被称为残余尿

图3-3 什么是残余尿量

有助于预测 BPH 患者接受手术治疗的风险。

此外，长期高血压（尤其是高舒张压）、前列腺移行带体积及移行带指数（移行带指数：Transition Zone Index, TZI，即移行带体积与前列腺总体积的比值，正常前列腺移行带占总体积的 5%~10%，移行带指数增加，可以评估前列腺增生的程度）也可能与 BPH 的临床进展有关。尽管研究表明有多种因素可以预测 BPH 的临床进展，但目前得到多数研究支持、预测 BPH 临床进展的指标是年龄、PSA 及前列腺体积等。随着对 BPH 临床进展性的危险因素研究的日益完善，将使筛选出具有临床进展风险的 BPH 患者成为可能，以便适时进行临床干预。

12. 临床上将前列腺增生分度有什么意义

从医学的角度来说，前列腺增生的分度仅可以说明前列腺增大的程度，并不能说明增生腺体对尿道的阻塞程度和疾病的严重程度。按照前列腺解剖结构，以传统学说，分为前、后、左、右、中 5 个叶，

近端为围绕尿道的内层腺体（下称内腺），其外，为外层腺体（下称外腺，前列腺的区带结构本书前后要统一）。在正常的前列腺结构中，外腺占据前列腺的大部分，内腺则处于中心的极小部分。但是，当前列腺增生时，情况就不同了。若增生主要发生于前列腺内层，而内腺又紧密包绕着尿道，因此哪怕只是稍稍肥大，都非常容易压迫尿道，使排尿阻力增加，造成排尿困难。而外腺可能主要向外侧生长，有时尽管长得很大，甚至达到第三度，但是并不压迫尿道，因此也可能没有尿道梗阻症状，或者症状轻微。显而易见，前列腺增生的分度只能说明前列腺体的大小，并不能完全表示病变的严重程度。

为了表明前列腺增生病人疾病的严重程度，医生在临床上将前列腺增生症分为三期：第一期为患者排尿困难、尿频、夜尿次数增多、排尿无力、膀胱壁因排尿费力而出现小梁，但是没有残余尿；第二期指膀胱逼尿肌开始代偿不全，不能将尿液完全排空而出现残余尿，常常合并发生慢性细菌性膀胱炎；第三期系指由于长期排尿费力，膀胱

排空功能减退，发生慢性尿潴留、肾功能不全。如果根据尿流率测定的结果进行判断，有以下几种情况：第一期患者的最大尿流率和平均尿流率减低不明显，尿流图形多在正常的范围内；第二期患者的最大尿流率及平均尿流率均明显降低，排尿时间明显延长，尿流图形呈多波型曲线；第三期或者说是晚期患者，其的最大尿流率进一步降低，排尿时间更加延长，尿流图形大多为低平曲线。

前列腺增生的分期在决定治疗方案上有一定的意义。一般认为第一期的前列腺增生症适于保守疗法，第二期的早期患者也可以适用保守疗法，保守疗法效果不佳，或者病情发展到第二期的患者，以及第三期的前列腺增生患者，应该考虑手术治疗。

总而言之，前列腺增生患者就医时不能只满足于医生通过直肠指检对前列腺大小的分度，而应该结合自己排尿不畅症状的严重程度，以及尿流率的检查结果来判断疾病的临床分期，必要时还需辅以前列腺B超、肾图和血中尿素氮等检查，还要全面评估患者的全身情况，因为老年人常常伴有心脑血管疾病，综合判断提出适合每个患者的治疗方案。如果直肠指检前列腺不大，但有症状的患者，更不要误以为病情不重而掉以轻心，以免错过最佳治疗的时机。

13. 前列腺增生病史询问中需注意哪些问题

（1）下尿路症状的特点、持续时间及其伴随症状；

（2）手术史、外伤史，尤其是盆腔手术或外伤史；

（3）既往史和性传播疾病、糖尿病、神经系统疾病；

（4）药物史，可了解患者目前或近期是否服用了影响膀胱出口功能的药物；

（5）患者的一般状况；

（6）国际前列腺症状评分（IPSS）；

（7）生活质量评分（QOL）。

14. 前列腺增生有哪些常见临床症状

前列腺增生初期一般并无明显

症状，随着病情发展，在50岁以后可能会出现以下症状。

（1）尿频是最早出现的症状，夜间更为明显。

（2）进行性排尿困难是最重要的症状，典型表现是排尿迟缓、断续、尿流细而无力、射程短、终末滴沥、排尿时间延长，排尿终末常有尿不尽感。

（3）梗阻加重到一定程度时，膀胱失代偿，尿液不能完全排空，出现残余尿，逐渐发展为尿潴留，严重者可有肾积水和肾功能不全表现。

（4）其他症状，感染、血尿。

（5）长期排尿困难导致腹压增高，可引起腹股沟疝、脱肛和内痔。

（6）有些早期前列腺增生病人，常常诉说下腹部不适或排尿时

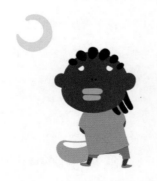

尿频是最早出现的症状，夜间更为明显

图3-4　尿频、夜尿增多是前列腺增生的早期表现

腹股沟区疼痛，要注意这可能是疝形成的早期症状，排尿腹压增加的结果。

15. 什么是下尿路症状群

尿液从肾脏分泌，到经尿道外口排除体外的路径，成为尿路。膀胱以上称为上尿路，膀胱以下称为下尿路。下尿路症状（LUTS）是指尿频、尿急、急迫性尿失禁和排尿困难等与下尿路相关的症状的统称。顽固性下尿路症状，特指通过常规方法很难诊断及治愈的下尿路症状。在顽固性下尿路症状患者中，有不少人每天要上厕所20～30次，一有尿意就得赶快去厕所，经常来不及上厕所就已尿出来了。

顽固性下尿路症状的临床表现主要有以下几种类型：

（1）膀胱过度活动症：临床表现主要为尿频、尿急或急迫性尿失禁。膀胱局部的暂时性病变，如膀胱炎或下尿路梗阻等，可引起膀胱过度活动症。

（2）非梗阻性尿潴留：这是一类很难诊断的疾病，产生尿潴留的原因有：①外周神经受到严重损

害。②逼尿肌收缩无力。③盆底功能紊乱所致的逼尿肌收缩无力。

（3）尿频尿急综合征：这是一种很模糊的诊断。需排除炎症、结核、肿瘤等各种疾病所致的症状，尿频尿急综合征的诊断才可能成立。造成尿频尿急综合征最常见的两个疾病是间质性膀胱炎和盆底疼痛或痉挛。

对于顽固性下尿路疾病，目前在治疗中存在一些误区：①是误诊为泌尿系感染，反复使用抗菌药物，不但导致患者对抗菌药物耐药，也延误治疗时机。②是一些医生对此认识不足，患者常常因此延误诊治。有些医生针对尿频、尿急伴急迫性尿失禁的症状，仅诊断为尿路感染或是膀胱过度活动症，而未能认识到盆底疼痛或痉挛、间质性膀胱炎也能引起类似的症状。

16. 什么是膀胱过度活动症

膀胱过度活动症（over active bladder, OAB）是一种以尿急症状为特征的综合征（包括多种疾病，如女性尿道综合征、男性中青年不明

原因尿频等），常伴有尿频和夜尿症状，可伴或不伴急迫性尿失禁；尿动力学上可表现为逼尿肌过度活动，以及其他形式的尿道 - 膀胱功能障碍。不包括由急性尿路感染或其他形式的膀胱尿道局部病变所致的症状。其病因尚不明确，目前认为有以下 4 种因素可能有关：①逼尿肌不稳定：由非神经源性因素所致，储尿期逼尿肌异常收缩引起相应的临床症状。②膀胱感觉过敏：在较小的膀胱容量时即出现尿意。③尿道及盆底肌功能异常。④其他原因：如精神行为异常，激素代谢失调等。

临床表现：典型症状主要包括尿急、日间尿频、夜尿和急迫性尿失禁。

（1）尿急是指一种突发、强烈的排尿欲望，且很难被主观抑制而延迟排尿。

（2）急迫性尿失禁是指与尿急相伴随或尿急后立即出现的尿失禁现象。

（3）尿频为一种主诉，指患者自觉每天排尿次数过于频繁。在主观感觉的基础上，成人排尿次数达到：日间不少于 8 次，夜间不少于 2

次，每次尿量低于 200 毫升时考虑为尿频。

（4）夜尿指患者每夜 2 次以上的、因尿意而排尿的主诉。

治疗：（1）行为治疗

1）膀胱训练治疗：OAB 的疗效是肯定的。通过膀胱训练，抑制膀胱收缩，增加膀胱容量。训练要点是白天多饮水，尽量忍尿，延长排尿间隔时间；入夜后不再饮水，勿饮刺激性、兴奋性饮料，夜间可适量服用镇静安眠药物以安静入睡。治疗期间记录排尿日记，增强治愈信心。

2）生物反馈治疗：人们有意识地排尿和控制排尿，是由于体内存在着某些生物信息。生物反馈治疗就是应用生物反馈治疗仪，将这些体内信息放大，为患者所利用，学会将这些平时未加注意的信息纳入意识控制之下，主动进行排尿或控制排尿。置入肛门或阴道内的反馈治疗仪以声、光、图像等形式，记录膀胱的活动，当患者出现逼尿肌无抑制性收缩或不稳定收缩时，仪器即发出特定的声、光、图像等信息，使患者能直接感知膀胱活动并

有意识地逐渐学会自我控制，达到抑制膀胱收缩的目的。

3）盆底肌训练：通过生物反馈或其他指导方法，患者可学会通过收缩盆底肌来抑制膀胱收缩以及其他抑制尿急的策略。

4）其他行为：治疗如催眠疗法等。

（2）药物治疗

1）M 受体拮抗剂：药物治疗容易被大多数 OAB 患者接受，因而是 OAB 最重要和最基本的治疗手段。逼尿肌的收缩通过激动胆碱能（M 受体）介导，M 受体拮抗剂可通过拮抗 M 受体，抑制逼尿肌的收缩，改善膀胱感觉功能，抑制逼尿肌不稳定收缩可能，因此被广泛应用于治疗 OAB。临床上应用较多的有托特罗定、曲司氯胺、索利那新等，其他药物有奥昔布宁、丙哌唯林、普鲁苯辛等。

2）镇静、抗焦虑药：中枢神经系统的多个区域参与了排尿控制，如皮质和间脑以及中脑、延髓和脊髓。可选择与这些神经通路有关的神经递质如 γ- 氨基丁酸、5- 羟色胺、多巴胺和谷氨酸等。OAB 的治

疗药物中，最常用的是丙米嗪，不仅有抗胆碱及拟交感作用，还可能有中枢性抑制排尿反射的作用，被推荐用于治疗混合性急迫、压力性尿失禁。但丙米嗪起效较慢，服用数周后才能见效。不良反应有体位性低血压及心律失常。另一抗抑郁药物度洛西汀，通过抑制中枢对 5-羟色胺和去甲肾上腺素的再摄取，增加尿道外括约肌张力。

3）钙通道阻断剂：实验证明，钙拮抗剂如维拉帕米、硝苯地平等可通过阻滞细胞外钙离子内流从而抑制膀胱逼尿肌的收缩；钾离子通道开放剂则通过增加钾离子外流，引起细胞膜超极化，使平滑肌松弛。

4）其他药物：前列腺素合成抑制剂（吲哚美辛）、黄酮哌酯等。

（3）中医药治疗

近年来，中医药被尝试用于 OAB 的治疗和辅助治疗，其疗效确切，不良反应小，愈来愈被医生重视，被患者所接受。包括中药疗法、针灸疗法、按摩疗法、膀胱冲洗疗法、直肠用药、外治法、熏香疗法等。

（4）外科治疗

外科治疗仅适用于严重低顺应性膀胱、膀胱容量过小，且危害上尿路功能、经其他治疗无效者。包括逼尿肌横断术、自体膀胱扩大术、肠道膀胱扩大术、尿流改道术。

（5）其他治疗

包括 A 型肉毒素膀胱逼尿肌多点注射，其对严重的逼尿肌不稳定具有疗效。也可膀胱灌注透明质酸酶或辣椒辣素，这些物质可参与膀胱感觉传入，灌注后降低膀胱感觉传入，对严重的膀胱感觉过敏者可试用。神经调节，骶神经电调节治疗对部分顽固的尿频、尿急及急迫性尿失禁患者有效。

总之，OAB 患者多采用行为疗法和药物疗法的联合应用。M 受体拮抗剂作为当今治疗 OAB 的主要手段，其有效率可达到 75%。

17. 前列腺增生患者为什么会出现血尿

血尿并不是一种单一疾病的症状，尿路感染、肾结石、泌尿系肿瘤等多种疾病都可能造成血尿的发生，而且仅患前列腺增生也可能引起血尿。①排尿不畅引发血尿。增生的前列腺内血管可以增多，特别是一种病理上分类为间质型的增生症，表现为纤维组织和血管大量增生，增生的组织向尿道腔内凸出，受到尿液冲撞的机会多而且强烈。由于前列腺增生使患者排尿不畅，患者排尿用力过大，或排尿后局部压力骤减，都容易导致增生的前列腺内血管破裂，引起血尿。②前列腺增生并发症引发血尿。前列腺增生患者出现的血尿是前列腺增生并发的良性病变过程，但是严重的血尿也可能是由于泌尿系肿瘤或结石引起，应高度重视。前列腺增生对尿道的压迫还可以导致其他的泌尿道疾病，如尿道、膀胱的炎症，膀胱结石、膀胱憩室等，这些病变也可能引起血尿。

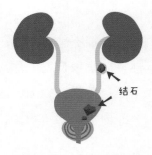

增大的前列腺导致排尿不畅
易引起结石的形成

图 3-5　前列腺增生为什么会导致结石

形成的。前列腺增生患者由于排尿不畅，尿液在膀胱内积聚，会导致尿液不能及时排出，尿液浓缩，尿液中的成分沉淀结晶，进而形成膀胱结石。如果排尿困难更加严重，会使肾盂内尿液排出缓慢，而引起肾结石或输尿管结石。

　　膀胱结石的发生主要与前列腺增生导致的慢性尿液潴留有关，膀胱内尿液潴留，浓缩的尿液中的小晶体及其他小颗粒都会在膀胱内积聚，膀胱炎症的刺激也会引起尿液内物质发生沉淀，由于这些颗粒不能随尿液及时排出体外，就逐渐融合增大，进而形成结石。前列腺增生症并发的膀胱结石一般都是圆形或椭圆形，其成分大多为尿酸或尿酸铵，还可以含有磷酸镁铵。排尿时结石会对尿道内口造成不同程度

18. 为什么前列腺增生患者易患泌尿系统结石

　　泌尿系统结石是由尿液中的草酸盐、磷酸盐、尿酸盐、碳酸盐、胱氨酸等成分渗出，凝结成结晶而

的创伤并导致排尿中断。但如果前列腺明显突入膀胱，在病人站立时结石往往处于前列腺周围相对较低的位置，而不能堵塞尿道内口，这样就不一定会出现排尿中断的现象。

严重的前列腺增生会引起严重排尿不畅，尿液在肾盂、输尿管中的流动速度较慢，甚至可能出现尿液逆流，可能导致肾结石和输尿管结石的产生，严重者引起肾绞痛。

19. 前列腺增生伴前列腺囊肿是怎么回事？需要治疗吗

经常有老年男性患者做体检时B超检查报告：前列腺增生伴前列腺囊肿。那么前列腺囊肿是怎么回事？有些前列腺囊肿有可能是先天性发育的问题，但大多数是后天性前列腺导管受到堵塞导致，尤其是前列腺增生的老年人，增生的腺体压迫前列腺的导管，常常导致前列腺内囊肿形成，这个病比较常见，是良性的疾病，通常彩超检查就能确诊。如果囊肿很小，往往没有什么不舒服也不需要治疗；如果囊肿比较大的，压迫尿道或者压迫直肠

影响大小便了，就应该考虑手术治疗，包括经尿道电切手术或者经会阴部位开放性手术等。

20. 前列腺增生伴钙化是怎么回事

经常有老年男性患者做体检时B超检查报告：前列腺增生伴前列腺钙化灶。那么前列腺钙化是怎么回事？有哪些危害呢？

首先让我们了解一下什么是前列腺钙化灶：

（1）前列腺钙化是由于以前有过前列腺炎症，愈合后就留下钙化斑。前列腺钙化说明以前有过炎症，现在静止了。前列腺钙化或前列腺结石上会滋生细菌，所以又是前列腺炎反复发作的一个原因，不能忽视。前列腺钙化，纤维化，是前列腺发生炎症留下的瘢痕，是前列腺结石的前兆。

（2）前列腺钙化一般是由慢性炎症感染后形成的，同时容易引起反复发作的前列腺炎症。前列腺分泌的前列腺液是精液的组成部分，是直接会影响到生育的。如果前列腺钙化伴有前列腺炎症，一般会有

小腹、会阴部、髋部等出现疼痛感觉。如果不及时治疗可引起多种并发症如：精囊腺炎、附睾炎、睾丸炎、阳痿、早泄、男性不育等。

21. 如何诊断前列腺钙化

前列腺钙化是前列腺结石的前兆，应将前列腺钙化与前列腺结石鉴别开来：临床上，前列腺结石是由于内腺增生时，腺管受不易增生的外腺压迫而阻断，储留在腺管的前列腺液浓缩并钙化所致，所以其发生的部位多在内外腺之间，出现的年龄多在 40 岁以上。有些人前列腺体积并不大，前列腺内腺的体积也可能不大，但它对外腺的压力却是增加了。

钙化斑是人体很多组织损伤坏死后的最终转归方式之一。无论何种原因造成前列腺局灶性坏死，它都有可能最终形成一个钙化斑，由于前列腺受损伤的年龄不定，局灶性坏死可出现在前列腺的任何部位。所以前列腺钙化斑出现的年龄及部位均不确定，以实质内多见，钙化斑的出现可提示该前列腺曾经可能受到损伤。有人看到前列腺的钙化斑就认为伴有慢性前列腺炎是不科学的，如遇到此种状况，需要到正规医院的泌尿外科做详细检查。

22. 超声诊断前列腺增生伴钙化灶怎么办

前列腺钙化灶是指一些含钙物质（主要是磷酸钙）沉积在前列腺腺泡或腺管内的淀粉样体与上皮细胞所形成的硬结或斑块，通俗来讲，前列腺钙化灶是前列腺炎愈合后的瘢痕。若这些物质阻塞了前列腺腺管，导致腺管组织扩张，形成闭塞腔。当前列腺发炎时，淀粉样体增多，随着病情进一步发展，前列腺钙化灶可形成结石。而大部分前列腺钙化灶没有症状。通常只是体检做 B 超检查时才被发现，所以一般无需治疗。当然，如果前列腺钙化灶范围大或形成了结石，又出现尿频、尿急、尿痛、血尿，甚至影响排尿等症状，那就需要治疗，这包括微创手术治疗，以求根治。前列腺钙化灶重在预防，最重要的是养成良好的生活、卫生习惯：①平时多喝水；②戒烟少酒，少荤多素，尽量少食烤肉、红肉，忌吃辛辣刺激性食物；③不久坐，每坐 1～1.5 小时就站起来运动一下；④坚持参加散步、游泳等有氧运动；⑤搞好个人卫生，每天清洗会阴部及外生殖器；⑥保持大便通畅；⑦乐观开朗，及时排解不良情绪，保持良好心态。这些都是值得参考的方法。

23. 前列腺增生合并前列腺钙化如何治疗

（1）大多数人通常是在常规 X 线检查中无意发现的小而多的前列腺结石，只要静止无症状，常不需治疗，只需定期 X 线或 B 超复查，动态观察结石的大小变化。

（2）对有症状而感染不严重的结石，可用前列腺按摩及使用抗生素控制症状，定期 X 线或 B 超复查，观察结石大小改变。

（3）对于前列腺结石引发尿路感染、慢性前列腺炎，或合并前列腺增生症等情况，前列腺结石的存在对其他症状的治疗有不利影响，应进行药物或手术治疗。

（4）当结石合并前列腺增生时，可经尿道行前列腺切除，同时刮除结石。

（5）当前列腺结石伴有慢性前列腺炎及精囊炎时，以对症治疗为主，可用热水坐浴，使用抗生素及尿路解痉药，以解除后尿道刺激症状。

24. 什么是国际前列腺症状评分，它对症状评估有什么意义

国际前列腺症状评分（international prostate symptom score，IPSS），是目前国际上公认的判断前列腺增生患者下尿路症状轻重程度的方法之一。从无症状到严重症状 0～35 分，分轻、中、重三个级别。1～7 分为轻度，8～19 分为中度，20～35 分为中度（表 3-1）。能主观反应前列腺增生患者下尿路症状的轻重程度，而其评分与排尿困难级别明显相关，且与最大尿流率、残余尿量以及前列腺体积无明显相关性，不受相关因素的影响。广泛应用于前列腺增生治疗前评估病情和治疗中、后的评估治疗效果。

虽然 IPSS 评分不能直接诊断前列腺增生，所有下尿路症状患者均

可引起评分升高，但其在评估前列腺增生患者症状轻重程度、患者的治疗反应以及观察等及患者的疾病进展情况有重要作用，对患者个体化治疗方案的制定有着指导意义。研究表明，IPSS 评分 > 7 分的患者发生急性尿潴留的风险是 IPSS 评分 < 7 分患者的 4 倍，对于无急性尿潴留病史的前列腺增生患者，储尿期症状评分及总的症状评分有助于预测前列腺增生患者接受手术治疗的风险。此外，考虑患者多因下尿路梗阻症状影响正常生活而来就诊，缓解症状，改善生活质量是其根本追求，IPSS 通过量化症状可直观反应患者疾病轻重状态及治疗疗效情况，有助于提高患者对临床诊疗的认可度。

当然，单纯 IPSS 评分不能完全反映出患者所有感知的症状，症状对患者生活节律的影响亦需考虑。IPSS 评分还需与生活质量（QOL）评分联合应用，以利于综合评估患者病情，指导个体化治疗方案的确

表 3-1　国际前列腺症状评分表（IPSS）

患者姓名　出生年月　身份证

年　月　日

初诊　随访　治疗方法　治疗前　治疗中　治疗后

在过去一个月，您是否有以下症状？	没有	在 5 次中少于 1 次	少于半数	大约半数	多于半数	几乎每次
1. 是否经常有尿不尽感？	0	1	2	3	4	5
2. 两次排尿时间是否经常小于两小时？	0	1	2	3	4	5
3. 是否曾经有间断性排尿？	0	1	2	3	4	5
4. 是否有排尿不能等待现象？	0	1	2	3	4	5
5. 是否经常有尿线变细现象？	0	1	2	3	4	5
6. 是否经常需要用力及使劲才能开始排尿？	0	1	2	3	4	5
7. 从入睡到早起一般需要起来排尿几次？	没有	1 次	2 次	3 次	4 次	5 次或以上
	0	1	2	3	4	5
IPSS 总分 =						

立以及了解治疗效果。患者可以自学 IPSS 评分法，了解自己的病情。

25. 什么是生活质量评分

生活质量（quality of Life, QOL）又被称为生存质量或生命质量，它是在 WHO 提倡的健康新概念"人们在躯体上、精神上及社会生活中处于完好的状态，而不仅仅是没有患病和"衰弱"基础上构建的，是医学模式由单纯生物模式向生物 - 心理 - 社会综合医学模式转变体现。生活质量是全面评价生活优劣的概念，有别于生活水平的概念，更侧重于对人的精神文化等高级需求满足程度和环境状况的评价。其被引入医学研究领域后，主要是指个体生理、心理、社会功能 3 方面的状态评估，是医疗卫生保健服务有效性的一个重要指标。其评分在前列腺增生患者中，主要用于评估排尿症状对生活质量的影响，从非常好

到很痛苦分为 0 ~ 6 分，是了解患者对其下尿路症状水平的主观感受，主要关心下尿路症状对其造成的困扰程度及是否能够耐受。通常和 IPSS 评分联合应用，评估前列腺增生患者病情及比较治疗前后疗效情况。

26. 前列腺增生患者如何正确客观进行自我评分

前列腺症状评分能使患者对所患前列腺增生的症状描述以一般的笼统描述到半定量描述，在此基础上对自身病情从症状上有了一个初步了解，有利于患者通过自我意识主动地进行早期治疗。然而患者下尿路症状复杂多样，且很多方面是单纯依靠患者的主观感受和表述来判断的。受多种因素的影响，往往使得患者在表述这种主观感受时，在很大程度上受到社会背景、风俗习惯、医疗条件、患者的知识面以

表 3-2　生活质量指数（QOL）评分表

生活质量指数（QOL）评分表	高兴	满意	大致满意	还可以	不太满意	苦恼	很糟
您觉得今后生活质量如何？	0	1	2	3	4	5	6

及心理因素等多方面的影响，难以得到科学合理的判断。造成患者自我评分结果存在一定偏差，影响结果可靠性。因此要求患者正确客观的进行自我评分。

患者进行自我评分时，首先需告知患者目的和意义，取得配合。端正态度，严谨、真实的针对每项进行评分，其次对理解有困难者给予通俗易懂的语言充分沟通，加以解释，力求患者在完全理解的基础上进行评分。最后，评估前尽量避免饮用刺激性饮品。此外，若情况允许，可让患者先自行记录排尿日记。记录排尿次数、排尿时间、每次尿量、伴随排尿症状，饮水量等。再根据排尿日记，进行自我评分，能更加准确清楚地反应排尿情况。

27. 前列腺增生的检查方法有哪些

良性前列腺增生检查方法主要包括症状评估、体格检查以及辅助检查3类：

（1）症状评估

症状评估主要通过询问病史（其中包括了解有关泌尿系的症状、既往手术史、身体一般状况、曾接受过哪些治疗，治疗反应及效果如何、目前正在服用的药物及耐受手术的可能等），完善 IPSS 及 QOL 评分表，初步了解下尿路症状程度，并注意有无尿路感染、膀胱结石、膀胱结核、尿道狭窄等疾病。此外，良性前列腺增生除下尿路症状外，常并发有血尿、附睾炎、疝、脱肛、痔等情况，亦需注意，有助于检查及治疗方案的确立。

（2）体格检查

在前列腺体格检查中，最主要为直肠指检，是诊断前列腺增生的必备检查，可简单快速的初步估计前列腺大小，亦可通过触诊前列腺有无结节及了解肛门括约肌张力，辅助鉴别前列腺癌及神经源性膀胱等。典型良性前列腺增生患者，前列腺腺体增大，边缘清楚，表面光滑，中央沟变浅或消失，质地柔韧而有弹性。且根据触诊，可将增生腺体分为四度，Ⅰ度增生腺体大小达正常腺体 2 倍，估计 20 ～ 25 克；Ⅱ 度为 2 ～ 3 倍，中间沟消失不明显，估计 25 ～ 50 克；Ⅲ 度为 3 ～ 4 倍，中间沟消失，指检可勉强触及前列腺底部，估计为 50 ～ 75 克；Ⅳ 度腺体增大超过 4 倍，指检已不能触及腺体上缘，估计在 75 克以上。然而直肠指检亦存在其缺陷，其不能很好判断腺体突入膀胱部分的大小，与症状符合度较差，且对血清 PSA 检查结果有影响，需在抽血检查后进行。

此外，泌尿系统、外生殖器检查以及局部神经系统检查亦不可或缺。首先通过视、触、叩了解膀胱区有无膨隆及压痛，是否有固定浊音等，判断有无尿潴留。其次通过会阴部及生殖器检查，判断有无阴茎硬结、包茎、尿道口狭窄或畸形等影响排尿因素以及是否合并疝、痔、附睾炎等。最后再行局部神经系统检查（球海绵体反射，下肢的运动和感觉功能等）排除神经源性膀胱。

（3）辅助检查

辅助检查主要包括尿常规、血常规、肾功能、血清 PSA 测定等实验室检查及尿流率测定、前列腺超声、尿道膀胱镜检、影像学检查等。尤以血清 PSA、前列腺超声及尿流率测定最为重要，在良性前列腺增生诊断中起重要作用。

1）前列腺特异性抗原检测：前列腺特异性抗原（PSA）是由前列腺分泌的一种酶，对前列腺组织有特异性。健康男性血中 PSA 浓度很低（低于 4 纳克/毫升），但在前列腺炎症、前列腺增生和前列腺癌患者中，这一数值会上升。特别是前列腺癌患者，血 PSA 值会明显上升。PSA 主要用于前列腺增生和前列腺癌的鉴别诊断，与直肠指检、前列腺 B 超比较，其具有更高的前列腺癌阳性诊断预测率。血清 PSA 不仅是前列腺癌筛查指标，亦可作为一项危险因素预测前列腺增生的临床进展，从而指导治疗方案的选择，一般认为 PSA 大于 1.6 纳克/毫升的增生患者临床进展可能性大，但 PSA 检测应在前列腺按摩后一周，直肠指诊、膀胱镜检查、导尿等操作 48 小时后、性交后 24 小时、前列腺穿刺 1 个月后进行。PSA 检测时应无急性前列腺炎、尿潴留等疾病。因为，前列腺炎、留置导尿、尿潴留、肛门指检、药物等均可引起PSA变化，结果判读时需考虑相关因素的影响。而尿常规、血常规、肾功能等检查多用于辅助判断是否合并感染、出血、肾功能不全等情况，亦是治疗方案考虑因素之一。

2）尿流率测定（uroflowmetry）可较为直观的了解排尿情况。下尿路尿流动力学检查已成为泌尿外科临床工作中常规的检查项目，为排尿功能障碍患者的诊断、鉴别诊断、治疗方法的选择及疗效的评定提供较客观的依据。检查项目包括尿流率测定，尿道压力分布测定以及同步联合检查等，其中尿流率测定应用最为广泛。

尿道率测定是用尿流计（uroflowmeter）测定单位时间内自尿道外口排出的尿量，以毫升/秒（ml/s）表示。尿流计记录尿流率轨迹，称为尿流率曲线。该项检查可较客观地评估膀胱及尿道疾病患者的排尿过程。在排除神经性膀胱功能障碍时，一般多用尿流率测定作为下尿路排尿梗阻程度的客观指标。

尿流率参数常用的尿流率参数有最大尿流率（Qmax），平均尿流率（Qave），尿流时间（FT），达峰时间（TQmax）和排尿量（VV）。其中Qmax是客观评价排尿状况的最有价值的参数指标。

①最大尿流率（Qmax）：是尿流率测定过程中所获得的最大值或峰值。Qmax是区别正常人与排尿异常者最有意义的参数。在正常人中，Qmax随年龄增长而下降。正常男性在50岁以后，年龄每增长10岁左右，Qmax下降2毫升/秒。通常Qmax随年龄增长而增加，尿量达150～200毫升时，Qmax增加不明显；尿量在200～400毫升时，Qmax相对恒定；若尿量继续增加，Qmax可增高，也可降低。当尿量在150～400毫升时，男性Qmax最低值被定为15毫升/秒。因此，Qmax<15毫升/秒应疑为排尿功能异常；而Qmax<10毫升/秒则为排尿功能明显异常，患者可能有下尿路梗阻（前列腺增生及尿道狭窄等）或神经源性膀胱。当Qmax用于评估膀胱颈部梗阻时，通常认为Qmax低于正常值是诊断膀胱颈部梗阻的标准。

②平均尿流率（Qave）：即尿量除以排尿时间所得的值。Qave计算

仅在排尿过程中无中断及无尿末淋漓的连续状态下才有意义，因此 Qave 临床价值较小。

③尿流时间（FT）：指可测定尿流的时间段。在间断性排尿过程中，中间无尿流的静止期不包括在内。

④达峰时间（TQmax）：指尿流开始到尿流达到 Qmax 的时间段。TQmax 取决于尿量及 Qmax。TMax 无确切的正常值，但在正常男性（TQmax）应低于 FT 的 1/3。在前列腺增生导致高流率和高压力时，TQmax 常大于 FT 的 1/3。

⑤排尿量（VV）：即尿流率测定时排出的尿量。

2）尿流率曲线：尿流率曲线可以反映排尿类型。对于了解排尿异常的原因有较大的帮助。正常尿流率曲线的形状多与年龄和尿量有关，外形可呈柱形，高尖形。异常尿流率曲线常与疾病性质有关。BPH 所致的膀胱出口梗阻时，曲线可呈高丘斜坡，低丘斜坡型和不规则低平曲线，梗阻愈严重曲线高度愈低；间断排尿曲线提示患者借助于腹压排尿，见于神经性膀胱及膀胱出口梗阻所致的逼尿肌失代偿患

者；尿道狭窄时呈平台曲线，平台高度与梗阻（狭窄）程度呈反比；不规则锯齿状排尿曲线提示逼尿肌外括约肌协同失调。

总之，一般 50 岁以上男性，最大尿流率 Qmax ≥ 15 毫升 / 秒属正常，10 ~ 15 毫升 / 秒者可能存在梗阻，< 10 毫升 / 秒者肯定有梗阻。但需注意尿流率测定不能区分排尿梗阻是尿路梗阻还是逼尿肌减低引起，必要时可行尿流动力学检查，后者通过压力 - 流率同步检查及充盈性膀胱测压等检查可鉴别。

（4）膀胱压力容积测定

膀胱压力容积测定（cystometry）即在膀胱充盈过程中测定膀胱内压力与容积之间的关系，以反映膀胱的功能。膀胱内压是逼尿肌压与腹压之和。检查时需有膀胱压力容积仪（cystometry），可同步记录随膀胱容积改变时的膀胱内压，腹压和逼尿肌压 3 条曲线，即膀胱压力容积曲线（cystometrogrem）；也可同步记录肛门括约肌或尿道括约肌之肌电活动。检查时需经尿道或经耻骨上膀胱穿刺置管，测定残余尿量后，用膀胱充盈介质（生理盐

水）逐渐充盈膀胱。在此过程中嘱患者报告首次排尿感觉（FD），正常排尿感觉（ND），强烈排尿感觉（SD）和急迫排尿感觉（UD）。在做逼尿肌稳定性试验时，嘱患者咳嗽，大笑，改变体位，以诱发逼尿肌无抑制性收缩。当患者报告急迫排尿感觉时，反映最大的膀胱容量（MCBC），此时停止灌注，令患者做排尿动作，观察逼尿肌是否随意收缩。然后再嘱患者抑制排尿，观察能否主动松弛逼尿肌。

有关膀胱压力容积测定的参数如下；

1）残余尿量（RUV）：正常人可排空膀胱，残余尿量<12毫升。一般认为BPH患者排尿后残余尿≥50毫升表示逼尿肌失代偿。但同一患者每日的残余尿量可有很大变化，重复性差。

2）膀胱静止压（RBP）：膀胱容量为零时的逼尿肌压为膀胱静止压。正常卧位时膀胱静止压低于0.98kPa。

3）首次排尿感觉：正常膀胱排尿的最初感觉出现在膀胱充盈100～200毫升时。如逼尿肌代偿失调或感觉神经功能障碍时，FD在膀胱充盈很大量时才出现，或不能确切说出最初的排尿感觉。

4）最大膀胱容量：正常成人膀胱容量女性在500毫升，男性在400毫升。在挛缩性膀胱和某些逼尿肌功能障碍的膀胱，最大膀胱容量（MCBC）很小（50～100毫升）；在逼尿肌代偿失调时，MCBC很大，有时可超过1000毫升。

5）充盈期膀胱压（FBP）：正常膀胱有良好的顺应性（compliance）。在充盈期膀胱压较恒定地维持在0.49～1.47kPa，且没有无抑制性逼尿肌收缩（UIDC）。

在膀胱充盈过程中，膀胱内压进行性升高为低顺应性膀胱。当充盈量超过正常膀胱容量后，膀胱压力仍不上升，这称为高顺应性膀胱。顺应性异常则提示膀胱肌源性或神经源性病变。

6）逼尿肌自主收缩和逼尿肌收缩的抑制：正常人在逼尿肌自主收缩（VDC）时膀胱内压迅速升高，男性膀胱收缩压不高于9.81kPa，女性不超过7.84kPa。在尿流动力学检查中，不能收缩的逼尿肌称为无收缩逼尿肌（ACD），也称逼尿肌无反射（DAR），神经源性膀胱功能障碍可见此种情况。正常人在已经引发逼尿肌收缩的状态下，可以主动地抑制收缩。膀胱稳定性差的患者，不能主动抑制这种收缩，称为无抑制性逼尿肌收缩。无抑制性收缩是逼尿肌反射亢进的主要标志，表现为膀胱充盈期单个或连续数个压力大于 1.47kPa 的压力峰。在 CNS 病变引起的神经源性膀胱功能障碍时，膀胱测压总是出现逼尿肌反射亢进（DHR）。在 BPH 时可出现无抑制性逼尿肌收缩，并伴有顺应性降低，这与膀胱逼尿肌肥厚有关。

（5）前列腺超声检查

包括经腹及经直肠两种，前者最常用，但准确度不如后者。两者均可显示前列腺内部结构、测量前列腺大小（体积 =0.52× 前列腺三个经数值）、有无异常回声、及了解前列腺凸入膀胱情况，是诊断前列腺增生最重要的间接依据。亦可了解周围脏器情况，如膀胱内有无小梁小室、有无膀胱结石、有无残余尿、有无上尿路扩张积水的情况，进一步评估梗阻严重程度。此外目前常用的彩色多普勒超声血流显像还可了解前列腺内部血流分布、走

向和血流的频谱分析，测定移行区的体积，从而可更准确地判断前列腺梗阻程度。

（6）残余尿量测定

排尿后膀胱内残留的尿液称为残余尿量（postvoid residual urine, PVR），正常人的剩余尿量 < 12 毫升。有梗阻症状的 BPH 患者排尿后如有一定的残余尿量就意味着膀胱出口梗阻和膀胱逼尿肌失代偿，早期 BPH 由于膀胱逼尿肌尚能代偿以克服尿道阻力，虽无残余尿量仍不能排除膀胱出口梗阻。一般认为排尿后残余尿量 >50 毫升者即提示膀胱逼尿肌失代偿。经腹超声波测定 PVR，方法简便而无创伤，但重复性差，且残余尿量少时所测得数据往往不够准确。排尿后即刻导尿所测得残余尿量最为精确，但须用量杯测定尿量。导尿法测残余尿的缺点是有创性和有导尿并发感染的可能。

（7）经尿道膀胱镜检查

虽可直观了解有无尿道狭窄，观察前列腺增大或凸入膀胱情况及了解有无梗阻并发症等，但此镜检

属于有创检查，一般不推荐常规检查。

（8）影像学检查

主要包括静脉肾盂造影（IVP）、尿道造影、CT及MRI等，IVP及尿道造影主要用于判断是否合并上尿路梗阻、积水及尿道狭窄等情况，多在前述筛查考虑有上述情况，需进一步检查时进行。而CT及MRI虽可显示前列腺大小、形状及凸入膀胱情况，甚至MRI三维成像对区分前列腺各区域结构、前列腺形态及突入膀胱程度判断更清楚，但不优于超声，且增加了经济负担，性价比不高，一般也不作为常规检查。

28. 前列腺增生患者的评估为什么要先做尿常规

正常尿液清晰透明无沉淀，但放置一段时间尿液出现浑浊，是因蛋白的析出所致，属正常；但如果排出时即出现浑浊，有可能是白细胞或其他微生物，亦做进一步镜检。镜检时尿液可能出现的细胞一般有红细胞、白细胞和上皮细胞；正常尿液会偶尔出现红细胞，但不

会超过3个，如果较多出现红细胞，则有可能是肾脏、尿路出血所排出的红细胞，也要考虑血液循环障碍所引起的；白细胞正常尿液镜检不会超过5个，如有大量出现则要考虑尿路感染的可能性；肾小球或肾小管病变时，上皮细胞会大量出现在尿液中。

另一方面，正常尿液含有少量硝酸盐，当尿路感染时，尿液中会有亚硝酸盐的出现，因此，尿液亚硝酸盐阴性为尿路感染的筛选实验。而在前列腺增生的患者中，也不乏合并肾脏疾病的存在。正常尿液有少量蛋白质出现，一般不会超过80毫克；尿蛋白检验是肾病患者的重要指征，肾脏疾病、高血压患者、糖尿病患者、妊娠中毒症、肿瘤患者都会引起蛋白质增多。

因此，通过尿常规检测可以了解是否合并血尿及尿路感染，有利于排除泌尿系感染和肿瘤。同时通过白细胞酯酶和亚硝酸盐测定来了解是否有脓尿和细菌尿。且尿常规对于患者是否合并肾脏疾病也有一定的检出率。同时在尿常规结合细胞学检查等检查后，可以提高尿路上皮肿瘤的检出率，尤其是像膀胱

原位癌这样预后差又容易被忽略的疾病。

29. 直肠指检如何评估前列腺体积

肛门指诊，又称之为直肠指诊（DRE），是前列腺疾病检查中最简便、有效的方法之一，也是检查直肠、肛门和前列腺疾病最经济、最实用、最重要的检查方法。检查者用手指在被检者的直肠内进行触摸，具有较强的直观性和可靠性，可为进一步检查和治疗提供重要依据。DRE 是泌尿外科医师的基本操作技能，随着实践经验的累积，在大多数情况下，通过直肠前列腺指诊，医生可以初步了解到被检者前列腺的大小、形态、质地、有无结节及压痛、前列腺中央沟是否变浅或消失，以及肛门括约肌的张力、肛管的感觉、骨盆肌随意收缩力等情况。

如需要排除前列腺癌的患者，肛检前应先做血清前列腺特异抗原（PSA）测定，因肛检后再测 PSA，其数值将会增加一倍以上。如已经做了肛检，至少要等待 48 小时后才能测 PSA。

DRE 应在膀胱排空后进行，患者可选取站立弯腰位、截石位或面对检查者的侧卧位，年老体弱者不宜采取肘膝位。检查者戴医用手套或指套，用中、示指一起涂石蜡油，以中指轻轻润滑患者肛门，嘱患者放松，先在患者肛门口轻按，待肛门刺激反射消失或适应后，然后以示指进行肛门指诊检查。用示指指腹轻柔压开肛门，缓慢地伸入直肠。如此一般可减轻患者恐惧、肛门疼痛、不适感。在直肠前壁移动示指即可探索到前列腺的上缘和两侧叶的外缘及两侧叶间中间沟的情况。正常前列腺可摸及两侧叶，形态大小似如板栗，表面光滑，质地中等硬度，有坚韧弹性感，两叶之间存在中间沟。典型的良性前列腺增生，腺体增大，边缘清晰、表面光滑、中间沟变浅或消失、质地柔韧而有弹性。如前列腺部对称增大，质地坚硬如石或有局限性结节者，应考虑到前列腺癌的可能。但前列腺体积的大小与尿流梗阻程度并不成比例，而与前列腺增生的部位有直接关系。正所谓"中叶增生"，即使腺体增生不足 10g，也可引起严重的尿流梗阻。况且 DRE 对前列腺大小估计不够准确，前列腺不大，仍然不能除外前列腺增生症。估计前列腺大小多是凭借实践的经验，可因不同检查者而有所差异。在现代影像学发展前，描述 DRE 的前列腺大小多以果实或禽蛋为例，显然是不科学的。1980 年代，有人提出 DRE 前列腺大小分度及估重法：I 度，前列腺体积大小达正常前列腺体积 2 倍，估重为 20 ~ 25g；II 度为 2 ~ 3 倍，中间沟消失不明显，估重为 25 ~ 50g；III 度为 3 ~ 4 倍，指诊可勉强触及前列腺底部，中间沟消失，估重 50 ~ 75g；IV 度前列腺体积超过 4 倍，指诊已不能触及腺体上缘，估重在 75g 以上。这种估计是以"正常前列腺体积的倍数"为基础，仍然要凭借经验而带有主观性。

因此，DRE 的缺点是不能精确量化前列腺体积大小，不能判断前列腺中叶增生情况（即突向膀胱的部分）。因而即使 DRE 前列腺不大也不能除外前列腺增生，故缺乏与临床症状的密切相关性。DRE 的优点在于不需要特殊仪器设备，简单快速，无侵袭性，费用低廉，可提供前列腺增生的大致概念和鉴别前列腺癌的重要依据。国外学者临床研究证实，肛门指诊怀疑有异常的患者，最后确诊为前列腺癌的有 26% ~ 34%，而且其阳性率随着年龄的增加呈上升趋势。目前 DRE 不仅仍是泌尿外科疾病的检查常规，也是前列腺疾病时必须检查的内容，不可省略。

30. 超声测量前列腺大小有什么用？如何判定前列腺的年增长率

前列腺大小即前列腺体积（PV），是临床上诊治前列腺疾病的重要参数，常用于诊断、治疗决策的参考。在膀胱充盈条件下，超声检查可以清晰显示前列腺的形态、大小、有无异常回声，以及增生腺体突入膀胱内的不同程度，还可以测量排尿后膀胱内残余尿量，判断患者能否把尿液排净，以便了解前列腺病变对排尿的影响程度。前列腺超声检查无创、安全、方便，可以发现前列腺的异常变化，为进一步的检查和治疗提供参考依据。

前列腺超声检查主要分经腹部

和经直肠（TRUS）两种类型。经腹超声检查最为普及，但观察到的前列腺体积内部结构及测定前列腺大小不如经直肠超声检查精确。一般认为，经直肠超声估计前列腺体积大于 20 克时才能诊断为 BPH，北京大学泌尿外科研究所的研究资料表明，前列腺腺体 > 30 克者，前列腺大小与膀胱出口梗阻呈正相关，而小于此者则无相关性。DRE 判断前列腺大小虽是简单可行的方法，但不能精确定量，B 超能较精确地测定前列腺体积大小、形态、有无异常回声等，对 BPH 的诊断和治疗有重要意义。同时精确测定前列腺体积可预测前列腺增生患者发生急性尿潴留的危险性和需要手术的可能性。PLESS 研究发现，前列腺增生患者急性尿潴留的发生风险和手术需要随着前列腺体积的增大而增加，4 年后累积发生率从最小前列腺体积（14 ~ 41 毫升）的 8.9% 上升至最大前列腺组（58 ~ 150 毫升）的 22%。Olmsted Couny 研究发现前列腺体积 ≥ 30 毫升前列腺增生患者发生急性尿潴留的可能性是前列腺体积 < 30 毫升的 3 倍。前列腺体积 ≥ 30 毫升的前列腺增生患者发生临床进展的可能性更大。

测定前列腺的左右、前后、上下三径，按计算球体积公式简化换算，演算出前列腺体积，因为前列腺比重为 1.05，所以可得出前列腺重量。按前列腺三径计算其体积和重量的公式为：

前列前体积 =0.52x（前列腺三径的乘积）

前列腺重量 =0.546x（前列腺三径的乘积）

愈大的前列腺愈趋向于球体，测算的体积与重量愈接近实体，但由于前列腺外科包膜厚度不一，所测算的体积不是前列腺增生部分的真正大小，在切除的前列腺腺体标本的重量常常小于超声波所测出的重量。其误差率可达 47.8%。

前列腺病理解剖显示前列腺增生发生在前列腺尿道周围的前列腺移行带。一般经腹部 B 超不能测定移行带的体积，MRI 与经直肠 B 超可测定整个腺体与移行带的体积。移行带的体积与手术标本的误差率大约为 4%，夏术阶等用经直肠超声技术分别测定前列腺总体积和增生的移行带体积，再与开放手术切除的增生移行带组织对照，校正了超声测定前列腺体积的误差，误差率1.3%。而移行带体积和移行带指数与前列腺的梗阻严重程度密切相关，移行带指数（前列腺移行带体积／前列腺总体积）越高，则发生急性尿潴留的可能性越大，该指数若以 0.65 为标准，则预示发生急性尿潴留的敏感性为 90%（38/42），特异性为 85%（55/76）。较高的移行带指数是预示前列腺增生发生急性尿潴留的一项指标。因而经直肠 B 超测定前列腺移行带体积更具有临床实用意义。Kaplan 分别测定美国东方人，白人和黑人的前列腺体积小于后两者，但移行带指数却大于白人及黑人，有人喻称美国东方人的前列腺为"小鸡蛋，大蛋黄"，这一观察结果是否合乎我国人群情况尚待进一步研究。

超声测定前列腺体积大小、形态、增生腺体突入膀胱内的不同程度、有无异常回声，不仅可以预测手术时间、失血量及手术相关风险，还可以预测疗效或监测治疗反应。

31. 膀胱镜检查对于前列腺增生诊断有何意义

由于膀胱镜检查采用硬性膀胱镜，是一种创伤性检查，一般用于膀胱、尿道及上尿道疾病。通过摄影机把图像传送到监视器上，不仅图像清晰，还能根据视野来估计前列腺大小，并能对尿道、膀胱等其他疾病进一步诊断及鉴别诊断。通过尿道膀胱镜检查可了解以下情况：①前列腺增大所致的尿道或膀胱梗阻特点；②膀胱颈后唇抬高所致的梗阻；③膀胱小梁及憩室的形成；④膀胱结石；⑤残余尿量测定；⑥膀胱肿瘤；⑦尿道狭窄的部位和程度。还可在术前通过膀胱镜检查对手术的术式、手术时间、难易程度作初步估计，且与 B 超的诊断符合率基本一致，因此，电子膀胱镜可作为前列腺增生症可靠的辅助检查方法。

32. 血清 PSA 检查对于前列腺增生的诊断有何意义

PSA 由前列腺上皮细胞分泌，其浓度的高低与前列腺上皮细胞产生 PSA 的量、PSA 进入血循环的量及血中 PSA 的清除率有关。如果前列腺体积越大，其上皮细胞相应增多，分泌的 PSA 量也相应增多。前列腺癌、BPH、前列腺炎都可能使血清 PSA 升高。因此，血清 PSA 不是前列腺癌特有的。另外，泌尿系感染、前列腺穿刺、急性尿潴留、留置尿管、直肠指诊及前列腺按摩也可以影响血清 PSA 值。血清 PSA 与年龄和种族有密切关系。一般 40 岁以后血清 PSA 会升高，不同种族的人群 PSA 水平也不相同。血清 PSA 值和前列腺体积相关，但血清 PSA 与 BPH 的相关性为 0.30 纳克 / 毫升，与前列腺癌为 3.5 纳克 / 毫升。血清 PSA 可以作为前列腺癌穿刺活检的指征。一般临床将 PSA ≥ 4 纳克 / 毫升作为分界点。血清 PSA 作为一项危险因素可以预测 BPH 的临床进展，从而指导治疗方法的选择。研究认为，对于良性前列腺增生患者，急性尿潴留发生率随 PSA 值升高而升高。当发生急性尿潴留时，可导致血清 TPSA 升高 6 倍，患者的残余尿 800 ~ 1700 毫升不等，导尿 24 ~ 48 小时后血清 TPSA 下降约 50%。因此，PSA 可作为预测良性前列腺增生患者发生急性尿潴留危险性的良好指标。

33. 前列腺增生患者做尿流动力学检查有何意义

尿动力学是依据流体力学和电生理学的基本原理和方法，检测尿路各部的压力、流率及生物电活动，从而了解尿路的尿液输送排出功能、机制以及排尿功能障碍性疾病的病理生理学变化。其意义有以下几方面：

（1）识别引起症状的原因；

（2）量化相关病理生理学参数；

（3）证实患者排尿功能障碍的存在；

（4）评估患者是否存在膀胱出口梗阻；

（5）对患者膀胱收缩功能进行评估；

（6）预测存在膀胱出口梗阻患者的手术疗效；

（7）对术后疗效不佳的患者进行原因分析。

尿动力学检查的目的：再现患者的症状以探究造成这些症状的原因，并分析其相关病理生理过程。

尿动力学检查包括一系列检查手段，针对不同病情患者选择具有针对性的检查项目来解释其储尿期和排尿期的问题。检查包括：

1）常用尿动力学检查：项目包括尿流率测定、膀胱充盈期容积 - 压力测定、压力 - 流率测定及同步盆底肌电图测定，这些检查可以满足大多数排尿功能障碍患者的检查需求。

2）选用尿动力学检查：是针对常用尿动力学检查项目不能解决的情况，包括影像尿动力学测定、尿道压力测定、漏尿点压力测定、儿童尿动力学检查、盆底神经电生理检查及动态尿动力学监测，其中盆底神经电生理检查所配备的仪器及操作技术要求高，仅少数尿控中心开展。

34. 前列腺增生的尿流动力学检查特点

前列腺增生，增生肥大的腺体使得前列腺部尿道被拉长，不规则增生的腺体压迫尿道，使得尿道受压变形、狭窄，尿道的阻力增加，引起膀胱高压并出现相关排尿期症状。随着膀胱压力的增加，出现膀胱逼尿肌代偿性肥厚、逼尿肌不稳定并引起相关储尿期症状，在尿流动力学检查时会表现出一些明显的

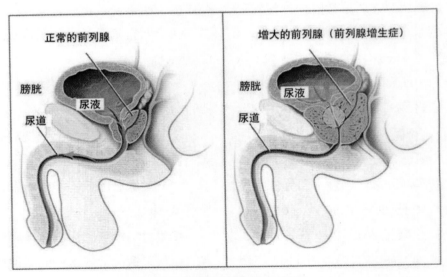

图 3-6 前列腺增生对排尿的影响

变化，尿流率的减低。最大尿流率是尿流率测定中最为重要的参数，一般超过 15ml/s 提示正常的膀胱逼尿肌功能，低于 10ml/s 提示膀胱下梗阻、逼尿肌功能障碍或总尿量太少也能产生低于正常的尿流率。一般认为最大尿流率在 25ml/s 以上可排除下尿路梗阻的存在，在 10ml/s 以下者提示有梗阻，15～25ml/s 之间为可疑梗阻。在做尿流率测定时一次尿量少于 200ml 时测定结果准确性差，200～400ml 之间最好。且因年龄不同而有差异。前列腺增生引起膀胱颈梗阻时，最大尿流率值就会降低，症状严重时甚至低于 5 ml/s，平均尿流率也相应的下降。同时有排尿时间的延长。在膀胱灌注充盈期，伴有或不伴有逼尿肌不稳定收缩。在排尿期，膀胱逼尿肌收缩张力增加，有些明显超过正常值，甚至超过 $100cmH_2O$。出现"高压低排"现象；如梗阻长期未能解除，逼尿肌则失去代偿能力，则表现"低压低排"现象。在静态尿道测压可以看到尿道最大闭合压增高，膀胱颈压增高，压力曲线呈马鞍状或呈现梯形，标记的前列腺尿道延长。

35. 尿流动力学检查有哪些注意事项

尿动力学检查前，须将检查方法及必要性充分告知病人，以获得合作，记录病史、体检结果，记录其排尿日记结果。由排尿日记可知病人日尿量、功能性排尿量。尽管尿动力学检查无损伤，但毕竟是侵入性检查，必要时应履行签字手续。

有泌尿系感染者宜推迟检查，近期内接受膀胱镜检查者不应行尿动力学检查，多种药物可影响逼尿肌、括约肌功能，检查前应停用 2～4 天，并记录此类药物使用史。心脏瓣膜置换术后、人工关节术后病人检查前应预防性肠道外用抗生素以防感染。口服抗生素不必列为常规，而需多次插管者、对泌尿系感染易感者检查后应用抗生素 24～48 小时。自主神经反射亢进是一种威胁生命的紧急情况，多见于患第六腰椎以上病变致神经性膀胱者，如检查中发现突发性高血压、大汗淋漓等情况，检查应立即停止，迅即排空膀胱，并给予硝苯地平或肼屈嗪类降压药物。有直立性低血压病史者检查中不要行苄胺唑啉尿道压力分布试验，如检查中发现诱发直立性低血压，应即予平卧、口服或静注高渗葡萄糖，并观察血压变化，血压正常后方可离开检查室。

除此之外，还应注意定期对设备进行校准，减少仪器造成的系统误差。由于有一定的并发症，在没有明确的适应证情况下，不应进行侵入性尿流动力学检查。有意义的尿流率测定要求膀胱达到一个合理的充盈程度（150～250毫升）。

另外，心理因素也会影响检测结果，应充分尊重受检者的排尿隐私与排尿习惯，检查应在安静、隐蔽的环境中进行，检测程序启动后，医护人员回避。

36. 什么是膀胱流出道梗阻

膀胱流出道梗阻（bladder outlct obstruction，BOO）是一组非常复杂的综合征。从临床尿动力学的角度来讲，其定义是指膀胱颈和（或）后尿道（尿道膜部）由于多种病因引起尿液流出道阻力升高导致的尿液排出困难。症状可分为梗阻症状和刺激症状。性质上分为机械性及功能性，神经源性及非神经源性，从发生学上分为先天性及后天性。神经源性BOO分为上运动神经元性和下运动神经元性。非神经源性BOO包括：前列腺增生，膀胱颈梗阻，女性膀胱颈梗阻，外括约肌痉挛症，特发性非神经源性尿道内括约肌痉挛等。而泌尿外科最为常见的BOO表现，其梗阻的发生部位绝大部分位于膀胱颈及近端尿道，例如良性前列腺增生症、女性膀胱颈梗阻等，临床上尤以良性前列腺增生最多见。

BOO的主要危害在于其常导致膀胱逼尿肌结构和收缩功能上的改变，继而产生一系列严重的并发症，成为广大患病老年男性前来就诊的主要原因。但仍有10%～20%的患者前列腺术后疗效不佳，其原因为部分患者的下尿路症状与BOO无关，以及BOO引起的逼尿肌功能异常在术后不能得到很好的恢复。单纯根据临床一般检查，如IPSS、尿流率、前列腺大小诊断BPH引起的下尿路梗阻并非十分准确。通过尿动力学检查，可以对BPH患者的梗阻程度和逼尿肌功能进行全面了解，并预测手术疗效。

37. 什么是最大尿流率

它是尿流动力学检查中尿流率图的重要数据之一；是用尿流率图记录仪描记下排尿过程连续的即刻尿流率数值曲线的峰值。最大尿流率计算单位毫升/秒。男性最大尿流率正常应该大于 10~15 毫升/秒，小于 10 毫升/秒为异常；并且随着年龄的增大有下降趋势，每 5 年下降 1~2 毫升/秒，到 80 岁时最大尿流率为 5.5 毫升/秒。女性最大尿流率应该大于 30 毫升/秒，女性最大尿流率与年龄无关。

尿流率虽可以反映大部分梗阻病人的情况，但不能仅凭尿流率单项指标判断有无梗阻。可以认为最大尿流率在判断梗阻的程度和疗效方面是简单易行有效的指标。而有研究表明，前列腺体积和最大尿流率这两项最基本、最重要的临床参数，没有显著的线性相关。可能原因包括：①前列腺增生的部位。如前列腺中叶增生明显时，虽然前列腺总体积不大，但梗阻可能比较严重且出现较早。②前列腺增生的组织学成分。如纤维平滑肌组织为主的前列腺增生，因平滑肌张力高所

致的动力性梗阻比体积增大所致静力性梗阻起更主要作用。③膀胱收缩功能。如膀胱老化或其他原因所致膀胱收缩功能受损，即使没有膀胱出口梗阻，尿流率也会降低；另外，如果存在膀胱出口梗阻，而膀胱功能处于代偿期，尿流率也可以正常。总之，前列腺体积增大不是造成梗阻的唯一因素，尿流率降低的原因也并非只有膀胱出口梗阻。

因此，在临床工作中，我们应认识到二者的复杂关系，特别是当遇到前列腺体积不大而存在梗阻时，应借助更多检查方法分析梗阻原因，选择适当治疗，避免盲目手术。

38. 什么是最大膀胱逼尿肌收缩压

膀胱内压（Pves）包括腹压（Pabd）和膀胱逼尿肌压（Pves），最大膀胱逼尿肌收缩压（Pdet, max）是指膀胱逼尿肌收缩产生压力的最大值，能够反映膀胱逼尿肌的功能是否受损。

逼尿肌收缩力受损多源于膀胱颈口梗阻，逼尿肌收缩无力在解除

梗阻、逼尿肌获得充分休息的基础上，经过一定时间，症状可以得到改善，逼尿肌收缩功能得到一定恢复。解除梗阻有助于防止逼尿肌功能的进一步损害和其他并发症的发生，提高患者生活质量。

良性前列腺增生症（BPH）是一慢性、进行性疾病，常合并急性尿潴留（AUR），国内报道 AUR 约占 BPH 的 65.1%。部分患者术后排尿困难与逼尿肌功能状态有关，因此，术前对 BPH 并 AUR 患者进行逼尿肌功能评价对预测手术效果十分重要，一些老年 BPH 患者因急性尿潴留而又未能及时处理，膀胱较长时间过度充盈使膀胱肌过度伸长而逐渐失去张力和有效收缩能力，若此时行膀胱测压，会呈现类似运动瘫痪性膀胱图形，膀胱逼尿肌呈现无张力或收缩无力。AUR 组的逼尿肌损害较单纯的 BPH 普遍，但尚未到不可逆转的逼尿肌收缩完全丧失阶段，在解除梗阻后及时进一步治疗可望能完全或部分恢复逼尿肌功能。

因此通过详细询问病史及膀胱逼尿肌压力检查，筛选出膀胱逼尿肌因过度牵拉而仍存在收缩力可能恢复的 BPH 患者进行手术治疗，可以取得满意效果。

39. 什么是膀胱颈压

储尿期膀胱颈部的压力，反映储尿期膀胱颈控制尿液的能力。膀胱颈压升高主要见于膀胱颈口梗阻，膀胱颈梗阻是指由尿道内口向尿道内延伸约 1～2 厘米长的一段管状结构发生梗阻。病因分为先天性及后天性。先天性者多由于膀胱颈部肌肉肥厚所致。后天性者常由于局部慢性炎症等导致的膀胱颈部纤维性挛缩，女性较男性多见，且常在中年以后发生。前列腺手术后膀胱颈狭窄及膀胱颈括约肌与逼尿肌共济失调等亦可引起膀胱颈梗阻。临床症状主要是进行性排尿困难，表现为排尿费力、尿流细小、射出无力、分段排尿、排尿淋漓、尿潴留及充溢性尿失禁等。长期梗阻可导致泌尿系感染及肾功能不全。尿流率检查最大尿流率及平均尿流率均低于正常，排尿时间延长。膀胱尿道压力测定显示排尿期膀胱内压明显增高($>6.86kPa$，即 $>70cmH_2O$），最大尿流率降低（<10 毫升／秒），

膀胱颈压升高。若行影像尿动力学检查，则可见膀胱颈开放不全。

女性膀胱颈梗阻在女性排尿异常疾病中占 2.7% ~ 8.0%，系尿道长期慢性炎症刺激，导致膀胱颈部纤维组织增生、膀胱颈肌肉增生肥厚、排列紊乱，引起膀胱出口梗阻，开放不畅。根据病史、临床表现及一般的临床检查较难作出正确的判断。尿动力学检查对本病具有重要的诊断价值。膀胱颈压作为其中一项检测指标也具有重要的意义，其升高往往对女性膀胱颈口梗阻的诊断产生一定参考价值。

40. 最大尿道压反映什么问题

最大尿道压是指膀胱松弛时尿道全长的腔内压力的最大值，最大尿道压减去膀胱内压为最大尿道闭合压，该值反映尿道的闭合能力，如在腹压增加时（咳嗽、大笑等）出现负值，则表现为压力性尿失禁。

通过对尿道最大压力的测定，可以较全面地反映尿道压力在储尿期、排尿期的变化，从而更为接近尿道功能真实状态。普通尿动力学检查膀胱测压、压力——流率、静态尿道压力分布（UPP）虽然可以分别了解膀胱和尿道的功能，但未能对排尿时膀胱与尿道协调性做出诊断。尿道的控尿和排尿的功能皆来自尿道的压力变化，而尿道测压是对尿道功能最直接的反应。UUP 不能全面反映尿道功能的全貌，其临床价值下降。尿道持续压力监测更为接近尿道功能真实状态。在储尿期最大尿道压可以是持续不变的，但最大尿道压在储尿初期和末期也可以是不同的，由此可以解释静态尿道测压重复性差的原因。在排尿期通过观察膀胱逼尿肌压力与尿道括约肌压力的变化以确定二者的协调性。

尿道测压的不足：当尿道最高压力段非常短，特别是女性，排尿时尿道压下降，尿管移动导致尿管的尿道测压孔不能固定在尿道最高压力段，致使观察排尿期尿道压变化的困难。

41. 最大尿流率如何反映前列腺增生的梗阻程度

最大尿流率（Qmax）是指单位

时间内排尿量的最大值，60岁以上男性的Qmax应该大于15毫升/秒，Qmax < 10毫升/秒的前列腺增生患者出现急性尿潴留和临床进展的可能性更大，前列腺增生引起的梗阻和逼尿肌无力都可以造成Qmax的降低，单做最大尿流率检查无法区分，但是大多数的逼尿肌无力是继发于前列腺增生症的，两者共同造成了排尿困难，所以在排除神经源性膀胱的情况下，Qmax是检测前列腺增生的梗阻程度的一个重要指标。

尿流率虽可以反映大部分梗阻病人的情况，但不能仅凭尿流率单项指标判断有无梗阻。可以认为最大尿流率在判断梗阻的程度和疗效方面是简单易行有效的指标。而有研究表明，前列腺体积和最大尿流率这两项最基本、最重要的临床参数，没有显著的线性相关。可能原因包括：①前列腺增生的部位。如前列腺中叶增生明显时，虽然前列腺总体积不大，但梗阻可能比较严重且出现较早。②前列腺增生的组织学成分。如纤维平滑肌组织为主的前列腺增生，因平滑肌张力高所致的动力性梗阻比体积增大所致静力性梗阻起更主要作用。③膀胱收缩功能。如膀胱老化或其他原因所致膀胱收缩功能受损，即使没有膀胱出口梗阻，尿流率也会降低；另外，如果存在膀胱出口梗阻，而膀胱功能处于代偿期，尿流率也可以正常。总之，前列腺体积增大不是造成梗阻的唯一因素，尿流率降低的原因也并非只有膀胱出口梗阻。

因此，在临床工作中，我们应认识到二者的复杂关系，特别是当遇到前列腺体积不大而存在梗阻时，应借助更多检查方法分析梗阻原因，选择适当治疗，避免盲目手术。

42. 什么是P/Q图，它如何反映膀胱流出道的梗阻程度

既往评估前列腺增生（BPH）所致膀胱流出道梗阻（BOO）的方法包括症状分析、直肠指检、残余尿量、膀胱镜检和前列腺影像学检查等。然而这些临床检查基本上属于形态学诊断，缺乏对排尿功能的准确判断，BPH的组织学表现也并非总与BOO的临床表现一致。

压力—流率测定（P/Q图）包含了尿道阻力和膀胱逼尿肌收缩功能两方面的信息。其曲线常分为：①低逼尿肌压正常尿流率曲线，提示无膀胱出口梗阻（BOO）；②高逼尿肌压低尿流率曲线，提示BOO；③低逼尿肌压低尿流率曲线，提示逼尿肌收缩低下；④高逼尿肌压正常尿流率曲线，即逼尿肌代偿性收缩才能得到正常水平的尿流率，提示BOO。压力-流率测定是目前诊断BOO的唯一方法，其中LinPURR列线图将梗阻分为0～Ⅵ级，逼尿肌收缩功能分为强烈、正常+、正常-、弱+、弱-、很弱6级，更能反映梗阻程度和逼尿肌功能，得到了广泛应用。

对于前列腺增生症（BPH）患者，进行压力-流率测定，以评估其在手术适应证中的作用，具有很大的参考价值。根据压力—流率测定的结果，判断有否BOO以及严重程度对于那些拟行前列腺切除术的患者意义尤其重大，梗阻程度越重，术后症状改善越明显，而且根据梗阻分级结合逼尿肌功能状态能在一定程度上预测治疗效果。

综上所述，压力-流率测定目前已被认为是诊断BOO的金标准，其测定所获得的参数可较明确地反映BOO的程度；通过在压力-流率测定中两个基本参数获得的BOO可更好地判断BPH患者下尿路梗阻的严重程度，对前列腺增生症患者的诊断评估和治疗的选择具有较好的临床意义。

43. 什么是残余尿？它有什么临床意义

残余尿的出现及其量反映了膀胱排尿功能障碍，在诊断和治疗随访前列腺增生的治疗过程中，残余尿的测定是一项必不可少的检查。

残余尿测定是前列腺增生的重要诊断手段之一。由于前列腺增生导致病人排尿困难，随着梗阻加重，膀胱内尿液在每次排尿时不能完全排空，残留在膀胱内，这些残留在膀胱内的尿液称为"残余尿"。残余尿的出现及其量反映了膀胱排尿功能障碍，在诊断和治疗前列腺增生的过程中，残余尿的测定是一项必不可少的步骤，其测定方法有3个，经腹B超测定法、导尿法和静脉尿路造影法。

经腹 B 超测定法患者无任何不适感，是最常用的方法。它不引起尿路感染，尤其是治疗过程中需要反复测定残余尿量者更是最佳选择，但这种测定方法不够精确。导尿法是在患者排尿后，插入导尿管来引流尿液，测定残余尿量，此方法准确可靠，但给患者造成不适感，不易被病人接受。静脉尿路造影法是在行静脉尿路造影时，于膀胱充盈期和排尿后各摄片一张，观察残余尿量，此法不能定量，实用价值不大。

当残余尿量达到 60 毫升时，说明膀胱逼尿肌已处于失代偿状态，是目前手术治疗的一项指征。即使残余尿量在 60 毫升以下，也必须选择恰当的治疗方法积极治疗。前列腺增生病人经过治疗后症状好转，无尿路症状时，再次作残余尿测定，如较前有减轻，说明梗阻是可逆的，可选择非手术方法治疗。

44. 前列腺增生患者肾功能损害与膀胱残余尿有什么关系

排尿后膀胱内残留的尿液称为残余尿，健康人的残余尿量为 5 ~ 12 毫升，一般认为排尿后残余尿量 >50 ~ 60 毫升者提示膀胱逼尿肌失代偿。虽然良性前列腺增生发病率很高，但良性前列腺增生并不一定发展为有临床意义的前列腺肥大，前列腺肥大也只有大约 50% 会引起尿流动力性检查证实的膀胱出口梗阻，即前列腺梗阻。但此时患者也并不一定受到下尿路梗阻症状的影响。BPH 是老年男性产生下尿路梗阻症状最常见的病因，50 岁以上男性中约有 25% 有中到重度的下尿路梗阻症状，且随着年龄的增长而增加，可出现膀胱功能异常、膀胱功能代偿失调、小梁和憩室形成以及上尿路积水和肾功能损害。残余尿的产生是膀胱功能失代偿的重要标志之一，通常认为，50 ~ 100 毫升是良性前列腺增生患者残余尿量是否正常的判断标准。研究发现：当残余尿量 >100 毫升时，患者血肌酐水平明显高于残余尿量 50 ~ 200 毫升的患者，并且随着残余尿量的增多，肾功能损害呈加重趋势。目前对于残余尿引起肾功能损害的机制仍不十分清楚，可能与其引起膀胱内压力改变，以及大量残余尿压迫膀胱输尿管连接部引起梗阻有关。

45. 核素肾图对于前列腺增生患者肾功能的评估作用如何

肾图诊断尿路梗阻是一种安全可靠、简便无痛苦的有效方法。文献报道肾图对尿路梗阻的灵敏度为 80%～90%。当临床怀疑有尿路结石、畸形、狭窄、肿瘤压迫或浸润时行肾图检查。对了解梗阻部位、程度和肾功能受损情况可提供有力的资料。前列腺增生，一方面是增大的前列腺体积导致尿路机械性梗阻，另一方面是前列腺平滑肌收缩导致尿路功能性梗阻。前列腺增生引起下尿路梗阻后，膀胱逼尿肌代偿性肥厚，膀胱逼尿肌增厚可使输尿管膀胱壁段延长、僵硬，导致输尿管的机械性梗阻；膀胱失代偿后，输尿管壁段又可缩短，加之膀胱内压力升高，出现输尿管返流。终致肾积水及肾功能损害。此类病人肾图改变为双侧梗阻曲线为主，长时间双侧梗阻时，体内代谢产物不能排出而蓄积，可加重肾功能损害，核素肾图定量指标分析可反映双侧尿路梗阻程度及肾功能损害情况。肾图各项定量指标的异常的比率，随肾功能的下降而明显升高。

前列腺增生患者肾图是以上尿路排泄障碍为特征，可导致肾功能损害，肾图呈双侧抛物状及水平延长曲线。而核素肾图定量指标与尿路梗阻程度有关，这些指标能反映肾功能受损情况。因此，前列腺增生患者治疗前，核素肾图定量指标分析是了解尿路梗阻程度及肾功能损害情况的有较高价值的观察指标，对治疗手段有重要的意义。

46. 尿动力学检查对前列腺增生急性尿潴留有什么作用

大约 25% 的前列腺增生患者在疾病发展过程中出现急性尿潴留。此类患者行前列腺电切术后并发症发生率明显高于仅以梗阻症状就诊者，且术后疗效较差，约 10%～15% 的患者术后不能排尿，目前临床上尚缺乏预测术后疗效客观有效的指标。现已有研究表明急性尿潴留发作后过早行尿动力学检查，不能预测梗阻解除后逼尿肌功能的状态，而急性尿潴留发作后晚期（平均 4 周左右）行尿动力学检测，92.3% 的患者可产生逼尿肌主动收缩，说明急性尿潴留发作后 4 周可使过度扩张的膀胱逼尿肌充分恢复其原有的张力和功能。

另一方面，在急性尿潴留发作的晚期行尿动力学检查可预测电切术后的疗效。逼尿肌顺应性及膀胱测压容量异常增高、排尿期最大逼尿肌压力显著降低、充盈期膀胱测压过程中无膀胱逼尿肌不稳定收缩与术后疗效差密切相关，当膀胱过度充盈超过其最大容量时，逼尿肌的自主收缩能力将大幅下降，一次膀胱过度充盈将会产生长时间的逼尿肌失代偿。这可能是大容量、高顺应性膀胱术后疗效差的原因。

相关研究表明，对于 80 岁以上的高龄患者术前应行尿动力学检查，并在检查前留置尿管 4 周左右时间，以使膀胱逼尿肌得以充分恢复。对于逼尿肌顺应性及膀胱测压容量异常增高、排尿期最大逼尿肌压力显著降低、充盈期膀胱测压过程中无膀胱逼尿肌不稳定收缩的患者决定手术治疗前应慎重考虑，以确定手术治疗是否能给患者带来收益。

47. 前列腺增生需要与哪些疾病鉴别

前列腺增生需与以下疾病鉴别：①前列腺癌。若前列腺有结节，质地硬，或血清 PSA 异常，鉴别需行磁共振检查（MRI）及前列腺穿刺活检。②膀胱颈挛缩。亦称膀胱颈纤维化，多为慢性炎症所致，发病年龄较轻，多在 40～50 岁出现排尿不畅症状，但前列腺体积不增大，膀胱镜检查可以确诊。③尿道狭窄。多有尿道损伤及感染病史，行尿道膀胱造影与尿道镜检查，不难确诊。④神经源性膀胱功能障碍。临床表现与前列腺增生相似，有排尿困难、残余尿量较多、肾积水和肾功能不全，前列腺不增大，为动力性梗阻。病人常有中枢或周围神经系统损害的病史和体征，如有下肢感觉和运动障碍，会阴皮肤感觉减退、肛门括约肌松弛或反射消失等。静脉尿路造影常显示上尿路有扩张积水，膀胱常呈"圣诞树"形。尿流动力学检查可以明确诊断。

48. 前列腺增生常见的并发症有哪些

（1）感染

俗话说："流水不腐"，但前列腺增生症患者往往有不同程度的尿潴留情况，膀胱内的残余尿液就好像一潭死水，一旦细菌繁殖就会引起难以控制的感染。

（2）尿潴留和尿失禁

尿潴留可发生在疾病的任何阶段，多由于气候变化、饮酒、劳累使前列腺突然充血、水肿所致。过多的残余尿可使膀胱失去收缩能力，滞留在膀胱内的尿液逐渐增加。当膀胱过度膨胀时，尿液会不自觉地从尿道口溢出，这种尿液失禁的现象称为充盈性尿失禁，这样的患者必须接受紧急治疗。

（3）膀胱结石

老年人的膀胱结石也与前列腺增生症有关。在尿路通畅的情况下，膀胱里一般不会长出石头。即使有石头从输尿管掉到膀胱里也能随尿液排出。患前列腺增生的老年

人就不同了。

（4）疝和痔

前列腺增生症可能诱发老年人的疝（小肠气）等疾病。有的前列腺增生症患者会出现排尿困难症状，需要用力和憋气才能排尿。由于经常用力，肠子就会从腹部薄弱的地方突出来，形成疝（小肠气），有时患者还会出现痔、下肢静脉曲张。

（5）肾积水及肾功能不全

前列腺增生症可能导致肾积水

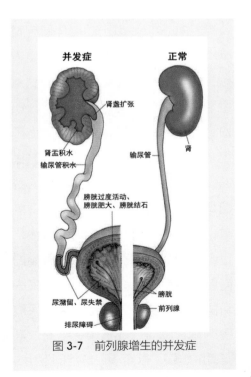

图 3-7 前列腺增生的并发症

甚至肾功能不全。这是由于增生的前列腺压迫尿道，膀胱需要用力收缩，才能克服阻力将尿液排出体外。久而久之，膀胱肌肉会变得肥厚。如果膀胱的压力长期不能解除，残余在膀胱内的尿液逐步增加，膀胱肌肉就会缺血缺氧，变得没有张力，膀胱腔扩大。最后膀胱里的尿液会倒灌到输尿管、肾盂引起肾积水，严重时出现肾功能不全。

49. 前列腺增生为什么会引起肾积水

大部分 40 岁以上的男性前列腺会有增生的现象，称良性前列腺增生，主要是因尿道周围的前列腺组织增生。前列腺持续增生时，会压迫它所包围的尿道，膀胱为了让排出的尿液通过受挤压而缩小的尿道，必须更用力的工作，因此膀胱壁增厚，并变得很敏感，易受刺激。即使膀胱内只有少量的尿液，也会增加收缩的次数，造成尿频的问题。最后，这些代偿作用也失去功能时，膀胱无力排空尿液，尿液残留在膀胱而造成感染、结石、甚至肾脏衰竭，以至于尿毒症的发生。

由于泌尿系统的梗阻导致尿液在肾脏中潴留称为肾积水。肾积水在临床上并不少见，中老年男性常发的前列腺增生症其实也可以引起肾积水的症状，很多人不知道肾积水造成的原因是什么，这就很难预防。导致肾积水的原因哪些？

（1）下尿路的各种疾病造成的梗阻，如前列腺增生、膀胱颈部挛缩、尿道狭窄、肿瘤、结石甚至于包茎等，也都会造成上尿路排空困难而形成肾积水。

（2）外来病变造成的梗阻包括动脉、静脉的病灶；女性生殖系统病变；盆腔的肿瘤、炎症；胃肠道病变；腹膜后病变（包括腹膜后纤维化、脓肿、出血、肿瘤等）。

（3）节段性的无功能：由于肾盂输尿管交界处或上段输尿管有节段性的肌肉缺如、发育不全或解剖结构紊乱，影响了此段输尿管的正常蠕动，造成动力性的梗阻。此种病变如发生在输尿管膀胱入口处，则形成先天性巨输尿管，后果为肾、输尿管扩张与积水。

（4）炎症后或缺血性的瘢痕导致局部固定。膀胱输尿管回流造成输尿管扭曲，加之输尿管周围纤维化后最终形成肾盂输尿管交界处或输尿管的梗阻。

（5）肾盂与输尿管的肿瘤、息肉等新生物，可为原发也可能为转移性。

（6）结石和外伤及外伤后的瘢痕狭窄。

前列腺增生症的并发症很多，其中有一点就是会引起肾积水，总之，造成肾积水的原因很多，了解肾积水的原因，及时的预防。同时预防前列腺增生症也是很重要的。

50. 前列腺增生与高血压之间有相关性吗

前列腺增生（BPH）是中老年男性的常见病和多发病，高血压也多发生于中老年。近年来许多研究表明，BPH 和高血压间存在密切关系，高血压尤其是舒张压的升高可能是 BPH 发生发展的独立危险因素。统计资料表明，60 岁以上的 BPH 患者中约 25% 同时合并高血压。进一步分析显示，舒张压增高与 BPH 发病关系密切，调整其他因素后研究的舒张压仍与 BPH 的发病有关联。

高血压病和 BPH 有一些共同特点，例如，发病率均随着年龄的增加而增加，但最显著的特点是交感神经系统在两者发病原因上的关联性。通过 α 受体调节的交感神经状态在控制血压方面非常重要。前列腺腺体周围分布有复杂的神经网络，其中大部分为肾上腺素能神经，α1 受也存在于前列腺、尿道和膀胱颈中。BPH 患者交感神经活动性增强，致使前列腺平滑肌细胞收缩和肥大而导致下尿路症状（LUTS）和梗阻。

有学者报道合并高血压的 BPH 患者 LUTS 较单纯 BPH 更为严重。BPH 合并高血压患者的国际前列腺症状评分（IPSS）显著高于单纯 BPH 患者；另外，高血压还会降低某些药物对 LUTS 的疗效。

因此，目前来说，BPH 和高血压之间存在着某种联系，但具体的作用和机制还有待于进一步研究。在治疗药物选择方面也会随着科学的发展而逐步解决。对于患者来说，保持良好的生活习惯，尽量戒烟限酒，勤锻炼对于高血压和 BPH 都有较好的作用。

51. 前列腺增生与老年人性功能障碍有关系吗

前列腺增生（BPH）或与其相关下尿路症状（LUTS）、性功能障碍（SD）都是老年男性的常见疾病，其发病率均随年龄增长而增高。男性SD主要包括性欲减退、勃起功能障碍（ED）和射精障碍或3者同时出现。有研究提示，BPH与SD密切相关，且在排除年龄及其他已知影响性功能的因素后，这种相关关系仍然存在，性欲减退、勃起功能障碍及射精障碍均与BPH有密切关系。这些结果均表明，BPH明显影响老年男性的性功能，且不受其他危险因素影响。另外，也有大量基础与临床研究阐述了BPH与SD在神经解剖学、分子生物学及功能上的联系。所以，临床医生在治疗良性前列腺增生患者的下尿路症状时，也应关注其性生活质量，作者发现，在给前列腺增生病人实施前列腺铥激光切除术后，有相当部分的病人勃起功能改善，勃起功能改善程度与前列腺体积大小和IPSS的症状评分有关系。

52. 老年男性为什么会出现尿失禁？哪些与前列腺增生有关

尿失禁（urinary incontinence）即膀胱内的尿不能控制而自行流出。尿失禁可发生于各年龄组的病人，但以老年病人更为常见。由于老年人尿失禁较多见，致使人们误以为尿失禁是衰老过程中不可避免的自然后果。事实上，老年人尿失禁的原因很多，其中有许多原因可控制或避免。尿失禁不是衰老的正常表现，也不是不可逆的，应寻找各种原因，采取合理的治疗方法。

尿失禁分为以下几种类型。

（1）急迫性尿失禁

这种类型的尿失禁包括膀胱不稳定，逼尿肌反射亢进，膀胱痉挛和神经源性膀胱（未抑制膀胱）。尿失禁与逼尿肌收缩未被控制有关。未能抑制逼尿肌收缩的原因有妨碍中枢神经系统控制的神经系统疾病或损伤，如脑血管意外、脑瘤、痴呆、帕金森病、多发性硬化或脊髓损伤。尿路感染、粪便嵌顿、前列腺增生症、子宫脱垂和膀胱癌等引起的膀胱或尿道局部炎症或激惹也可产生膀胱功能失调。不良的排尿习惯如频繁排尿可引起不稳定膀胱，反复的低容量排尿使膀胱不能容纳正常量的尿液，出现尿频和尿急。典型的急迫性尿失禁发生在膀胱充盈度较高时。

（2）压力性尿失禁

身体运动如咳嗽、喷嚏、颠簸或推举重物时腹内压急剧升高后发生不随意的尿液流出。无逼尿肌收缩时，膀胱内压升高超过尿道阻力时即发生尿失禁。压力性尿失禁的缺陷在膀胱流出道（括约肌功能不全），致使尿道阻力不足以防止尿液漏出。压力性尿失禁在女性较为常见，在男性发生在尿路手术如前列腺切除术后，但较为少见。一般认为女性压力性尿失禁的原因是围产期造成的盆底支持组织损伤。尿液漏出的确切机制仍有争论。从解剖结构变化方面的解释，强调由于盆底组织过度牵拉或损伤使膀胱尿道锐角消失在发病中的作用。膀胱底与尿道呈正常的锐角时，体力活动期间能将压力同时传递到尿道和膀胱，因而，在膀胱内压增加时尿道压力也增加，防止尿液流出。当尿道失去支持，位置改变后，腹压急剧升高时压力传递到膀胱，而尿道压力无变化，导致尿失禁。以功能角度来解释压力性尿失禁者，认为是未能有意识控制盆底肌肉所致，也就是说在腹内压一过性升高时尿道远端括约肌没能收缩。绝经后女性的压力性尿失禁常伴有萎缩性阴道炎。

（3）充溢性尿失禁

当长期充盈的膀胱压力超过尿道阻力时即出现充溢性尿失禁。其原因可以是无张力膀胱或膀胱流出道功能性或机械性梗阻。无张力膀胱常由脊髓创伤或糖尿病引起。老年患者膀胱流出道梗阻常由粪便嵌顿引起，便秘患者约 55.6% 有尿失禁。流出道梗阻的其他原因有前列腺增生，前列腺癌及膀胱括约肌协调不能。

（4）功能性尿失禁

患者能感觉到膀胱充盈，只是由于身体运动、精神状态及环境等方面的原因，忍不住或有意地排尿。

一项针对尿失禁老年患者的尿

流动力学检查结果表明，发现逼尿肌活性是女性尿失禁的主要原因，占61%，其中半数患者同时有逼尿肌收缩障碍。女性尿失禁的其他原因有压力性尿失禁，逼尿肌活性降低和流出道梗阻。男性患者中，病因也以逼尿肌反射亢进为主，其次是流出道梗阻，35%的患者至少有两种可能的原因并存。逼尿肌反射亢进伴有膀胱收缩障碍时，可使患者发生尿潴留，酷似前列腺增生的表现，治疗与膀胱收缩性正常者有别。

治疗的主要原则是尽可能减少不必要的卧床，以纠正诱因，治疗急性炎症，通便。急性尿路感染时用抗生素，停用或替换致尿失禁的药物如安眠药、三环类抗抑郁药、精神抑制药、强利尿药、降压药及抗胆碱药物等纠正代谢紊乱。一般措施有限制液体摄入（尤其是夜间），白天定时排尿，限制黄嘌呤如含黄嘌呤的咖啡或茶的摄入，注意会阴部卫生及皮肤护理，避免褥疮及局部皮肤感染。治疗尿失禁除药物疗法外，有些患者宜于手术治疗，如前列腺切除术，压力性尿失禁的修复术等，能收到较好效果。

有些患者可用行为疗法，生物反馈疗法或单纯的理疗。

53. 前列腺增生的治疗有哪些方法

（1）等待观察

等待观察包括对患者的健康教育、生活方式指导、随访措施等几个方面。

（2）药物治疗

1）5α-还原酶抑制剂研究发现5α-还原酶是睾酮向双氢睾酮转变的重要酶。双氢睾酮在前列腺增生中有一定的作用，因此采用5α-还原酶抑制剂可以对增生予以一定的抑制。

2）α-受体阻滞剂目前认为此类药物可以改善尿路动力性梗阻，使尿道阻力下降以改善症状，常用药有高特灵、坦索罗辛等。

3）抗雄激素药应用最广者为孕酮类药物。它能抑制雄激素的细胞结合和核摄取，或抑制5α-还原酶而干扰双氢睾酮的形成。孕酮类药中有甲地孕酮、醋酸环丙氯地孕酮、醋酸氯地孕酮、己酸孕诺酮等。氟丁酰胺是非甾体抗雄激素药，亦能干扰雄激素的细胞摄取及核结合。抗雄激素药使用一段时间后能使症状及尿流率改善，残余尿减少，前列腺缩小，但停药后前列腺又增大，症状亦复发，且近年发现此类药物可以加重血液黏滞度，增加心脑血管栓塞发生率。黄体生成素释放激素类似物对垂体有高度选择作用，使之释放 LH 及 FSH。长期应用则可使垂体的这一功能耗尽，睾丸产生睾酮的能力下降，甚至不能产生睾酮而达到药物除睾的作用。

4）其他包括了 M 受体拮抗剂，植物制剂，中药等。M 受体拮抗剂通过阻断膀胱 M 受体，缓解逼尿肌过度收缩，降低膀胱敏感性，从而改善 BPH 患者的储尿期症状。植物制剂如普适泰等适用于 BPH 及相关下尿路症状的治疗。

综上所述，进行药物治疗前对病情应有全面评估，对药物的副作用及长期用药的可能性等也应充分考虑。观察药物疗效应长期随访，定期行尿流动力学检查，以免延误手术时机。

（3）手术治疗

1）经尿道前列腺电切术（TURP）：金标准。

2）经尿道前列腺切开术（TUIP）。

3）经尿道前列腺等离子双极电切术（TUPKP）。

4）经尿道等离子前列腺剜除术（TUKEP）。

5）开放前列腺摘除术。

6）经尿道前列腺电汽化术（TUVP）。

7）经尿道激光手术，包括钬激光、绿激光、铥激光等，绿激光和铥激光是目前研究应用较多的几种激光手术技术，研究证明，出血少，恢复快，适应于不同大小体积的前列腺增生手术。

8）其他术式：经尿道针刺消融术、经尿道微波热疗等。

54. 哪些前列腺增生患者适合观察等待

观察等待是一种非药物、非手术的治疗措施，包括患者教育、生活方式指导、随访等。因为前列腺增生（BPH）是前列腺组织学一种进行性的良性增生过程，其发展过程较难预测，经过长时间的随访，BPH 患者中只有少数可能出现尿潴留、肾功不全、膀胱结石等并发症。因此，对于大多数 BPH 患者来说，观察等待可以是一种合适的处理方式，特别是患者生活质量尚未受到下尿路症状明显影响的时候。目前良性前列腺增生诊疗指南推荐：轻度下尿路症状（IPSS 评分 ≤ 7）的患者以及中度以上评分（IPSS 评分 ≥ 8），但生活质量评分未受到明显影响的患者可采用观察等待。接受观察等待之前，患者应进行全面检查以除外各种 BPH 相关并发症。

如果前列腺增生对患者的生活质量影响较小且无明显苦恼，患者可以选择等待观察。等待观察并不是被动观察病情，而是需要对患者 BPH 进展的风险进行评估，警惕并发症的发生，并对患者进行健康教育，通过调整生活方式来改善症状。调整生活方式包括饮水量要适当，避免过多饮用含咖啡因和酒精类饮料；需要了解患者是否同时服用利尿剂等可能影响排尿症状的药物，并适当调整。当患者出现病情进展时，需要积极进行干预。

在观察等待过程中，随访是 BPH 患者的重要临床过程。观察等待开始后第 6 个月进行第一次随访，以后每年进行一次随访。随访的目的主要是了解患者的病情发展状况，是否出现临床进展以及 BPH 相关并发症和（或）绝对手术指征，并根据患者的愿望转为药物治疗或外科治疗。

55. 前列腺增生患者观察等待期间需注意哪些

对于轻度下尿路症状的患者，或者虽然患者下尿路症状达中度及以上但生活质量未受到显著影响可以考虑暂时的观察等待，观察等待是一种区别于药物和手术的治疗措施。大多数的患者在观察等待期间都不会出现尿潴留，膀胱结石等并发症。因此观察等待对于大多数患者来说是一种合理的治疗方式。观察等待主要包括以下几方面内容：①生活方式的改变：日常生活中有许多因素可以加重前列腺增生（BPH）的症状，如大量饮酒、喝浓茶等，因为酒类中的乙醇和茶叶中的咖啡因具有利尿作用，大量摄入乙醇和咖啡因可导致尿液生成速度加快，从而引起下尿路症状加重，同时酒精扩张血管易导致脏器充血，酒精若刺激前列腺则易导致充血、增生，从而加重原有的症状。因此需避免或者减少摄入含酒精、咖啡因的食物；②合理饮水：适当限制饮水可以缓解尿频症状，例如：夜间入睡前可适当减少水分摄入，但每日水的摄入不应少于1500毫升；③优化排尿习惯，伴有尿不尽症状的患者可以采用放松排尿，二次排尿等方法；精神放松训练；膀胱训练如适当憋尿，以增加膀胱容量和排尿间歇时间；加强生活护理，伴有便秘者应同时治疗。④合理用药的指导：BPH患者多为老年男性，常合并有其他全身性疾病同时使用多种药物，有些药物可加重患者排尿困难，如平喘药如氨茶碱、茶碱、麻黄素及异丙喘宁（奥西那林）等，均可导致排尿困难；抗心脑血管病药如心得安（普萘洛尔）、心痛定（硝苯地平）及异搏定（维拉帕米），会抑制膀胱逼尿肌而发生尿潴留。胃肠止痛药如颠茄、阿托品、解痉灵（东莨菪碱）、山莨菪碱（654-2）、胃疡平、樟柳碱及安胃灵（奥芬溴铵）、普鲁苯辛（丙胺太林）等，均会使膀胱逼尿肌松弛，而造成尿闭症。抗过敏药如非那根、赛庚啶、苯噻啶、晕海宁、扑尔敏、抗敏胺与阿扎他定、美喹他嗪等，均会增加排尿困难。⑤定期监测：观察等待开始后的第6个月进行第一次监测，以后每年进行一次，监测的内容为初始评估的各项内容，主要包括前列腺体积及血清PSA。定期检测的目的是了解患者的病情发展状况，患者是否出现了慢性前列腺增生的相关并发症，是否需要手术治疗。根据评估内容和患者意愿决定下一步治疗方案。

56. 前列腺增生什么时候需要药物治疗

前列腺增生患者并不都需要治疗，因为前列腺增生患者的下尿路症状发生原因复杂，是多因素造成的。临床上前列腺增生患者的病情并非都是呈进行性加重，很多患者症状长期无明显变化，也不发生前列腺增生的并发症，可能会出现症状自然缓解。决定前列腺增生患者是否需要治疗之前，需了解以下几个问题：①下尿路症状的轻重程度。②症状是否影响生活质量，患者本人是否已经感觉到需要治疗。③病情是否允许暂不进行药物治疗。一般认为中度以上症状（IPSS>8）且生活质量受到明显影响的患者或者重度症状（IPSS>20）的患者需要采用药物治疗，如经常有尿不尽感，两次排尿间隔小于两小时，间断性排尿，排尿不能等待，尿线变细等时候需考虑药物治疗。药物治疗适用于症状比较明显，但无外科治疗的绝对手术指征。与手术治疗相比，药物治疗的显著优点是其有效性和安全性，不良反应少。有些前列腺增生患者虽具有手术的绝对指征，但是患者身体条件不能耐受手术，也可以采用药物治疗。

57. 治疗前列腺增生的药物有哪些

针对前列腺增生的病理生理变化而选择的药物主要有 6 类。

（1）α-受体阻滞剂

α-受体阻滞剂主要是通过阻滞分布在前列腺和膀胱颈部平滑肌表面的肾上腺素能受体，松弛平滑肌，达到缓解膀胱出口动力性梗阻的作用。目前临床应用的药物主要为高选择性 α1-受体阻滞剂（坦索罗辛），α1-受体阻滞剂治疗后数小时至数天即可改善患者的症状。

（2）5α-还原酶抑制剂

5α-还原酶抑制剂通过抑制体内睾酮向双氢睾酮的转变，进而降低前列腺组织内双氢睾酮的含量，达到缩小前列腺体积、改善下尿路症状的治疗目的。现已开发的 5α-还原酶抑制剂包括甾体和非甾体两类。目前临床常用药物有非那雄胺、度他雄胺、爱普列特等。

（3）M-受体拮抗剂

M-受体拮抗剂通过阻断膀胱毒蕈碱（M）受体（主要是 M2 和 M3 亚型），缓解逼尿肌过度收缩，降低膀胱敏感性，从而改善 BPH 患者的储尿期症状。托特罗定、索利那新是目前临床常用的药物，其他药物还有奥昔布宁等。

（4）植物制剂

植物制剂如普适泰等适用于前列腺增生及相关下尿路症状的治疗。有研究结果提示其疗效和 5α- 还原酶抑制剂及 α1- 受体阻滞剂相当、且没有明显副作用。

（5）中医中药

目前应用于前列腺增生临床治疗的中药种类很多，取得了一定的临床疗效。

（6）联合治疗

α1- 受体阻滞剂联合 5α- 还原酶抑制剂，α1- 受体阻滞剂联合 M 受体拮抗剂。

58. α- 受体阻滞剂的作用是什么

α- 受体阻滞剂又称肾上腺能受体阻滞剂，主要是通过阻滞分布在前列腺和膀胱颈部平滑肌表面的肾上腺素能受体，松弛平滑肌，达到缓解膀胱出口梗阻的作用。根据药物作用受体的不同，可将 α- 受体阻滞剂分为非选择性 α- 受体阻滞剂（酚苄明），选择性 α1- 受体阻滞剂（多沙唑嗪、阿呋唑嗪、特拉唑嗪）。主要作用机制是前列腺增生患者前列腺组织中 α1 受体数量增多，并且处于高度激活的状态，这就使前列腺平滑肌处于高张力状态，压力传递到尿道，增加了尿道阻力，加重了前列腺部尿道的梗阻。由于药物抑制了前列腺平滑肌中的 α1 受体，引起平滑肌舒张、松弛，从而降低了前列腺组织对于尿道的压力，减轻了尿道梗阻。前列腺增生患者由于前列腺腺体组织增生，产生机械性梗阻，前列腺内平滑肌张力增加，引起动力性梗阻，导致产生前列腺增生的尿道症状。前列腺平滑肌上分布着大量的 α1 受体，特别是当前列腺组织增生时，这种受体也相应增加。α1 受体受到交感神经的控制，当 α1 受体激活时，可以起到收缩平滑肌的作用，相反阻断 α1 受体起到松弛平滑肌的作用，达到治疗目的。

59. α- 受体阻滞剂有哪些副作用

α1- 受体亚型的选择性和药代动力学等因素影响药物的副作用发生率。常见副作用包括头晕、头痛、乏力、困倦、体位性低血压、异常射精或不射精等。体位性低血压更容易发生在老年、合并心血管疾病或同时服用治疗高血压的其他药物，比如服用血管活性药物的患者中。服用 α1- 受体阻滞剂的患者接受白内障手术时可能出现虹膜松弛综合征。因此建议在白内障手术前停用 α1- 受体阻滞剂，但是术前多久停药尚无明确标准。其他副作用还有：①精神神经系统：偶见头晕、蹒跚感等症状。②循环系统：偶见血压下降心率加快等。③过敏反应：偶尔可出现皮疹，出现这种症状时应停止服药。④消化系统：偶见恶心、呕吐、胃部不适、腹痛、食欲不振等。⑤肝功能：偶见 GOT、GPT、LDH 升高。⑥其他：偶见鼻塞、浮肿、吞咽困难、倦怠感等。医生与患者要充分沟通，注意全身疾病情况和用药情况，服用治疗前列腺增生的这类药物的患者，要注意不要猛地站立，这类药物要和抗高血压药物协调好搭配好。

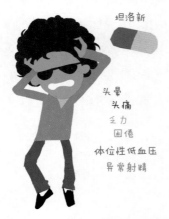

图 3-8 α- 受体阻滞剂有哪些副作用

60. 5α- 还原酶抑制剂有哪些

（1）非那雄胺：抑制 II 型 5α- 还原酶，降低前列腺组织内的双氢睾酮，也降低血清双氢睾酮水平达 70%，缩小前列腺体积 20% ~ 30%，提高最大尿流率 1.3 ~ 1.6 毫升 / 秒，并能将前列腺增生患者发生急性尿潴留和需要手术治疗的风险降低 50% 左右，同时还能显著减少前列腺癌的发生率。

（2）度他雄胺：可同时抑制 I 型和 II 型 5α- 还原酶，降低前列腺组织内的双氢睾酮，也降低血清双氢睾酮水平达 95%，缩小前列腺体积 20% ~ 30%，提高最大尿流率 2.2 ~ 2.7 毫升 / 秒，前列腺增生患者急性尿潴留和需要手术干预的风险分别降低 57% 和 48%，同时还能显著减少低级别前列腺癌的发生率。

61. 5α- 还原酶抑制剂有哪些副作用

由于 5α- 还原酶抑制剂主要是抑制血液中双氢睾酮水平，所以其在缩小前列腺体积的同时势必会引起其他一些与双氢睾酮雄激素降低有关的副作用，但是这些不良反应通常轻微，一般不必中止治疗。临床研究表明，接受非那雄胺治疗的男性患者有 ≥ 1% 的人出现下列与用药有关的不良反应：性欲减退（非那雄胺 1.8%，安慰剂 1.3%）及阳痿（非那雄胺 1.3%，安慰剂 0.7%）。此外，接受非那雄胺治疗的男性患者有 0.8% 出现射精量减少，安慰剂对照组 0.4%。中止非那雄胺治疗后这些不良反应消失，在另一项研究中检测了非那雄胺对射精量的影响，发现与安慰剂无差异。非那雄胺上市后报告的不良事件还包括乳房触痛或肿大、过敏反应（包括皮疹、瘙痒、荨麻疹和口唇肿胀）、睾丸疼痛、生殖器萎缩、肌无力和肌萎缩、疲劳、抑郁、情绪不稳定、骨质疏松症、贫血、潮热等。

62. 5α- 还原酶抑制剂对 PSA 产生哪些影响

有研究表明良性前列腺增生（BPH）与前列腺癌具有相关性，主要体现在以下两方面，前列腺癌与良性前列腺增生常同时存在，前列腺癌与良性前列腺增生均与年龄相关，随着年龄的增加，发病率也在提高，同时二者都具有雄激素依赖性，去雄激素治疗对二者均有疗效。前列腺特异性抗原（PSA）是前列腺癌快速方便的检测方法，近年来一直被广泛应用于前列腺癌的筛查，目前已成为前列腺癌的肿瘤标记之一，目前被公认为在临床前列腺癌的检测与诊断中具有重要价值。研究表明，前列腺组织的特异性抗原（PSA），即对前列腺组织具有特异性，而对前列腺癌则缺乏特异性。与前列腺增生、前列腺上皮内瘤、前列腺体积以及患者年龄均具有一定关系。PSA 由前列腺上皮细胞产生，在 PSA 的合成过程中雄激素具有重要调节作用，当机体雄激素水平下降时，PSA 的合成也会减少或停止。而 5α- 还原酶抑制剂可以抑制双氢睾酮雄激素产生从而降低双氢睾酮雄激素水平。因此服用 5α- 还原酶抑制剂能降低血清 PSA 的水平，研究表明服用 6 个月以上可使血清 PSA 水平减低 50% 左右。对于应用 5α- 还原酶抑制剂的患者进行 PSA 筛查时应考虑药物对于 PSA 的影响。

63. α- 受体阻滞剂和 5α- 还原酶抑制剂联合应用有哪些好处

对于前列腺增生的治疗，较多的是采用药物治疗；药物治疗的理想效果：减轻下尿路症状，解除尿路梗阻的因素，能影响前列腺增生的进程，抑制其增生并缩小前列腺体积减少远期并发症。研究表明当 α- 受体阻滞剂和 5α- 还原酶抑制剂联合应用时，能很快改善膀胱流出道梗阻症状，一般在 1 个月就能有明显的疗效；当联合用药 6 个月时，

能达到最大疗效。肾上腺能 α1- 受体阻滞剂治疗前列腺增生有一定的疗效，起效快，短期内能迅速改善症状，但停药后症状可能又加剧。新的研究表明膀胱颈部、后尿道主要三型肾上腺能 α1- 受体亚型：α1A、α1B、α1D。α1A 亚型受体主要分布人体膀胱颈部、后尿道平滑肌中，α1B 肾上腺能受体主要 α1B 分布在人体大血管的平滑肌中。盐酸坦洛新缓释胶囊是 α1A 受体阻滞剂，能有效松弛前列腺、尿道、膀胱颈的平滑肌，降低排尿阻力，而不影响膀胱逼尿肌的收缩。其副作用有偶出现低血压、头痛、头昏、胃部不适、皮疹等。非那雄胺为非竞争性 5α- 还原酶抑制剂，与 5α- 还原酶 NADP+ 形成稳定三元化合物阻止睾酮向双氢睾酮转化，降低前列腺组织内双氢睾酮含量从而缩小前列腺体积，降低排尿阻力，减少远期并发症的发生及需要的手术率，达到改善前列腺患者排尿困难等症状，其副作用包括性欲障碍、失眠、胃部不适。联合用药在改善 IPSS 评分、QOL 评分及残余尿等方面明显优于单一用药，最大尿流率和平均尿流率的改善也明显优于单一用

药。且联合用药治疗者远期并发症的发生率明显低于单一用药者。

64. 媒体经常宣传的植物制剂真的很神奇吗

植物草药治疗前列腺增生引起的症状在我国有着悠久的历史，现在临床除了中医使用的中草药外，从植物中提取的植物制剂也在广泛应用，如前列康、癃闭舒、金利油、翁沥通等，尤其是在欧洲，近年来使用十分普遍。植物制剂主要用于治疗Ⅱ型和Ⅲ型前列腺炎，也就是非细菌性前列腺炎，其治疗作用日益受到重视，为推荐的治疗药物。植物制剂主要指花粉类制剂与植物提取物，其药理作用较为广泛，如非特异性抗炎、抗水肿、促进膀胱逼尿肌收缩等。植物制剂最大的优点是副作用极少，许多此类药物临床上也证实能改善前列腺增生症状，提高患者生活质量。但植物制剂的作用机制较复杂，目前尚缺乏对治疗机制的准确和完善的研究，推测可能与抗雄激素、抗雌激素效应或抑制生长因子、干扰前列腺内代谢有关，因此许多疗效还不确定。目前植物制剂尚缺乏多中心的随机、双盲及安慰剂对照的大人群研究，其长期疗效有待于进一步观察。

65. 前列腺增生症药物消融治疗

前列腺内药物消融治疗是指用药物直接注射到前列腺内，引起前列腺组织的坏死或溶解，从而达到缩小前列腺体积，改善下尿路梗阻症状，达到治疗疾病的目的。目前使用的药物主要集中在无水酒精、胶原酶和透明质酸酶、肉毒素（BT）等方面。

（1）无水酒精是目前在前列腺消融药物中研究最多和临床使用最广泛的消融药物。无水酒精可使局部蛋白凝固坏死，且可使动静脉中血液凝固、血栓形成、血供中断，可引起前列腺组织坏死、液化、吸收，最终导致前列腺组织的纤维化、萎缩，从而改善尿路梗阻的症状。

（2）利用胶原酶和透明质酸酶消化溶解前列腺基质，可逆转基质变脆，从而解除增生前列腺造成的机械性梗阻。

（3）肉毒素能够阻止神经肌肉接头和自主神经中的乙酰胆碱的释放，因此特别适合治疗平滑肌过度增生的患者。

前列腺内药物消融治疗已有很长的发展历史，用于前列腺内注射治疗前列腺增生药物的知识体系也不断的发展。目前有希望的治疗药物主要集中在用化学或生物药物使前列腺组织萎缩。然而仍缺乏大量和系统的临床和基础实验研究。因此前列腺药物消融技术有待进一步发展和研究。

66. 哪些前列腺增生的病人需要手术治疗

具有中重度下尿路症状已明显影响生活质量的前列腺增生（BPH）患者可选择手术或微创手术治疗，尤其是药物治疗效果不佳或拒绝接受药物治疗的患者。当BPH导致以下并发症时，建议采用手术或微创治疗：①反复尿潴留（至少在一次拔管后不能排尿或两次尿潴留）；②反复血尿，药物治疗无效；③反复泌尿系感染；④膀胱结石；⑤继发性上尿路积水（伴或不伴肾功能损

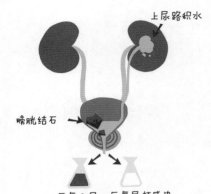

图 3-9　哪些前列腺增生患者必须进行手术

害）。BPH患者合并腹股沟疝、严重的痔疮或者脱肛，临床判断不解除下尿路梗阻难以达到治疗效果时，应当考虑手术或者微创手术治疗。残余量明显增多以致充溢性尿失禁的BPH患者应该考虑手术或微创手术治疗。治疗方式的选择应当综合考虑医生经验、患者意见、前列腺大小以及患者的伴发疾病和全身情况。

67. 前列腺增生有哪些手术方式

前列腺增生的手术方式包括开放手术治疗和经尿道微创手术两大类。随着科技的发展，开放手术因为创伤较大，出血多，已经很少应

用，只有少数前列腺体积特别巨大或者合并有巨大膀胱憩室，或多发膀胱结石，难以经尿道处理的，才采用开放手术。微创手术治疗大体分为破坏前列腺组织而扩大后尿道通道和保留前列腺组织的情况下扩大后尿道两种方式。经尿道前列腺手术近年来有飞速发展，尤其是各类激光的出现，使前列腺手术的安全性和有效性大大提高，其中有以下术式：①经尿道前列腺电切术（TURP）；②经尿道前列腺切开术；③经尿道前列腺等离子双极电切术；④经尿道等离子前列腺剜除术；⑤经尿道前列腺电汽化术；⑥经尿道钬激光前列腺剜除术；⑦经尿道绿激光前列腺汽化术；⑧经尿道铥激光剥橘式剜除术；⑨经尿道红激光前列腺切除术。⑩经尿道1470半导体激光前列腺汽化术；⑪腹腔镜前列腺切除术；⑫经尿道棒状水囊前列腺扩裂术等。

（1）铥激光"剥橘"式前列腺切除术的特点和优点是什么

前列腺激光治疗是近年来涌现出来的一种治疗前列腺增生的先进治疗技术，它是通过组织汽化或组织的凝固性坏死后的迟发性组织脱落达到解除梗阻的目的。激光治疗技术以其手术安全、简单、出血少等优点，在泌尿外科领域中获得广泛应用。

铥激光是一种新型的激光，于2004年应用于临床。其波长范围为1.75～2.22微米，与高温中组织水分对激光的吸收峰1.92微米接近，因此手术时组织吸收的激光效率高，组织损伤范围较小，手术效率高，切除快。

上海第一人民医院泌尿外科夏术阶等在应用铥激光治疗前列腺增生的过程中，逐步探索和设计了铥激光"剥橘"式前列腺切除术（TmLRP-TT）。这一术式先沿着外科包膜将增生腺体剥离（剥橘子皮），然后再将前列腺切割成若干组织瓣。在切割的过程中，前列腺组

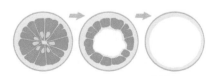

BPH　　　TURP 术后　　前列腺剜除术后

如果把前列腺比作橘子，
前列腺增生的手术治疗就是将中间的
部分橘瓣剜出

图 3-10　前列腺增生的手术原理

织被汽化，所以小的前列腺组织瓣很容易被取出。手术将铥激光连续波的高效切割和快速汽化完美的结合在一起，手术时间短，安全性高。铥激光具有出色的止血效果和强大的汽化切割能力，而剥橘式前列腺切除术就是充分利用了铥激光的这一特性，结合前列腺的解剖特点，目前这一术式已经在国际和国内许多省市推广，累计开展过万例，该术式创始人夏术阶教授多次受邀在国际学术会议进行手术演示或演讲，遍及法国、德国、瑞士、新加坡、香港等地。该术式的优点是安全几乎不出血，与TURP的"浴血奋战"相比，手术冲洗液是澄清的，因此手术安全性大大提高；由于铥激光具有强大的汽化切割能力，因此手术切割的速度快，手术时间短。还有就是手术效果好，在大规模的临床实践和应用中，证明了铥激光"剥橘"式前列腺切除术可以改善良性前列腺增生引起的LUTS症状，具有比TURP更好的远近期临床疗效。导尿管留置时间短、术后住院时间短和围手术期并发症显著减少、安全性明显增高；术后并发症少，对老年的性功能具有保护作用。

（2）铥激光剥橘式的手术效果怎么样

前列腺增生手术治疗的目的是解除前列腺增生造成的膀胱出口梗阻，从而改善症状，保护膀胱功能。铥激光剥橘式前列腺切除术的一个重要特点就是组织切除彻底，术后效果好。上海第一人民医院泌尿外科自2004年开始，是国内乃至国际上最早开展这一手术的单位，累计完成3000余例，随访至今最长已经超过10年。短期效果和中长期的随访结果，发表在国际权威泌尿外科杂志《欧洲泌尿外科杂志》（EU）和《世界泌尿外科杂志》（WJU），随访结果证实，围手术期的并发症和中远期并发症都明显降低，而手术效果稳定，与开放手术和TURP的数据相比，无明显差异，而且尿失禁发生率低于其他术式，迄今没有发生一起永久性尿失禁，这个手术方法，还可以保留患者的勃起功能。

（3）前列腺增生手术，会影响夫妻性生活吗

铥激光剥橘式前列腺切除术可以保护老年男性的勃起功能，改善因为严重下尿路症状导致的性功能障碍。前列腺增生手术对男性患者术后性生活可能有一定影响。有学者对人类阴茎勃起的神经解剖进行了详细的研究，发现海绵体神经在前列腺尖部距前列腺两侧仅几个毫米。开放手术时的直接损伤和经尿道前列腺切除术时的电烧灼、透热、体液外渗均可使这些神经血管束受到损害，进而影响勃起功能。其次，前列腺术后，射精时由于尿道内括约肌及膀胱颈关闭不严，致精液进入膀胱，不能正常射出体外，这就是逆行射精。有些术中精阜射精管受到损伤，会导致不射精。

铥激光的波长接近于水的吸收波，热损伤浅，仅仅 0.2 毫米，而且，激光光纤是直射光纤，这些特点使其对前列腺尖部勃起神经的损伤降到了最低，因此对勃起功能的影响最小。我们有统计发现，有相当数量的前列腺增生老年男性，因为严重的下尿路症状，出现勃起障碍，在接受了铥激光前列腺手术后，随着下尿路症状的改善，又恢复了勃起功能。铥激光手术时，可以封闭前列腺组织的血管，另手术中膀胱冲洗液是生理盐水，所以病人更安全。

TURP 是最早应用的经尿道手术，应用电刀的电切环，经尿道的镜鞘进入，把前列腺切成小块，经镜鞘冲出。与开放手术相比，是个巨大的进步，一度被称为 BPH 治疗的"金标准"。

有些患者合并有巨大的膀胱憩室，或合并有输尿管返流等，腹腔镜手术可以同时切除前列腺和合并症，也避免了开放手术的巨大创伤。安徽医科大学第一附属医院的梁朝朝教授所倡导的经膀胱腹腔镜手术，特别适合以上情况以及有过下腹部手术史者。

68. TURP 治疗前列腺增生的优点

与传统开放手术比较，TURP 有以下优点：①创伤性比较小，不需要刀口。②疗效和开放手术相当。③术后恢复比较快。④导尿管留置

时间 5 ~ 7 天，比开放手术的 10 ~ 14 天大幅度缩短。住院时间比较短。但由于是单极的电刀，需要用不含电解质的液体冲洗，比如甘露醇等，术中会导致水吸收，造成严重的 TUR 综合征（行 TURP 的病人因术中大量的冲洗液被吸收到血循环，导致血容量急剧增加，出现稀释性低钠血症，所引起的全身一系列症状）等，严重时危及病人的生命。而且，TURP 止血效果不佳，术中术后出血仍然较多，因此目前逐渐被一些新技术取代。

69. 等离子治疗前列腺增生的优点

等离子电刀是采用双极的电切环，因此止血效果比普通的 TURP 明显提高，而且由于采用双极，不需要经过人体的电极环路，可以采用生理盐水作为冲洗液，大幅度减少了水吸收造成的 TUR 综合征，病人相对安全。等离子手术除了采用普通 TURP 那样的电切还可以采用经尿道剜除手术，就是沿着前列腺的外科包膜，把前列腺增生腺体完整的剜除。

等离子治疗前列腺增生的优点：术中及术后出血少，手术时间短，术后留置导尿管时间短，剜除术的组织清除彻底，手术效果好，而且采用生理盐水冲洗，大大提高了安全性。

70. 激光治疗前列腺增生的优点

随着科技的发展，激光应用于医疗越来越多，尤其前列腺增生手术，各种激光的应用给外科医生提供了各种先进武器和手段，各种更安全，出血更少，效果更好的手术方式被开发出来。但是激光的物理学特性有差别，比如激光能量是水吸收或是血红蛋白吸收，或是兼水与血红蛋白共同吸收，其热损伤深度不一样，其疗效也有差别。

钬激光于 1995 年新西兰医生首先进行技术研究，后被广泛应用于前列腺增生的治疗，他属于脉冲波激光，与其他激光相比，其组织切割汽化和止血能力稍弱，因此采用的术式是钬激光剜除术，即把增生的前列腺组织从前列腺包膜上切下来，让增生的前列腺组织游离漂浮于膀胱内，再经尿道将组织粉碎器放入膀胱，将增生的前列腺组织粉碎取出。这种手术方式，切除组织比较彻底，手术效果较好。但是需要把增生的前列腺组织从前列腺包膜上切下来，再粉碎取出，需要花费时间和设备。

铥激光，2004年夏术阶等在国际上最早进行铥激光前列腺增生手术技术研究，其后在临床推广，其波长最接近于水的最大吸收波，因此其激光能量能最大限度的用于组织切割，具有超强的组织汽化和切割能力及出色的止血效果。

绿激光，由氪氩激光穿过磷酸钛氧钾晶体后得到的波长为532纳米的可见激光。绿激光的绝大部分能量被氧合血红蛋白所吸收，而生理盐水几乎不吸收，在血管含量丰富的腺体组织内可以发挥极好的汽化凝固效应，而在血管相对少的前列腺包膜上效率降低，不易导致穿孔，故称之为选择性前列腺汽化术。由于强大的汽化能力和止血效果，现在广泛应用于前列腺增生手术。绿激光可以汽化前列腺，也可以做前列腺剜除。相比较其他激光，绿激光安全性高，特别适合于高龄高危的患者。

1470纳米半导体激光，是新研制的一种激光，现已应用于临床，治疗良性前列腺增生有止血效果好、高效、安全的优势。其启动快，工作温度低于其他激光，在处理前列腺尖部时对外括约肌的热损伤小。光纤有侧出和直出等，可根据术者习惯或前列腺体积进行选择。相比较其他激光，噪声小，更为安静；相比较绿激光，对操作者的视力影响小。

激光具备凝固止血效果好，术中出血相对较少，具有不导电的特性，因此手术时可以用生理盐水冲洗膀胱，故无经尿道前列腺电切综合征（TURS），已成为近年来治疗前列腺增生的重要手术方式。

71. 前列腺剜除手术有哪些优点

前列腺剜除术就是模拟开放手术，找到前列腺的外科包膜界面，沿着这个界面把增生的前列腺腺体完整的剜除。可以采用等离子、钬激光、铥激光和绿激光等完成。其最大的优点就是可以最大限度地把增生腺体彻底清除，术后的复发率低，手术效果好，而且出血相对较少。此术式手术过程中对尿道括约肌的保护是个关键，这种手术，有造成患者尿失禁的风险，尤其是术后早期，但绝大多数可以恢复。前列腺剜除术适合各种体积较大的前列腺增生患者，小体积的前列腺由于前列腺包膜难以辨认而宜采用其他术式。剜除术还需要配合组织粉碎器使用，以把增生的前列腺腺体粉碎取出来，尤其是使用钬激光剜除时。

72. 什么是前列腺增生的微波治疗？其效果怎样

微波治疗前列腺增生症是最近几年国内外新兴的一种前列腺增生的物理治疗技术。微波是一种电磁波，当它以辐射形式通过组织时，引起组织中的极性分子主要是水分子旋转振动而产生热效应。当微波加热至 $38 \sim 43$℃时，人体组织血流量增加，含氧力提高，这就是普通微波理疗用于疾病康复的原理。研究发现，当局部加温达到 45℃，尤其 50℃以上时，异常组织和正常组织均可以发生不可逆的蛋白质凝固，血管闭塞。这就是微波治疗前列腺增生的原理。微波治疗大致有 3种形式：一种是经尿道前列腺热疗；一种是经直肠前列腺热疗；还有一种是非介入性，既不需经尿道，也不经直肠，而从体外进行治疗。微波治疗前列腺增生的适应证为第一期和第二期的早期前列腺增生患者，前列腺Ⅰ度或Ⅱ度增生的患者。前列腺体积过大，或者中叶肥大者疗效欠佳。这种新兴的治疗方法效果到底如何，还需要进一步的总结和观察。

73. 什么样的患者选择支架治疗

前列腺支架是通过内镜放置在前列腺部尿道的金属或聚亚胺酯装置。仅适用于反复尿潴留又不能接受外科手术的高龄高危患者，前列腺支架可以缓解前列腺增生所致的下尿路症状，作为反复尿潴留替代导尿的一种方法。

随着激光等技术的进步，外科手术越来越安全，并发症越来越少。

目前一种新的棒状水囊前列腺

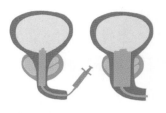
利用棒状水囊注水将增生的前列腺撑开

适用于年龄较大不能耐受手术的患者

图 3-11　什么是棒状水囊前列腺扩裂术

扩裂术以其操作简单、恢复快、疗效可靠的优势在国内渐渐普及，其目标是在乡镇卫生院即可完成的手术，将是一项大大的惠民项目。郭应禄院士及其研发团队历经 20 余年的辛勤工作，研发出具有我国自主知识产权的棒状水囊扩裂导管，一组 1500 例长达 5 年的临床随访结果显示，其疗效与经尿道电切相似。该术式特别适合于高危高龄不能耐受较大手术者；又因其保留了前列腺，对术后性功能影响小，因此也适于"较年轻"的需保留性功能的前列腺增生患者。国内区域性大医院已经广泛开展此项手术。

74. 什么样的患者选择开放手术

随着内镜手术器械和技术的改进，腔内手术治疗前列腺增生广泛开展，需要开放手术治疗的患者逐年减少，但这并不意味着开放手术已被淘汰。开放手术主要适用于前列腺体积巨大，经尿道手术难以完成或者手术时间较长，建议选择开放手术，或者患者有需要开放手术的其他问题，或医院医生等条件限制，不能做微创手术。国外文献建议体积大于 80 毫升的患者采用开放手术，但实际与医生的手术操作技巧和能力有关，目前国内报道很多经尿道手术处理巨大前列腺的微创手术，国内相关报道采用铥激光切除最大体积的前列腺是 360 毫升。

对于合并膀胱结石或合并巨大膀胱憩室的患者，经尿道手术难以处理，可以开放手术把增生腺体一并处理。巨大的膀胱结石经尿道钬激光碎石时间较长，会造成尿道的压迫性缺血狭窄、感染等并发症，因此最好开放手术取石。

75. 高龄前列腺增生患者应该选择什么手术方式

高龄前列腺增生患者，心肺功能等全身条件较差，手术耐受性低，宜于选用创伤小出血少，安全而且速度快的手术方式。比如可以使用经尿道铥激光切除术，此术式能够快速切割汽化，手术过程中几乎不出血，可以快速切除腺体。也可以使用绿激光汽化术，止血效果好。总体来讲，还要根据所在医院的技术水平和器械特点来定。当然微创治疗中的置放前列腺支架也是一个备选方法。

76. 前列腺增生合并疝气两者是否有因果关系，如何治疗

前列腺增生患者排尿困难，排尿时腹压增大，是导致和加重腹股沟疝气的常见原因。因此通常建议患者在做疝手术前，先做前列腺增生手术，改善患者排尿困难及尿道通畅情况，防止术后疝复发。现在可以同时手术，就是一次麻醉把前列腺增生和疝手术同时解决。由于前列腺增生多为经尿道微创手术，不会有漏尿等情况，因此不会考虑对疝手术造成不良影响，通常可以一期手术。但也可以分期手术，先做前列腺增生，再做疝手术。

77. 为什么有的前列腺增生患者需要做造瘘术

约 1/3 的前列腺增生患者最终需要外科治疗，以手术解除前列腺增生所致的尿路梗阻。需要通过前列腺手术治疗缓解症状，以提高生活质量。但也有一些患者虽然前列腺增生比较严重，但医生却建议行膀胱造瘘术，以引出尿液，而不是进行前列腺手术，这是由于患者的全身情况不能够耐受积极的前列腺外科手术治疗，或患者存在其他一些疾病，导致前列腺手术需要延后，或需要充分准备才能手术。事实上，并不是所有需要手术治疗的前列腺增生患者都有条件进行手术，比如有些患者自身身体素质太差，不能耐受前列腺手术以及手术所需要的麻醉，如伴有严重心肺疾病的患者心肺功能较差，不能耐受麻醉和手术；严重脑血管病患者，可能出现神志不清、瘫痪在床，不能耐受手术；还有一些晚期肿瘤全身转移的患者，身体营养状态较差，不宜立即进行前列腺手术，可以行膀胱造瘘术治疗。对于患有高血压和糖尿病的患者，如果血压和

血糖控制不好可能影响前列腺手术的顺利进行，应先行造瘘术，同时控制好血压、血糖，待疾病控制后再行前列腺增生手术。有凝血障碍、膀胱功能障碍的患者都应先行造瘘术，待时机成熟后才考虑其他前列腺手术。耻骨上膀胱造瘘术相对于其他前列腺增生的手术操作较简单，患者不需要全身麻醉，一般选用硬膜外麻醉或腰麻，全身情况不佳的患者还可以选用局部麻醉。患者术前需要备皮，留置尿管，术中通过尿管注入盐水，将膀胱充盈，然后再耻骨上正中切开8厘米左右，分离开腹部肌肉，暴露膀胱，提起膀胱壁穿刺吸出膀胱内盐水证实膀胱后再切开1~2厘米，将导尿管置入膀胱内后缝合膀胱壁及腹壁，将导管固定好，手术即可完成。现在有非常方便的膀胱穿刺造

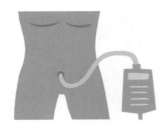

对不能立即手术的患者
选用膀胱造瘘术暂时缓解症状

图 3-12　什么是膀胱造瘘术

瘘术耗材，使膀胱充盈后，局麻下在耻骨上穿刺造瘘即可。

78. 糖尿病合并前列腺增生患者手术前应该做哪些准备

糖尿病在我国是一种常见疾病，很多男性老年患者同时也存在前列腺增生。很多患者血糖控制欠佳，长期处于高血糖状态，出现周围神经末梢病变。支配膀胱控尿的神经末梢也会受到累及，该类患者手术效果可能比较差。糖尿病患者手术前要监测血糖，将血糖控制在空腹血糖6~9微摩尔/毫升，餐后血糖9~11微摩尔/毫升。在围手术期，使用胰岛素进行控制血糖。手术前的尿流动力学检查是必须进行的，逼尿肌收缩无力的患者，手术治疗可以解除前列腺梗阻，改善其排尿症状，更可以保护其膀胱功能，避免逼尿肌进一步的损坏。

当然PSA也是常规必查项目。泌尿系超声检查，不仅可以测定前列腺大小，残余尿的量，还可以了解上尿路情况，是否合并肾积水，同时可了解膀胱的状态和功能。

79. 对于合并有高血压的患者，手术前还应做哪些准备

很多老年患者同时合并高血压病。老年人由于血管的弹性差，脉压差一般较大，血压过高容易引起血管破裂，发生于脑血管则有很大危害。手术中的麻醉以及手术本身的刺激，可能会导致血压的急剧升高，因此围手术期的控制血压十分重要。高血压病人的手术安危，主要是取决于麻醉的风险性，取决于是否并存继发性重要脏器损害及其损害程度，包括大脑功能、冠状动脉供血、心肌功能和肾功能等改变。单纯慢性高血压，只要不并存冠状动脉病变、心力衰竭或肾功能减退，即使已有左室肥大和异常心电图，在充分的术前准备和合理的麻醉处理前提下，耐受力仍属良好。术前准备的重点之一是施用抗高血压药治疗，药物种类较多，必要时可能需要心脏内科医生配合做好手术前准备。常用药物有周围血管扩张药（如肼苯哒嗪、哌唑嗪、长压定等）；β受体阻滞药（如艾司洛尔、心得安）；α肾上腺素能神经阻滞药（如利血平）；钙通道阻滞药（如异搏定、硝苯吡啶）等。术前施行抗高血压治疗，有利于术中、术后维持血压平稳，但与麻醉药并用有可能产生相互不良作用，如低血压和心动过缓；与氯胺酮或泮库溴铵并用，有可能诱发高血压；与异搏定并用，有可能出现心血管虚脱。尽管如此，①凡舒张压持续超过 12kPa（90 mmHg）者，不论年龄大小，均应给以抗高血压药治疗，待收缩压降低原血压水平 20% 后方允许手术；②对舒张压超过 14.7kPa（110 mmHg）者，抗高血压药治疗必须延续到手术日晨，以防止术中因血压剧烈波动而诱发心力衰竭或脑血管意外等急性损伤；③术中一旦并发低血压，可临时应用适量缩血管药进行拮抗；④对长期应用抗高血压药治疗的患者，不能突然停药，否则患者对内源性儿茶酚胺的敏感性将相应增高，可能引发高血压、心动过速、心律失常和心肌缺血等严重意外；⑤对高血压并存肾脏损害者，术前需对麻醉药的种类和剂量的选择进行全面考虑，避免加重肾功能损害；⑥对高血压并存心肌缺血者，术前应重点加强对心

肌缺血的治疗，择期手术需推迟。

80. 长期服用阿司匹林类抗凝药物的人是否停药再手术治疗

由于阿司匹林具有抑制血小板聚集的作用，被广泛用于预防心脑血管疾病。大量证据证明阿司匹林能减少心血管死亡、心肌梗死、不稳定心绞痛、卒中、短暂性脑缺血风险。但是，服用阿司匹林是否增加手术出血风险呢？大约有 25% 老年患者因疾病需要服用阿司匹林，许多患者需终身服药。作为二级预防，停止阿司匹林心肌梗死和死亡有 3 倍增长，对冠脉支架置入患者风险增加 90 倍，停用阿司匹林发生心血管事件的平均时间是 8.5～10.7 天，接近于血小板的寿命。经尿道前列腺电切术是常见的泌尿外科手术，出血是其主要术后并发症。许多泌尿外科医师考虑术前长期服用阿司匹林，可能导致术后大量出血，因而要求所有患者围手术期停用阿司匹林。新近的调查显示绝大多数泌尿外科大夫认为，术前服用阿司匹林是经尿道前列腺电切术手

术绝对禁忌证。现在心血管指南警告不要停止抗血小板药物，特别是患者有冠脉支架用抗血小板药物做二级预防的。然而，经尿道前列腺电切术患者的围手术期管理实际情况变化很大。患者服用华法林的情况相似。围手术期抗凝药或抗凝因子管理至今未达成共识。问题是围手术期应用抗凝药和抗血小板治疗增加出血，随后应用控制出血治疗而增加了血栓的风险和发病率。研究结果表明前列腺手术的术中出血与前列腺体积、前列腺切除重量、手术时间有关；是否停药阿司匹林对术中出血量无关。术后出血量与前列腺体积、前列腺切除重量、手术时间、术中出血量、心功能障碍、是否留置尿管有关；未停药者术后出血量多于停药者，但考虑到服用阿司匹林对于预防心血管事件的收益，行经尿道前列腺电切术时不用停服预防剂量阿司匹林。

81. 为什么服用利血平的患者术前要停药一周

有些患者长期服用利血平，利血平为肾上腺素能神经抑制药，可

阻止肾上腺素能神经末梢内介质的贮存，将囊泡中具有升压作用的介质耗竭，该药物口服后降压作用产生缓慢、温和，停药后作用消失也慢。虽然该药不影响麻醉药的作用，但服用该药的病人对麻醉药的心血管抑制作用非常敏感，术中很容易发生血压下降和心率减慢，故需特别警惕。采用椎管内阻滞麻醉时，低血压反应则更为普遍，且程度也较为严重。一旦服用利血平的病人在手术中出现低血压，在选用药物治疗时应格外慎重。若使用直接作用的拟交感神经药（如肾上腺素、去甲肾上腺素等），可发生增敏效应和引起血压骤升，而使用间接作用的拟交感神经药（如麻黄素）升压效应却往往并不明显。因此长期服用利血平者，术前应停药一周左右，以免麻醉中出现严重的低血压。术前改用其他降压药将血压控制在 150/90mmHg 以下则较为安全。

82. 前列腺增生留置导尿术要注意什么

前列腺增生患者，很多会引起急性尿潴留，这时候要行导尿术引流尿液，缓解症状，如果病情严重或者引起尿路梗阻应行留置导尿管，在行导尿术后，应注意哪些？①控制放尿量。急性尿潴留的患者，一般不能排尿的时间都较长，膀胱内尿量较大，所以应控制每次放尿的量，分次放空膀胱内的尿液，首次放出尿液量不超过 1000 毫升，剩余量每 1~2 小时后再放 100~200 毫升，直至排尽，以防排尿过快，腹压骤降引起心衰，或膀胱黏膜出血。②抗感染。留置导尿由于尿管长期存在，很容易引起下尿道感染，所以在术后应坚持口服抗生素，抗感染。③定时放尿。为了保护膀胱的功能，导尿管应夹住，定时放尿，放尿液时同时做排尿的动作，以训练膀胱的功能。④保持尿道口清洁。导尿管留置期间，患者应每天清洁尿道口周围，用 0.02% 的呋喃西林等消毒，每日冲洗膀胱。⑤定时更换尿袋。一般每两日更换一次尿袋，每两周更换尿管一次，以防逆行尿道感染。⑥保持导尿管通畅。应保持导尿管的通畅，如果发生导尿管的阻塞，应及时通知医生处理。⑦注意观察尿液性状。在留置导尿术后前 1~3 日出现血性尿液时，患者不用过于惊慌，一般持续 1~3 日就会自行消失，如果持续时间过长就应到医院通知医生。⑧拔管时间应根据患者病情决定。服药后，如病情有所改善，导尿管通畅且有尿液从导尿口周围流出，代表患者膀胱颈部的梗阻好转，这时可以试行拔管，多数患者拔管后可自行排尿，拔出导尿管的时间应听取医生的建议，由医生或护士拔出。

83. 术后戴管及拔管时间如何确立

留置导尿时间要根据具体的手术方式来确定，还要看具体的术中所见，比如前列腺体积、合并症、出血情况等，巨大体积的腺体术后创面较大，留置导尿时间适当延长。

开放手术通常 10~14 天，经尿道前列腺电切术（TURP）5~7 天，各类激光手术由于止血彻底，留置导尿时间更短，术后一般留置导尿管 1~3 天不等。术后留置导尿的目的：①通畅引流，用于膀胱持续冲洗。无论是前列腺开放手术还是经尿道手术，术后都会留有手术创

面，另源自肾脏的尿液不断注入膀胱，如果不能及时通畅引流，一方面会因手术创面的炎性水肿，继发尿潴留；另一方面也会使创面被尿液浸渍，增加术后发生并发症的机会；②压迫止血。前列腺术后手术创面会有持续一段时间的渗血，为此必须将前列腺腺窝与膀胱之间予以阻隔，以防止腺窝内的血液进入膀胱形成血凝块而影响尿液的引流，优质的三腔气囊导尿管即可达压迫前列腺增生手术创面的预期目的，达到压迫止血之目的。

术后如患者导尿管引流通畅，并且无明显出血可考虑拔除导尿管。过早拔除导尿管，会增加患者的尿路刺激症状及出血风险。

84. TURP 术后有哪些并发症

经尿道前列腺电切术（TURP 术）后常见的并发症有：

（1）经尿道切除综合征（TURS），即行 TURP 的病人因术中大量的冲洗液被吸收到血循环，导致血容量急剧增加，出现稀释性低钠血症，所引起的全身一系列症状。病人可

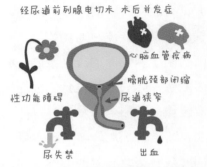

图 3-13 经尿道前列腺电切术术后并发症

在短时间内出现烦躁、恶心、呕吐、抽搐、昏迷，严重者出现肺水肿、脑水肿、心力衰竭等。它是电切术中最严重的并发症，尽管很少发生，一旦出现死亡率达 15%～40% 的死亡率，不需高度重视，现在的激光前列腺增生手术就避免了这一严重并发症。

（2）出血，电切的止血效果在各类微创前列腺手术中效果最差，因此术后导尿管引流液颜色较深，多呈现血性尿液，等离子和各类激光手术后，这类情况明显改善，虽然创面也会有出血，但相比电切明显减少。少许出血不需要处理，但对于严重的出血，要及时就医，需要导尿药物止血等，严重出血还要再次手术止血。

（3）尿失禁，多数为括约肌损伤所致，尤其刚拔除导尿管会有一些患者出现尿失禁，但绝大多数会经过功能锻炼得到康复。

（4）尿道狭窄，最多见的是膀胱颈部和尿道外口，少数发生于尿道中段，如果术后几个月排尿再次发生变细，及时到医生处就诊，轻的狭窄经过尿道扩张后多能解决，有些需要再次手术。

（5）膀胱颈部挛缩闭锁，发生率比较低，但需要再次手术。

（6）性功能障碍，尤其是电切手术，发生率相对比较高，尤其对于包膜穿孔的患者，更易于发生，铥激光手术使其发生率大幅度降低，有些勃起功能障碍的前列腺增生病人在铥激光前列腺增生手术后性功能得到康复。前列腺增生术后，由于膀胱颈松弛，逆行射精率比较高，就是射精后精液进入膀胱。

（7）心脑血管并发症，尤其是老年高危患者，术后卧床易于发生血栓，因此术后早下床活动，促进恢复，对于手术后卧床的患者，手术后次日及早鼓励在床上进行四肢运动和尽早恢复手术前力所能及活动。

85. TURP 术后恢复要注意什么

（1）停止膀胱冲洗后可适当下床活动，如尿色变红，及时卧床休息。

（2）开始饮食后，要多饮水，进食清淡易消化食物，避免吸烟饮酒及辛辣刺激饮食，保持大便通畅，排便时避免过分用力，可口服一些缓泻剂，早期大便时，尿液变血性，不要紧张，多饮水会自愈，必要时告诉医生处理。

（3）术后避免长时间久坐，骑自行车，骑马等致会阴部压迫充血的行为。

（4）部分患者术后会发生膀胱痉挛，应及时汇报医生，积极处理。

（5）避免剧烈活动，3个月内尽量不要性活动。

86. 前列腺手术后尿失禁如何治疗

前列腺术后尿失禁可分为急迫性尿失禁、压力性尿失禁、真性尿失禁，应该根据不同的原因给予相应的处理。感染及不稳定膀胱导致

逼尿肌无抑制收缩可积极控制感染，治疗原发病。前列腺尖部组织残留导致的括约肌收缩障碍可行再次手术修整尖部残留组织。损伤尿道外括约肌导致的尿失禁，轻度可通过加强盆底肌功能锻炼，针灸及药物辅助治疗恢复，严重长期不能恢复的尿失禁建议手术治疗。

87. 前列腺增生术后排尿障碍的原因

（1）尿道狭窄、尿道内口闭锁和膀胱颈挛缩：这是 BPH 术后导致排尿困难的常见原因。其中居首位的是后尿道狭窄。其排尿困难发生的时间长短不一，最短2周，最长2年，多数在术后1个月内即出现排尿不畅并呈进行性加重。目前认为和手术操作有较大关系，如缝合过窄、术中尿道黏膜撕裂较严重、术前合并有前列腺炎、术后并发尿路感染等。为预防此类狭窄，作者常鼓励患者排尿，每次排尿量在200毫升左右，利用尿液对尿道形成有效的扩张，对尿道康复有益。

（2）腺体残留：术后出现排尿困难的另一原因。可能原因为：

①腺体与包膜粘连，切除不彻底。②腺体较大，切除时间长，怕出现水中毒，首次切除少。③术者经验不足，术中使腺体组织残留过多。

（3）BPH复发：BPH复发时间目前尚无定论，但其共同点是第1次手术切除前列腺至重新出现前列腺增生复发症状之间完全无症状。

（4）膀胱颈息肉样增生：和首次手术创伤、感染等有一定关系。

（5）腺体组织碎块残留：术毕未能仔细观察膀胱腔，未能吸净残留于膀胱腔内的腺体组织碎块。

（6）TURP后出现大出血至膀胱内血块填塞。

（7）低顺应性膀胱和膀胱逼尿肌无力等。因此，目前认为临床诊断为BPH的患者，术前应常规行尿动力学检查以明确BPH是否确有及逼尿肌功能损伤性改变，尤其对有排尿困难等下尿路症状。但肛诊及直肠B超检查前列腺不大的患者，或有内分泌及神经系统病变患者，更有必要开展尿动力学检查以提高手术成功率。

（8）前列腺癌的可能性，前列腺增生手术是切除前列腺增生的部分，把前列腺比作一个鸡蛋的话，前列腺增生手术是切除蛋黄部分，蛋白部分留在体内，仍有患前列腺癌的风险，如果怀疑前列腺癌时，应做相应的检查。

88. 前列腺增生术后排尿障碍的预防

（1）对于小前列腺及伴有慢性前列腺炎症者宜采用合适的手术方式，以减少尿道狭窄发生。

（2）对前列腺症状轻而梗阻症状明显的患者必须考虑到膀胱颈挛缩的可能，对此类患者施行前列腺手术时必须同时行膀胱颈切开或切除。

（3）若为开放手术，缝合缩小膀胱颈时应以合适方式缝合，不能过疏或过密。

（4）术中尽量不损伤尿道，并且在切除过程中仔细观察膀胱及后尿道，尽可能切尽腺体至包膜。术后留置导尿管后，每日予以重新消毒及保持尿道外口清洁，防止逆行感染。

（5）术前充分检查排除非机械性梗阻因素，正确选择手术适应证。对长期尿潴留致膀胱逼尿肌功能障碍者，术前充分引流尿液配合训练膀胱功能，做尿流率检查，待膀胱功能有所改善后再行手术。

（6）术后疑有前列腺癌病人常规行 PSA 检查，异常者行腔内 B 超引导下行前列腺活检以明确诊断，根据病期采用相应治疗措施。若前列腺癌行电切时，要同时行去势及内分泌治疗和放疗，以避免前列腺癌复发而造成后尿道狭窄。

前列腺电切术作为治疗良性前列腺增生的"金标准"，在目前临床上已得到广泛应用。手术前认真评价其手术适应证，熟练掌握其手术方法及手术技巧，手术中细致观察，是防止手术后出现排尿困难的有效方法。就目前而言，尿道扩张和经尿道手术仍是治疗术后排尿困难的主要手段，绝大多数患者经治疗后能获得满意疗效。

89. 前列腺增生切除术后勃起功能障碍的现状是什么

有研究表明，前列腺切除术后会出现不同程度的勃起功能障碍，术前勃起功能正常的良性前列腺增生患者在经尿道前列腺电切术

（TURP）术后有 13.5% 发生勃起功能障碍，经尿道前列腺切开术（TUIP）术后为 4.6%，耻骨后前列腺摘除术为 15.6%。

前列腺切除手术对 BPH 患者勃起功能影响的因素包括阴茎海绵体神经受损、阴茎血管损伤、手术对性心理的影响、年龄、术前性功能状态、配偶的态度等，而与前列腺大小、手术时间、术中出血量、术后排尿症状的改善等无明显相关性；另一方面，某些药物会使阴茎海绵体发生可逆或者不可逆的损害，也会导致勃起功能障碍。

前列腺切除术后勃起功能障碍是由于多个环节发生病变所导致的，并有多种因素、多种神经递质参与其中，其作用机制还未完全明确，这些还需进一步探讨。

而勃起功能障碍治疗包括心理治疗、口服药物治疗、真空装置、海绵体注射及外科手术治疗，每种治疗方法各有其适应范围。由于口服药物治疗方便，不良反应少，大部分患者更倾向于口服药物治疗。

因此在治疗前列腺增生时，选择手术方式时不应忽略手术对病人性功能的影响以及病人对性功能的

需求，尤其是年龄较轻的患者，严格掌握手术适应证，手术时防止神经血管束损伤、术后心理治疗及健康指导显得格外重要。大多数患者缺乏健康的性心理，担心性生活受到影响而产生性恐惧。所以选择合适的手术方法和手术工具非常重要。

90. 前列腺增生患者手术后出血该如何处理

前列腺增生术后出血很常见。分为术中出血、术后即刻出血以及迟发性出血。少量出血一般可以通过膀胱持续冲洗、增加导尿管的气囊体积、牵拉尿管及使用药物防止膀胱痉挛等起到一定效果。大量出血致血块堵塞尿管或保守治疗无效时需要麻醉下清除血块，必要时再次手术止血。如果出血发生在出院后，少量的出血可以通过休息、适当多饮水、保持大便通畅及避免用力咳嗽等达到缓解，如果出血量较多则需要及时就诊，一旦发生术后出血，要及时想到牵拉固定导尿管，借助导尿管的气囊压迫出血点，然后再进行相应的处理。

91. 前列腺增生术后尿道狭窄怎么处理

前列腺增生患者在接受前列腺电切术后应该多注意自己的排尿情况，当尿流变细，或出现排尿困难时就需要及时找医生诊治。医生通常会对患者进行必要的咨询和初步判断尿道狭窄的部位，必要时进行尿道造影检查及膀胱镜检查，通过这些检查判断是否存在尿道狭窄以及尿道狭窄的范围、程度以及位置等。一旦确诊为尿道狭窄，就应采取相应的方法治疗，早期的尿道狭窄治疗效果是比较好的，而且治疗的方法也比较简单。对于狭窄较轻微的尿道狭窄患者，可在局麻下用金属的扩张器将狭窄处的疤痕撑开，即对尿道进行扩张，治疗效果立竿见影，扩张后患者排尿立刻变得通畅了。这种治疗方法操作简单，可以在门诊治疗，不需要住院。当尿道扩张需要定期、反复进行，开始时需要至少每周一次，以后根据病情的变化逐渐延长扩张的间隔时间。一些患者经过训练后可以自己在家进行尿道扩张。对于尿道狭窄严重的患者需要进行尿道内切开手术，这个手术过程与前列腺电切术有些类似，是通过尿道将尿道狭窄的地方用电刀切开，手术后配合定期的尿道扩张，也能取得较好的治疗效果。

92. 如何预防老年前列腺增生患者术后谵妄

谵妄是老年前列腺增生患者行前列腺切除术后最常见、危害极大的精神并发症之一，表现为意识模糊、胡言乱语、有错觉幻觉、情绪失常、兴奋激动等症状。为预防术后谵妄的发生，应注意以下 5 点：

（1）术后严密观察病情，警惕谵妄的先兆症状

术后应严密观察患者的生命体征及精神情况，特别是夜间更要警惕，若患者出现烦躁不安、胡言乱语、过于激动、幻觉妄想或过于安静、嗜睡等时，要警惕谵妄的发生。

（2）预防低氧血症

低氧血症和谵妄的关系密切，若患者氧饱和度低于 85%，要小心谵妄的发生。术后吸氧是预防脑缺氧、避免谵妄的一项有效措施，应给予患者氧气持续吸入，氧流量以 2 ~ 4 升 / 分钟为宜。

（3）合理镇痛

疼痛是前列腺切除手术后谵妄的一个危险因素。术后和患者聊天，或者让患者看电视、听音乐等可以分散其注意力，对减轻疼痛有一定作用。若患者疼痛剧烈，可在医生指导下应用镇痛药物。

（4）保证患者充足睡眠

谵妄的发生与睡眠功能紊乱有关。所以在患者睡觉时不要吵闹，并保持合适的室内温湿度，并减少噪声。

（5）安全防护

患者床边应有床栏，防止谵妄发作时出现意外；并告诉患者和家属，不要自行拔出导管，必要时对患者进行约束。

93. 经尿道前列腺电切术后该如何护理

（1）密切观察病情变化

术后注意生命体征等变化，由于术中及术后用大量冲洗液冲洗膀胱，在临床上出现血压波动及肺、脑、肾水肿等一系列病理或生理变化，如发现患者烦躁不安、恶心、呕吐、血压升高、脉搏慢、呼吸困难等情况时应警惕是否发生 TUR 综合征，应及时准备好抢救物品，并立即报告医生，给予相应处理；因患者均为高龄，还伴有其他慢性病，麻醉对心肺等会有不同程度的影响。

（2）各种管道护理

妥善固定各引流管，保持导尿管通畅，翻身时注意引流管有无移位和脱落，并定时挤捏引流管，防止血块堵塞。此外，需根据引流液颜色调节冲洗液速度，一般 80～100 滴/分钟，液柱高 60 厘米为宜。

（3）预防并发症

1）预防出血：出血常在术后 24 小时内出现，因此必须密切观察血压变化，引流液的颜色、性质，估计出血量，认真做好记录。如发现引流液颜色为深红色，伴有小血块，经挤捏仍引流不畅时，可用注射器抽吸生理盐水冲洗膀胱，以促通畅，并可适当加快冲洗速度，直到引流液颜色变浅为止。若患者出血量多、膀胱胀、血压下降、脉搏增快，严重者则出现休克时，应立即停止膀胱冲洗，加快输液、输血速度，按医嘱给予止血药，并协助做好返回手术室电切镜检查止血及清理血块的准备工作。

2）预防尿路感染：由于患者留置尿管持续膀胱冲洗，易引起尿路感染，因此，术后除了应用抗生素预防感染外，在更换尿袋及倾倒尿液时要严格执行无菌操作，每日更换尿袋 1 次，并及时倾倒尿液，每日用 0.5% 碘伏消毒尿道口 2 次，并保持床铺整洁，保持腹部、臀部、会阴部皮肤清洁干燥。

3）预防肺病感染：患者术后卧床，活动量小，有的伴有吸烟史及患心肺疾病，易发生肺部感染，要协助翻身拍背，鼓励有效咳嗽，如痰多不易咳出可给予超声雾化吸入。要注意保暖，尤其是冬天，冲洗液可加温后使用（25℃为宜）。

4）预防褥疮：为防止术后出血，要求患者避免用力翻身，因此，护士要每4小时给病人翻身一次，翻身时动作要轻柔，避免拖、拉、推动作，以减少对皮肤的摩擦，背部及骨突部可垫软枕，及时更换脏、湿的床单、衣裤，保持皮肤清洁，预防褥疮的发生。

5）预防便秘：为预防便秘，防止术后用力大便而导致出血，常于术后给予流质及半流质饮食，并指导病人多饮水，适当床上活动，多吃粗纤维丰富的食物，吃一些香蕉及甘薯等润滑肠道，以保持大便通畅，必要时按医嘱给予软化大便及轻泻的药物，如麻仁软胶囊及大黄苏打等。

6）预防静脉血栓形成：因患者均为高龄，加上手术创伤、术后卧床，术中术后应用止血药等，可使血液黏稠，血流滞缓及高凝状态，易致静脉血栓形成。为防止静脉血栓形成，术后需加强下肢功能锻炼，未下床前在床上每天定时按摩双下肢，做踝关节的伸屈活动，多做深呼吸及咳嗽动作。避免在下肢

建立静脉通道，尤其是左下肢，注意维护血管内壁的完整性。

（4）拔管后的护理

待尿液颜色转澄清后停止膀胱冲洗（术后3～5天），于术后7天左右拔除尿管，激光前列腺增生手术可以早拔出导尿管。拔管后要加强巡视，拔管当天避免下床，观察有否排尿困难、尿失禁、出血等并发症，如有尿失禁，一般是暂时性的，要指导患者进行提肛训练。

94. 行经尿道前列腺电切术患者出院后应注意什么

（1）勿吸烟、饮酒，忌食辛辣刺激的食物，注意营养调配，保持正常的生活规律，注意休息，适当运动，增强机体抵抗力，防止感冒。

（2）预防便秘可多吃新鲜的水果、蔬菜及粗纤维食物，多做下蹲仰卧屈髋动作，并定期按摩腹部，以保持大便通畅，必要时使用开塞露或低压灌肠。

（3）预防泌尿系感染，多饮水（白天多饮，夜间少饮，以免夜尿增多影响睡眠），24小时饮水量超过两

热水瓶（2500 毫升），才能起到尿液稀释和冲洗作用。注意会阴部卫生，防止逆行感染，术后 1 ~ 3 个月每 10 天复查小便 1 次，以检查有否出血，感染等情况，以便及时用药。

（4）常做提肛运动，以锻炼膀胱括约肌的功能。

（5）术后 3 个月内禁房事，不提重物，不骑自行车，避免久坐，防止盆腔充血引起前列腺窝创面大面积脱痂的再出血。

（6）观察记录排尿的次数、尿色、尿线的粗细，定时复查，出现尿线变细，排尿费力时及时就诊。

（7）前列腺增生手术并非一劳永逸，即使排尿通常也要定期到医院复查，特别是注意每年复查血的 PSA，警惕前列腺癌的可能性。

95. 前列腺增生膀胱造瘘术后该如何护理

许多前列腺增生膀胱造瘘术后的患者抱怨膀胱造瘘管的护理很麻烦，经常出现漏尿、出血、管道不通、皮肤红肿等情况，特别希望能尽早拔除造瘘管。那么对于膀胱造瘘管到底应该怎样护理呢？长期留置膀胱造瘘管的患者在日常护理中应避免造瘘管脱出、造瘘管不通畅，发现尿液混浊、血尿时应及时进行膀胱冲洗或其他处理。

（1）造瘘管脱出

造瘘管一般是用缝线固定和气囊固定的方法固定在膀胱和腹壁上的，患者应记录下造瘘管在皮肤之外的长度，每天核对，或在造瘘管上做个标记，密切观察造瘘管体外的长度，如果出现长度增加，引流不畅，需要回到医院请医生重新固定或更换造瘘管。与造瘘管连接的引流管和尿袋不能有张力，避免患者在活动中拉扯造瘘管而引起脱出。患者的引流袋在睡觉时可固定在床边，走路时可固定在衣服上。

（2）造瘘管不通畅

引流尿液是膀胱造瘘管的根本目的，出现造瘘管不通畅需要及时处理。首先应判断膀胱中有无尿液，如果患者膀胱充盈，并有明显的尿意，而引流管中没有尿液流出就可能是造瘘管不通畅。可以先用手折叠造瘘管，以手反复捏压造瘘管近段，然后突然放开折叠的造瘘管，或用注射器通过造瘘管注入生理盐水，以解除可能堵塞造瘘管的小血块和坏死组织。如果冲洗无效，就必须回到医院，请专科医生处理。

（3）引流尿液混浊和血尿

混浊的尿液常提示泌尿系感染，预防和处理尿液混浊的方法是定期进行膀胱冲洗。可以用生理盐水或庆大霉素溶液通过无菌注射器冲洗膀胱，最好每日冲洗两次，这样可以有效控制泌尿系感染，并可防止引流管堵塞。血尿常是由于造瘘管对膀胱内壁的刺激而导致的，一般不需要特殊处理，仅多喝水及观察即可。

96. 中医怎么治疗前列腺增生

中医理论中，前列腺增生所属证候为气虚血瘀，也就是说气虚血瘀证是前列腺增生的致病之源。脾肾虚是前列腺增生的一个重要原因，脾肾气虚导致血瘀，瘀血残精凝滞于前列腺内，而诱发了前列腺增生。治疗脾肾气虚的前列腺增生

患者必须使用益气补阳的药物，使人体正气充沛，脾气畅达，从而使整个身体的运转吸收和消化功能得到提高，五脏六腑功能平衡协调，运转正常，达到固本扶正的目的。正气不虚衰可以有效避免因气虚而诱发的血瘀之证，也就不会使前列腺继续增大。益气补阳的药物可以有效提高男性的性功能，消除男性因脾肾气虚导致性功能下降，阻断前列腺增生的源头。在中医理论中气血相生，阴阳互根，补气需配合养血，补阳必须辅以滋阴。治疗时可以选择黄芪、人参等滋补元气的药物治疗，固本止虚，提高身体功能。可以同时配以仙灵脾益气补阳，枸杞滋阴潜阳，还可以加入桑葚、沙棘补阴养血。各种药物共同作用，健脾益肾，扶正补阳，使患者虚证祛除，阻断了前列腺增生的致病之源。

97. 前列腺增生患者接受治疗后应如何随访

前列腺增生的各种治疗均应进行随访，目的是评估疾病进展、疗效和相关的副作用或并发症，并提

出进一步解决方案。根据接受治疗方式的不同，随访内容也不尽相同。

（1）观察等待

观察等待不是被动的单纯等待，应该告知患者需要定期的随访。在患者症状没有加剧，没有发展到具有外科手术指征的状况下，第一次随访应该在6个月后，之后每年1次。如果发生症状加重或出现手术指征，就需及时改变治疗方案。随访内容包括国际前列腺症状评分（IPSS）、尿流率检查和残余尿测定。必要时每年进行一次直肠指检和血清PSA测定。

（2）药物治疗

在患者症状没有加剧，没有发展到具有外科绝对手术指征的状况下，随访计划可以是服药后1~3个月进行第一次随访，之后每年1次。随访内容主要包括IPSS、尿流率检查和残余尿测定。对于服用α1-受体阻滞剂和M-受体拮抗剂的患者应在开始服药1个月内应该关注药物副作用，如果患者有症状改善同时能够耐受药物副作用，就可以继续该药物治疗。对于服用5α-还原酶抑制剂的患者，随访可以在开始服药后3个月，应该特别关注血清PSA的变化并了解药物对性功能的影响。

（3）外科治疗

在接受各类外科治疗后，应该安排患者在手术后1个月时进行第一次随访。第一次随访的内容主要是了解患者术后总体恢复状况，术后早期可能出现的相关症状。术后3个月时就基本可以评价治疗效果，此后随访视病人情况而定。包括经尿道微波热疗在内的其他治疗由于治疗方式的不同，其疗效和并发症可能不同，其随访计划应为接受治疗后第6周和第3个月，之后每6个月一次。随访内容主要包括IPSS、尿流率检查和残余尿测定。必要时可进行尿液细菌培养、直肠指检和血清PSA测定等。

98. 前列腺增生患者的饮食应该注意哪些方面

前列腺增生对男性患者的正常生活会造成一定的影响，降低生活质量，所以前列腺增生要注意预防，通过饮食调节也可以减轻前列腺增生的一些症状。首先要多吃新鲜水果、蔬菜、粗粮及大豆制品，多食蜂蜜以保持大便通畅，适量食用牛肉和鸡蛋，多吃一些种子类的食物，通常可以选用南瓜子、葵花子等。轻度的前列腺增生患者，因为辛辣食物可以使机体的湿热加重，使前列腺充血肿胀，影响排尿，因此在平时应忌食辣椒、辣油、咖喱、芥末、胡椒等。酒，特别是白酒，对于前列腺增生患者也有很大影响，饮用后会使前列腺充血而导致小便不畅，黄酒、葡萄酒等对前列腺也有一定的刺激作用，因此也不宜多饮。少喝咖啡、少吃柑橘、橘汁等酸性比较强的食物，少吃辛辣肥甘之品，禁喝烈酒。白糖以及精制面粉也不能多吃，最好少吃如冰激凌、冷冻饮料、棒冰、冰啤酒、冰西瓜等生冷食物。

99. 哪些水果适合前列腺增生患者食用

食疗是中医理论中较推崇的帮助患者恢复的方法，利用食物中的有益成分，起到治疗疾病的作用。前列腺增生患者食用合适的水果，

可以帮助患者改善尿路梗阻的症状，有利于前列腺增生患者的康复。西瓜味甘，性寒，功能为清热解暑，生津利尿，特别适合前列腺增生患者并前列腺炎者。香蕉味甘，性寒，有清热润肠之功效，特别适合伴有便秘的前列腺增生患者，可以长期食用。葡萄味甘、酸，性平，具有滋阴生津，补气利尿的作用，适合前列腺增生患者气阴两伤、气短、咽干、小便淋涩，小腹胀满者可以经常食用。桃味甘，性平，可以健脾调中，消肿解毒，桃子不但含有丰富的营养成分，还含有抗肿瘤成分，经常食用也有益于前列腺增生的康复。猕猴桃味甘、酸，性寒，可以清热、止渴、通淋，伴有小便淋漓涩痛、血尿等症的患者可以都食用。甘蔗味甘、性凉，具有泻火解毒、除烦止

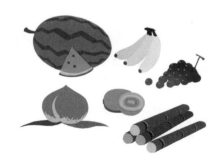

西瓜·香蕉·葡萄·桃子·猕猴桃·甘蔗

图3-14　哪些水果适合前列腺增生患者食用

渴的作用，喝甘蔗汁对于治疗泌尿系统感染有很好的疗效。前列腺增生患者多为老年男性，水果中含有较多的糖分，伴有糖尿病的前列腺增生患者应注意选择含糖量较低的水果。

100. 前列腺增生患者应改变哪些不良生活习惯

前列腺增生患者的一些不良生活习惯可能成为加重前列腺增生的原因，如久坐、骑车、穿紧身裤、饮酒、吸烟等，都可能造成前列腺的慢性充血，而刺激前列腺继续增生，加重排尿困难等尿路症状。

坐位可以使血液循环减慢，尤其是臀部、会阴部的血流，这样会直接导致会阴部及前列腺的慢性充血淤血。一段时间的坐位不会对身体有任何影响，但如果较长时间保持坐位，则会对已经增生的前列腺造成一定影响。因为前列腺的充血使局部的代谢产物不能及时排出，前列腺腺管阻塞，腺液排泄不畅，刺激前列腺组织继续增生。特别是久坐于软座，不能定时起身活动的人群，容易发生前列腺增生，并且

病情会快速进展。

骑车和穿紧身裤与久坐的道理一样，都可造成会阴部及前列腺局部的充血，导致前列腺增生加重。因此，前列腺增生患者不应长途骑车，应将持续骑车时间控制在 30 分钟以内。日常生活中应选择宽松的裤子，避免穿牛仔裤、皮裤等可能压迫会阴部的紧身裤。

吸烟、饮酒是不良嗜好，对身体各个器官组织都可能造成严重伤害。烟雾和酒精中含有各种有害物质，会影响前列腺组织的代谢，使前列腺抵抗力低下而产生炎症，加重前列腺增生。

101. 前列腺增生患者如何预防病情加重

（1）不可憋尿，憋尿会造成膀胱过度充盈，使膀胱逼尿肌张力减弱，排尿发生困难，容易诱发急性尿潴留，因此，一定要做到有尿就排。

（2）不可过劳，过度劳累会耗伤中气，中气不足会造成排尿无力，容易引起尿潴留。

（3）要避免久坐，经常久坐会

加重痔疮等病，又易使会阴部充血，引起排尿困难。经常参加文体活动及身体锻炼等，有助于减轻症状。

（4）要防止受寒，秋末至初春，天气变化无常，寒冷往往会使病情加重。因此，患者一定注意防寒，预防感冒和上呼吸道感染等。

（5）绝对忌酒，饮酒可使前列腺及膀胱颈充血水肿而诱发尿潴留。

（6）少食辛辣，辛辣刺激性食品，既可导致性器官充血，又会使痔疮、便秘症状加重，压迫前列腺，加重排尿困难。值得提醒的是，本症发展缓慢，病程长，若能从中年开始预防效果更好，除采取上述措施外，还应防止性生活过度，尤其要警惕性交中断和手淫的行为。据临床观察，多数患者只要能坚持自我保健措施落实和注意及时治疗，效果均很好。反之，坚持差的效果不理想。

102. 前列腺增生患者应慎用哪些药物

（1）抗胆碱类药，一些抗胆碱药能够导致前列腺增生患者服用后无法排尿，加重病情，如阿托品、胃疡平、安胃灵、普鲁本辛等。

（2）平喘药，诸如氨茶碱、麻黄碱、异丙喘宁等平喘药的化学成分都含有麻黄碱，是不适于前列腺增生患者使用的。因为麻黄碱能使前列腺平滑肌收缩并妨碍括约肌的正常生理功能，进而压迫尿道使患者出现排尿困难等症状。

（3）心血管类药物，有些心血管类的药物，如心得安、心痛定及异搏定等，都可以导致尿潴留，故亦不适宜给前列腺增生的患者使用。

（4）抗抑郁药，丙咪嗪、多虑平、阿米替林、氯米帕明等抗抑郁药都能够使前列腺增生患者发生尿闭症，影响疾病的治疗。

（5）利尿药，一些强效的利尿药物，例如速尿（呋塞米）和利尿酸，患者若服用了这些药物则会引起其体内的电解质平衡紊乱，从而引发尿潴留。一般可用中效或低效的利尿药代替。

（6）抗过敏药，像非那根、扑尔敏等的抗过敏药都能一定程度的加剧前列腺增生患者的病症，所以这些药物也应避免使用。

（7）抗精神病药，一些抗精神

病药也会使患者排尿困难重，如氯丙嗪（即冬眠灵）和奋乃静。

（8）外用药，同理，阿托品滴眼液、麻黄素滴鼻液等部分外用药对前列腺增生患者的影响也不容忽视。总而言之，无论是医生还是患者本身，使用药物时都应该小心谨慎。医生开方要结合患者的具体情况，而患者用药时也应先仔细阅读说明书，共同保证用药安全。

103. 吃南瓜子能够预防前列腺增生吗

研究认为，每天吃 50 克左右的南瓜子（吃仁不吃皮，生熟均可），连续吃 3 个月后，可较有效地防治前列腺疾病。这主要是由于前列腺分泌激素功能要靠脂肪酸，而南瓜子就富含脂肪酸，可使前列腺保持良好的功能。不仅如此，南瓜子中还含有南瓜子素，其有促进微循环，增加血管弹性，恢复柔软度作用。南瓜子素是一种新的氨基酸，它是由脯氨酸衍生而来的，不仅能够刺激前列腺细胞产生睾丸酮及游离睾丸酮，睾丸酮及游离睾丸酮的增加能减少双氢睾酮分泌，抑制了

前列腺增生，同时预防血吸虫以及童虫的发生。且南瓜子中富含维生素 B_2，其具有利尿消肿作用。再配合按摩和行走锻炼，就更有利于缓解前列腺增生了。虽然南瓜子能够预防并抑制前列腺增生，改善症状，但也不能忽视其他因素：主要是加强前列腺局部保健，如会阴部按摩，不宜久坐，经常坐浴。保持良好心态，坚持必要身体锻炼。随着人体的衰老，吸收能力下降、流失排除过多、供应量少等导致人体内的锌相对缺乏，也是造成前列腺增生的另一个原因，而目前我国大面积土壤均缺少锌元素，种植的南瓜子含锌量较少，因可以补充适当的锌，加强预防前列腺增生。

104. 多吃西红柿能够预防前列腺增生吗

早在 19 世纪 60 年代，有人发现生活在地中海沿岸国家的人们因以西红柿为主要食物，很少患前列腺肥大症。西红柿含大量的"番茄红素"，属于类胡萝卜素物质，它有很强的抗氧化，防止前列腺组织增生的作用。目前番茄红素健康相关

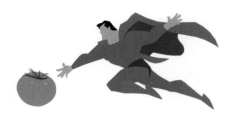

西红柿含大量的"番茄红素"，属于类胡萝卜素的物质，它有很强的抗氧化、防止前列腺组织增生的作用

图3-15　多吃西红柿能够预防前列腺增生吗

产品的开发已成为国际上功能性食品和新药研究中的一个热点。

番茄红素在前列腺病预防方面可能通过以下几个途径来影响前列腺的发病：

（1）番茄红素可以保护前列腺上皮细胞免受氧自由基的损伤。

（2）番茄红素可以调节前列腺细胞中的激素和生长因子的信号传导。研究中发现番茄红素可以改变体内胰岛素样生长因子（IGF-1）的活性，而IGF-1可以促进细胞增殖和抑制细胞发生程序性死亡。

（3）通过调节细胞周期来影响BPH的发病。尽管有这些假设，但番茄红素与防治BPH发病的确切机制仍然不很清楚。

番茄红素在微观结构上可分为顺式及反式异构体，目前主要为全反式番茄红素对前列腺疾病的抑制作用研究较多。研究发现番茄红素能显著抑制体外非肿瘤引起的前列腺上皮细胞的生长，且与剂量呈正相关。而且番茄红素在前列腺中有抗雄性激素的作用，而且它能抑制后期雄性激素诱导产生的信号从而产生抗氧化作用来抑制前列腺增生，这些信号多半与增生、炎症和氧化应激相关。

西红柿中番茄红素含量丰富，尽管有研究表明番茄红素对于预防前列腺增生有一定理论及实验依据，但是多吃西红柿是否能真正预防前列腺增生还不明确，前列腺增生的防治还是需要通过正规途径全面监测。

105. 吃大豆异黄酮能够预防前列腺增生吗

前列腺同其他副性腺器官一样，受血睾酮的持续刺激而生长并维持其大小及分泌功能。大豆异黄酮为植物雌激素，其主要成分为三羟异黄酮、二羟异黄酮和-6甲氧基大豆素。流行病学资料表明，西方国家前列腺增生的发病率明显高于某些亚洲国家，其中一个原因就在

前列腺增生

03

于东西方膳食结构上有明显的差异，即豆制品在东方国家的膳食中占有重要的地位。正常情况下，前列腺受雄激素的作用而增大。大豆异黄酮对前列腺增生的抑制作用主要是它具有雌激素和抗雄激素样作用，并且抑制 5α 还原酶、酪氨酸蛋白激酶、细胞增生和血管生成等功能。大豆异黄酮能够对下丘脑 - 垂体 - 性腺轴产生负反馈，降低腺垂体对促性腺激素释放激素的反应性，减少黄体生成素的分泌，而黄体生成素具有促进睾丸间质细胞产生睾酮的作用。雌激素不阻断雄激素诱发的前列腺细胞的生长，相反，雌激素与雄激素有协同作用。而雌激素可诱发产生雄激素受体，加强雄激素的促细胞增殖作用。大量动物实验表明，大豆异黄酮能够明显降低雄性大鼠等动物雄激素水平，较正常大鼠，其前列腺体积缩小。此外，给予大豆异黄酮后，前列腺细胞凋亡率明显升高、增殖下降，说明大豆异黄酮可不同程度起到抑制前列腺增生的作用。其促进细胞凋亡的机制研究主要集中在抑制酪氨酸激酶和扑异构酶 II 等前列腺细胞生物酶活性、诱导 Caspase-3 的激活等方面促进细胞凋亡，使前列腺细胞内环境趋于正常平衡状态，达到抑制前列腺增生的目的。

106. 吃胡萝卜能够预防前列腺增生吗

胡萝卜含有大量胡萝卜素，这种胡萝卜素的分子结构相当于 2 个分子的维生素 A，进入机体后，在肝脏及小肠黏膜内经过酶的作用，其中 50% 变成维生素 A，维生素 A 有助于增强机体的免疫功能，在预防上皮细胞癌变的过程中具有重要作用。胡萝卜中的木质素也能提高机体免疫机制，间接消灭病态细胞。胡萝卜所含类胡萝卜素中最著名的两种，β- 胡萝卜素和番茄红素，长期以来被认为是通过减少氧化应激对细胞的损伤来降低癌症风险的强大武器。

正是由于上述机制的存在，大多数人以为多吃胡萝卜可以完全预防前列腺增生的发生，对于现代社会追求生活质量的人们来说，预防疾病比治疗疾病更重要，且电视广告、健康讲座盛行，导致人们盲目相信，不能及时就自身疾病行正规治疗。前列腺增生也是如此，患者认为多吃某些食物可以预防甚至治疗前列腺增生，所以耽误了最佳的时机。

107. 吃姜黄素能够预防前列腺增生吗

姜黄素隶属姜科，是一种多年生草本植物。主要分布在亚洲，特别是印度和中国的热带地区。姜黄素是姜黄根茎的提取物，为橙黄色结晶粉末。近年来研究发现，研究也发现姜黄素可以明显抑制前列腺增生细胞的增殖，诱导凋亡的发生。姜黄素在前列腺细胞中能够诱导细胞周期素 E 通过泛素化依赖的通路降解，同时上调细胞周期素依赖性蛋白激酶抑制剂 p21 和 p27 的表达，从而抑制细胞的增殖。同时也可以下调表皮生长因子受体（EGF-R）的表达，抑制 EGF-R 的酪氨酸激酶活性，抑制配体介导的 EGF-R 活化，从而抑制前列腺细胞的增殖。不仅如此，研究表明姜黄素还能降低雄激素受体的表达，而正常情况下前列腺受雄激素的作用而增大。姜黄素还可以通过下调雄激素受体

的表达以及降低雄激素受体的 DNA 结合活性，从而抑制雄激素 - 雄激素受体介导的一种前列腺特异性的雄激素调节基因 NKX3.1 的表达。不仅如此，姜黄素还可以抑制前列腺平滑肌细胞生长，降低端粒酶逆转录酶的 mRNA 表达，对前列腺增生有预防作用。在动物实验中，同时给前列腺增生模型小鼠灌服姜黄素，观察其对小鼠前列腺指数和睾丸重量的影响，发现其能有效的降低小鼠的前列腺指数及睾丸重量。因此，姜黄素能够有效的预防并改善前列腺增生。

108. 吃韭菜能够预防前列腺增生吗

韭菜，俗称起阳草，堪称"男人菜"，不仅具有较大的杀菌能力，还有助于人体对维生素 B_1 的吸收，促进糖类新陈代谢、缓解疲劳。韭菜含多种维生素，矿物质，生物活性成分含硫化合物，具有降血脂的功效，而胆固醇的水平直接相关于类固醇激素合成和前列腺增生。并且韭菜性温，味道辛辣，具有温肾壮阳的功效；韭菜纤维素含量很丰

富，也有通肠润便的功效；因此平时多吃韭菜可以预防前列腺增生，同时并建议少吃含激素高的肉类。但是，韭菜属于热性蔬菜。前列腺疾病患者，尤其是前列腺增生患者，食用韭菜后，可能会出现小便不通的症状，这可能是与韭菜进入人体后，经食物热性刺激，前列腺会出现充血肿胀的现象，使已经增生的前列腺充血而压迫尿道产生排尿淋漓不畅、小便困难等前列腺症状。因此，对于前列腺增生的病人，尤其是尿路梗阻症状较为严重的患者，建议少吃韭菜，避免出现急性尿路梗阻症状。

109. 补充锌元素能预防前列腺增生吗

锌是人体重要的微量元素之一，作为人体近百种酶的辅酶，参与多种代谢活动。由于锌与人体的生长发育、免疫防卫、创伤愈合、生殖发育及许多疾病的发生发展有密切的联系，因此，日益引起医学界的广泛重视。正常成人体内含锌2~2.5克，其中60%存在于肌肉中，30%存在于骨骼中。前列腺是人体含锌量最高的器官之一。人体前列腺含锌量一般为720毫克/100克干重，精浆中锌含量则为2.1毫摩尔/升，约为血锌含量的100倍。说明锌在维持前列腺及其附属性器官的功能和结构上起着重要的作用。锌对前列腺的重要作用主要表现在以下几方面内容：①维持前列腺的抗感染能力。锌可维持腺体正常抗感染能力，而一般正常前列腺液中含有一种强有力的抗菌活性蛋白（PAF），属含锌化合物，前列腺炎时其含量降低。②调节存在于前列腺细胞线粒体及细胞核的5α-还原酶的活性，从而调节细胞内双氢睾酮水平。③保持大分子的结构完整性，调节蛋白及核酸的代谢以及ATP的生成和线粒体的功能。综上，锌元素是维持前列腺健康需要的物质，因此要适当保证体内锌元素含量，才能做好前列腺腺体保健，因此建议前列腺疾病患者日常多吃含锌量高的食物，这非常有利于前列腺病情的康复及预防病情加重。

110. 维生素 D 对前列腺增生有什么样的影响

维生素 D 在血清中主要以活性 $25(OH)D_3$ 的形式存在。研究发现，血清中低浓度的 $25(OH)D_3$ 水平可能与前列腺体积增大有关。其机制可能为：人类前列腺细胞中有 1α 羟化酶存在，$25(OH)D_3$ 可在前列腺细胞内转化成 1，25 二羟维生素 $D[1,25-(OH)_2D_3]$。$1,25-(OH)_2D_3$ 通过激活正常前列腺上皮细胞存在的维生素 D 受体，调节胰岛素样生长因子结合蛋白及多种生长因子等机制，起到抑制前列腺细胞生长，诱导前列腺细胞的凋亡作用。此外，$1,25-(OH)_2D_3$ 能保护非恶性增生的人前列腺细胞免受氧化应激反应所导致的细胞死亡，可有效阻止一些与年龄因素有关疾病的进展，如良性前列腺增生。而近年来，应用维生素 D 及其类似物治疗前列腺增生的实验和临床研究已经取得一定进展。活性维生素 D_3 具有抑制前列腺增生，减少膀胱的无意识活动，改善因前列腺增生所引起的下尿路症状的疗效。

111. 前列腺增生症手术后为什么还会有前列腺炎症状

如前文所述，前列腺腺体分为移行带、中央带、外周带。移行带位于前列腺中部，尿道两侧，包绕着尿道前列腺部，是前列腺腺体的增生的起始部位。在正常情况下，移行带占前列腺体积的 5% 左右，在前列腺增生时，其所占比例增加，甚至能占总体积的 80% 以上。在前列腺增生者常常合并有慢性前列腺炎，手术虽然切除了大多数的组织，但残留的前列腺组织的慢性炎症还会存在。在手术过程中，前列腺腺管被破坏，分泌的前列腺液引流不通畅，也是造成前列腺炎的因素。另外前列腺的手术后常规留置导尿管，由于尿管的存在，容易使外界的细菌逆行进入到前列腺窝，导致前列腺窝内的感染，这也是手术后发生前列腺炎的重要因素。

112. 前列腺增生症手术后还会得前列腺癌吗

如前文所述，前列腺腺体部分分为移行带、中央带、外周带。前列腺癌的好发部位在外周带。移行带是增生的起始部位。在正常情况下，移行带占前列腺体积的 5% 左右，外周带占总体积的 70% 左右。在前列腺增生时，随着增生部分前列腺体积的增大，外周带及中央带受压变薄，形成"外科包膜"。前列腺增生的手术就是在外科包膜内将增生的前列腺组织切除，而外科包膜还保留，这也就是说前列腺组织没有完全切除，前列腺外周带还存在。如同把西瓜切一个小口子，用勺子将西瓜瓤掏空，西瓜皮还保留。由于外周带的残留，前列腺增生手术后还是会发生前列腺癌的。

113. 前列腺增生症手术是否一劳永逸

我们形象地把前列腺增生手术比喻成掏西瓜：把西瓜切一个小口子，用勺子将西瓜瓤掏空，西瓜皮还保留，尽量将红瓜瓤掏空，但无法避免仍会有少量的红瓤残留，若过分追求将红瓤掏彻底，有可能把西瓜皮掏破。"西瓜皮"就是受压变薄的外周带和中央带，残留的"红瓜瓤"就是残留的移行带前列腺组织。随时间的推移，残留的前列腺组织还会形成结节样增生，会导致前列腺增生梗阻症状的再发。前列腺电切术后的前列腺增生梗阻症状再发平均时间约 8~10 年。现在国内通行的前列腺剜除手术，能更彻底切除增生的前列腺组织，前列腺增生梗阻症状再发的时间会更为延迟。也有一些人手术后会出现膀胱颈纤维化或尿道狭窄，则手术后排尿困难症状会很快复发，需要早期及规律治疗。还有一些患者有前列腺增生梗阻症状同时还合并有不稳定膀胱，在手术解除梗阻后，不稳定膀胱的表现就突出了，严重尿急迫，甚至尿失禁，这也需要很长时间的治疗恢复期。因此前列腺增生手术后并非一劳永逸，还是要经常体检，早期发现症状。

114. 前列腺增生症手术后应注意什么症状，还需要定期到医院复查吗

前列腺增生手术，是将增生梗阻的前列腺组织切除，手术创面需2周左右的时间尿道上皮才能完全爬行覆盖，但完全修复一般需要约3个月时间。在这期间容易出现前列腺窝的感染、创面的出血，患者会表现尿路刺激症状，有轻度的尿急、尿痛，尤其是解小便开始和结束时，尿道刺痛明显，有些还会出现血尿。这些都是手术后常见现象，症状比较轻时，只需多饮水注意休息即可，无需去医院就诊。有些人怕解小便疼痛，不敢喝水，小便量少，使得淤积在前列腺窝的分泌物不能及时冲刷干净，则更容易导致感染，会出现急性尿道炎或急性膀胱炎的症状，需要及时就医治疗。有些老年患者会有便秘的习惯，而手术后用力排便会导致创面的出血加重，若严重出血，需及时去医院就诊。对于手术前有较多残余尿或出现双侧上尿路积水的患者，手术后应定期复诊，了解膀胱功能和肾积水的恢复情况。

04

前列腺癌

1. 什么是前列腺癌

前列腺和身体内很多其他组织和器官一样，也会发生肿瘤，而且发生恶性肿瘤的可能性比较大，因此，人们一般所说的前列腺肿瘤都是恶性肿瘤，即前列腺癌。前列腺癌是男性泌尿生殖系统中最常见的肿瘤，95%以上为来源于腺泡上皮的腺癌，约75%的前列腺癌发生在外周带。前列腺癌早期可不表现症状，随着肿瘤增大而逐渐出现排尿困难、尿线细、尿流缓慢等尿路梗阻症状，病变后期则出现转移症状

及血尿、贫血、消瘦、乏力等慢性消耗性症状。常因体检时直肠指诊检查而发现。典型的前列腺癌直肠指诊示前列腺质地坚硬如石，高低不平，或摸到硬性结节。

2. 国内外前列腺癌的发病率是一样的吗

在全球范围内前列腺癌已经发展成为男性第二常见的癌症，在某些地区甚至位居第一。前列腺癌发病率有明显的地理和种族差异，加勒比海及斯堪的纳维亚地区最高，亚洲国家，如中国和日本前列腺癌的发病率远远低于欧美国家。美国黑人前列腺癌发病率为全世界最高，目前在美国前列腺癌的发病率已经成为第一位危害男性健康的肿瘤。近年来，随着中国经济迅速发展及人民生活质量的改善，人均寿命逐步提高，饮食习惯和生活方式

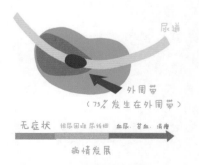

图 4-1　前列腺癌的发病特点

逐渐西方化，前列腺癌发病逐步发生改变。目前，前列腺癌正逐步成为我国男性的首要健康难题。我国1993年前列腺癌发生率为1.71人/10万，死亡率为1.2人/10万；1997年发生率升高至2.0人/10万，至2000年为4.55人/10万男性。从发病年龄来看，年龄越大发病率越高。数据显示，40岁后每增加10岁，前列腺癌发病率几乎翻倍；50～59岁男性患前列腺癌的危险性为10%，而80～89岁男性患前列腺癌的危险性为70%。我国城市地区自60岁开始出现前列腺癌的发病高峰，50岁以下男性很少见。我国前列腺癌的发病呈现显著的地域差别，港台地区为前列腺癌最高发区域，长三角和珠三角地区其次，而

广大农村地区前列腺癌发病率较低。在台湾地区和上海，前列腺癌已位于男性常见肿瘤的第5位和泌尿系肿瘤的第1位。可以预见，随着老龄化进程的加快，我国前列腺癌的发病率会越来越高。

3. 前列腺癌在我国是少见病吗

一直以来，前列腺癌是欧美等国家成年男性最常见的恶性肿瘤，但近年来，原本处于发病率较低水平的多个亚洲国家，前列腺癌发病率也呈现出直线上升的趋势。前列腺癌发病率与社会经济发展状况相关，例如人口老龄化、生活水平提高、饮食结构变化以及环境污染，发达地区往往呈现出前列腺癌高发趋势。数据显示，近十年来我国前列腺癌发病率骤增，大城市更成为"重灾区"。近年相关研究资料表明，我国前列腺癌占男性恶性肿瘤发病率的第6位。发病率随着年龄的增长而增长，55岁以前处于较低水平，55岁后逐渐升高，70～80岁是发病高峰。家族遗传型前列腺癌患者发病年龄稍早，主要集中在55

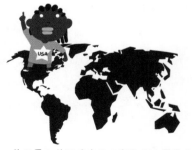

美国黑人前列腺癌发病率为全世界最高目前在美国前列腺癌的发病率已经成为第一位危害男性健康的肿瘤

图4-2 美国黑人前列腺癌发病率最高

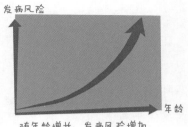

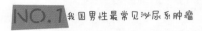

图4-3 前列腺癌是我国男性最常见泌尿系肿瘤

岁左右。随着我国人均生活水平的提高、健康体检指标PSA的普及，前列腺癌的早期诊断率会逐渐升高。因此，前列腺癌在我国中老年男性中已经是一种常见疾病。

4. 前列腺癌是"善良"的还是"凶残"的癌症

前列腺癌是种"善良"的癌症，出现症状时是有机会治疗的。前列腺癌发展速度缓慢，不像其他一些癌症，它总是悄悄地发展，一出现症状时就"大显神威"。前列腺癌"脾气好"，还因为它相对好治。目前，对于前列腺癌的治疗手段有多种选择。包括手术切除病灶、放疗、化疗、免疫治疗等。特别是内分泌治疗，是前列腺癌的柔性杀手，但是，容易产生耐药。近来还出现其他一些治疗方法，比如冷冻、高能超声聚焦、射频等，具体采取哪种方法要根据患者的情况，不同的患者不同的分期、分级，采取不同的治疗方法。早期前列腺癌被认为是真正意义上可实施根治手术的恶性肿瘤，术后患者无需打针、吃药，肿瘤不会复发或转移。但遗憾的是，我国很多前列腺癌被发现时，往往已经是晚期，发生了骨骼、肺脏或淋巴转移，难以达到满意的治疗效果。

5. 前列腺炎的类型与前列腺癌的关系

前列腺炎主要分为4种类型：Ⅰ型：急性细菌前列腺炎；Ⅱ型：慢性细菌性前列腺炎；Ⅲ型：慢性前列腺炎/慢性骨盆疼痛综合征，Ⅲ型又分为ⅢA型和ⅢB型；Ⅳ型：无症状炎症性前列腺炎。目前尚无研究证实几种类型的前列腺炎与前列腺癌的发生有相关性。

6. 慢性前列腺炎能导致前列腺癌吗

慢性前列腺炎导致前列腺癌还没有定论，但有研究发现前列腺炎和前列腺癌存在明显相关性。最近一项流行病调查研究发现有前列腺炎病史的患癌症的风险明显提高，炎症刺激时间越长，患癌症的风险可能越高。相当一部分前列腺癌患者有慢性前列腺炎的病史。这些研究说明慢性前列腺炎可能导致前列腺癌的发生发展。

7. 前列腺增生会导致前列腺癌吗

前列腺增生和前列腺癌均是在老年男性人群中发病率较高的疾病，虽发生于同一器官，但它们是两种不同性质的疾病。一般情况下，两者无必然联系，前列腺增生本身是不会转变为前列腺癌的。

如果把前列腺比作一个鸡蛋，那么前列腺的包膜是蛋壳，前列腺外周带是蛋白，而前列腺移行带是最中心的蛋黄。前列腺增生主要发生在前列腺中央区域的移行带，而前列腺癌则主要发生在前列腺的外周带，两者在解剖部位上有很大的区别。另外，前列腺增生与前列腺癌是两种完全不同的病理进程，迄今为止，还没有良性前列腺增生导致前列腺癌的证据。然而，前列腺增生和前列腺癌是可以同时存在的，不要以为有良性前列腺增生就不会出现癌变，也有一小部分（约10%）前列腺癌会发生于前列腺移行带。所以，有时在前列腺增生手术后的标本中也可发现前列腺癌。因此，老年男性出现排尿异常的症状，不能想当然地认为一定是前列腺增生，应到正规医院的泌尿外科检查排除前列腺癌。

8. 什么是去势抵抗性前列腺癌

去势抵抗性前列腺癌（castrate-resistant prostate cancer, CRPC）指经过初次持续雄激素剥夺治疗后病变依然进展的前列腺癌，包括雄激素非依赖性前列腺癌（androgen-independent prostate cancer, AIPC）和激素难治性前列腺癌（hormone-refractory prostate cancer, HRPC）。临

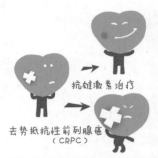

抗雄激素治疗

去势抵抗性前列腺癌
（CRPC）

CRPC是指那些抗雄激素等治疗无法控制的前列腺癌

图4-4　什么是去势抵抗性前列腺癌

床上诊断该疾病需同时满足以下标准：①血清睾酮水平达去势值（＜50纳克/分升或＜1.7纳摩尔/升）；②至少相隔1周，连续3次PSA水平上升，升高值较最低值高于50%以上；③二线激素治疗或抗雄激素撤除治疗至少4周时，PSA水平仍持续上升；④出现骨组织或软组织转移病灶进展。

9. 患了前列腺癌后的生存时间一般多长

影响前列腺癌患者生存的因素是多方面的，包括患者的一般情况、肿瘤分期、肿瘤分级、诊断时的PSA水平、年龄、Gleason评分、血清睾酮水平、血清碱性磷酸酶水平、血红蛋白量、雌二醇水平及骨扫描情况等。其中，肿瘤的分期和分级、PSA水平及年龄被认为是影响患者生存的独立重要因素。即临床分期越晚，或越早出现远处转移，患者的生存时间则会越短。因此前列腺癌的早发现、早诊断是提高前列腺癌患者预后生存时间的关键。同时，治疗前PSA水平也是影响前列腺癌预后的重要因素，研究发现治疗前的PSA水平越高，患者的生存时间越短。研究也表明治疗方式也会影响患者的生存时间，行前列腺癌根治术的患者生存时间较长。

10. 什么人容易患前列腺癌

前列腺癌的确切病因至今尚未明确，年龄、遗传、环境和生活方式是致病的主要危险因素。任何癌症的发生都或多或少与生活习惯和饮食有关，前列腺癌当然也是如此。调查发现，一般来说，年龄大于50岁的中老年男性是前列腺癌的高发人群，而且随着年龄的增大，发病率也逐渐升高。对于有前列腺癌家族史的男性人群，应该从40岁开始定期检查和随访。肥胖的男人与体重正常的人相比，肥胖男性患前列腺癌的危险会增加一倍，任何减肥的努力都有可能降低患前列腺癌的危险，而在发达国家中的男性前列腺癌的发病率正稳步上升。大量摄入奶制品、牛肉、羊肉的男性患前列腺癌的危险性要高。性欲旺盛男性，雄性激素分泌旺盛比那些性欲低下的男性更容易患前列腺癌。上夜班的男性不规则的班次造成人体生物钟紊乱，使具有抑制前列腺癌细胞增殖作用的褪黑激素分泌量下降，会让前列腺细胞的增殖调控失衡，因此上班时间不规律的男性更易患前列腺癌。前列腺癌严重危害男性生殖健康，一定要提前预防，平时多注意饮食起居，有规律性生活有助于预防前列腺癌症，发现病情及早诊断治疗，以免耽误病情！

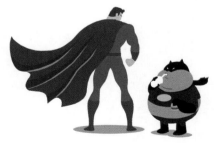

肥胖的男人与体重正常的人相比，肥胖男性患前列腺癌的危险会增加一倍

图 4-5　什么人容易患前列腺癌

11. 哪些因素会导致前列腺癌

前列腺癌的致病因素主要有：①年龄因素：老年人容易发病，前列腺癌主要发生于老年男性。据统计，我国每年有 7 万 ~ 8 万名前列腺癌新发病例，95% 发生于 60 岁以上的老年人，前列腺癌的发生率持续地随年龄增长而增加；②遗传因素：虽不能说前列腺癌有家族遗传特性，但是，有前列腺癌家族史的男性，前列腺癌的发病几率也会大大增加；③性激素因素：绝大部分的前列腺癌细胞表面有男性性激素的接受器，而失去男性性激素的刺激，前列腺癌细胞就会萎缩退化。可以这样说，性激素分泌越多的人，罹患前列腺癌的机会也就越多。也因为这个原因，从小被阉割或睾丸发育不良的人不会得前列腺癌，但是相信没有男人愿意用这种代价来换取自己远离前列腺癌；④饮食因素：高动物脂肪饮食的摄入，缺乏运动、缺乏木脂素类食物摄入，黄体酮的低摄入，过多的摄入腌肉制品、羊肉、牛肉，阳光照射的不足等相关因素均会导致前列

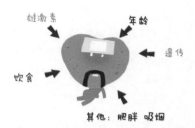
图 4-6　影响前列腺癌发病的因素

腺癌；⑤其他因素：肥胖、吸烟、手术也能增加前列腺癌的发病率，尽管少数研究认为接受输精管切除术的人患前列腺癌的几率会增高，但大部分研究都不赞成这一观点。另外也有研究表明良性前列腺增生、缺少锻炼、放射线或性传染的病毒可能会增加前列腺癌的发病率。

12. 前列腺癌与遗传因素有关吗

引起前列腺癌的危险因素尚未明确，但是其中一些已经被确认，比如遗传因素。如果一个直系亲属（兄弟或父亲）患有前列腺癌，其本人患前列腺癌的危险性会增加 1 倍；2 个或 2 个以上直系亲属患前列腺癌，相对危险性会增至 5 ~ 11 倍。流行病学研究发现，有前列腺癌家族史的患者比那些无家族史患者的确诊年龄大约早 6 ~ 7 年。前列腺

患者人群中有一部分人群（大约 9%）为真实遗传性前列腺癌，指的是 3 个或 3 个以上亲属患病或至少 2 个为早期发病（55 岁以前）。

13. 雄激素和前列腺癌的关系

雄激素起着控制前列腺发育和生长等作用，撤除雄激素后，会造成前列腺细胞破坏，前列腺萎缩。正常人体雄激素代谢活动处于一个平衡状态，雄激素调控失衡对前列腺癌的发病肯定有一定影响。临床发现雄激素调控失衡与发病有着直接的关系；年轻时睾丸切除的男性（如太监），从未发现有前列腺癌的发生，某些运动员服用合成类固醇，在比较年轻的时候就能发生前列腺癌，高脂肪饮食男性，血浆、前列腺局部的雄激素水平较高，前列腺癌的发病率高，雄激素依赖性前列腺癌用雄激素拮抗治疗，开始时 80% 的患者有效。最具有说服力的是，采用去势治疗方法，例如将双侧睾丸切除等，对前列腺癌的疗效良好。黑人血清睾酮的含量比白人高，因此，黑人前列腺癌的发病

率比白人高。由于种族的差异，日本青年人双氢睾酮的代谢低于美国的白人或黑人，因此他们之间的前列腺癌发病率也不尽相同。因此，补充雄激素一定要考虑前列腺癌方面的风险。

14. 病原微生物感染和前列腺癌的相关性

前列腺的感染可能增加前列腺癌发展的可能性，一些细菌在前列腺中被发现，包括埃希菌属，衣原体属，奈瑟球菌，金黄色葡萄球菌。一些研究表明性病史与前列腺癌发生有一定的关系，STD、HPV的感染增加前列腺癌的风险，性病史与前列腺癌的风险比为1.44，梅毒病史的风险比为2.30；淋病史的风险比为1.36。由此可见，前列腺组织感染出现的慢性炎症增加了前列腺癌变的风险。

15. 前列腺癌发病率与异质性存在种族差异吗

前列腺癌发病率和异质性存在种族差异。前列腺癌是一种临床肿瘤分子异质性疾病，相比其他肿瘤存在着明显的异质性，不同类型的前列腺癌患者存在巨大差异，其肿瘤异质性在很大程度影响到前列腺癌患者的早期诊断、治疗和预后。

目前对于前列腺癌的临床预后分型仍不够精确。研究表明，在非裔美国人男性人群中前列腺癌患者的血清中往往出现较高水平的雌二醇和前列腺特异性抗原（PSA）。同时非裔男性人群在癌症晚期的整体生存水平相比高加索人群要差很多。相比之下，在美国，亚洲男性和亚裔美国人在前列腺癌发病率要低很多。尽管亚洲男性前列腺癌发病率相对较低，但是事实上在亚洲男性更容易发展为前列腺癌晚期，原因可能是缺乏癌症早期检测所需的分子筛查方法和肿瘤异质性筛查诊断工具等原因。不同的种族人群的前列腺癌患者体内标记物存在明显差异，前列腺癌的异质性可以通过对人体内的多个方面进行检测后通过评分来判定属于哪种亚型，再根据亚型来判断前列腺癌预后。

16. 肥胖到底如何促进前列腺癌进展

肥胖会给健康带来许多不良影响，有研究表明肥胖与许多侵袭性癌症的发生有关，最近法国的研究人员发现肥胖患者前列腺周围的脂肪组织会促进前列腺肿瘤细胞的生长，主要原因是肿瘤细胞可能会浸润到前列腺周围脂肪组织内，这是前列腺癌进一步发展所需的关键一步。并且肥胖患者前列腺周围的脂肪细胞尺寸更大数目也更多。这些脂肪细胞能够分泌许多物质从而吸引前列腺癌细胞，从而导致癌症转移。

17. 适度运动有利于降低前列腺癌死亡率

有规律的体力活动有很多好处，男性每天做相当于步行或骑自行车 20 分钟或更长时间的活动，死于前列腺癌可能性降低 39%，并且适度的体力活动会减少尚未扩散的前列腺癌患者死亡率。一个人的生存依赖于很多因素，但体力活动是个人可以调整的，这将有利于降低前列腺癌的死亡率。

18. 秃顶与恶性前列腺癌有关吗

有研究显示 45 岁时的前额脱发和头顶中度脱发与恶性前列腺癌有关，罹患恶性前列腺癌的风险比 45 岁时没有秃顶的男性高出 40%。而其他类型的秃顶或没有秃顶的情况则和前列腺癌没有明显的关联。

19. 前列腺癌能预防吗

对于前列腺癌是否能预防，目前虽然没有明确的答案，但已有一些研究成果。在药物治疗方面，5-a 还原酶抑制剂（非那雄胺）能抑制睾丸中双氢睾酮的产生，起到预防前列腺癌的作用。已有研究表明，非那雄胺可使前列腺癌的患病率相对减少 25%，但还有待进一步研究。值得注意的是，目前美国食品和药品管理局（FDA）尚未批准应用 5-a 还原酶抑制剂来预防前列腺癌。在饮食方面，一系列的研究发现，微量元素硒、维生素 E 的摄入过少，成为前列腺癌发生的危险因素，而高动物脂肪饮食和前列腺癌的发生有着重要关联。因此，适量的补充微量元素硒、维生素 E，以及合理调节饮食结构，对预防前列腺癌发生，发挥着潜在的作用；番茄中的番茄红素，有很强的抗氧化作用，对预防前列腺癌的发生有着一定的作用，番茄红素具有脂溶性的特点，因此番茄做菜熟吃最为理想，建议每天可吃 1 ~ 2 个番茄。此外，有研究发现，在亚洲地区，绿茶的饮用量相对较高，而前列腺癌呈现低发生率，推测绿茶可能具有预防前列腺癌发生的作用，故建议中老年男性可养成每天饮用绿茶的习惯。

20. 前列腺癌如何预防

前列腺癌的危险因素尚不明确，除了被确认的与年龄、种族和遗传有关外，可能与饮食因素、生活习惯、化学物质等相关。尽管目前尚无明确预防前列腺癌的方式，但有研究认为以下方式可能是前列腺癌的预防因子：食用绿茶、大豆、富含番茄红素的食物以及补充维生素 D、E、硒等；其他药物如：5α 还原酶抑制剂（非那雄胺、度他雄胺等）、非甾体抗炎药物或特异性的环氧合酶 -2 抑制剂等作为前列腺癌的预防可能有用。

21. 前列腺癌术后生活上注意事项有哪些

前列腺癌术后患者应积极锻炼身体，多参加锻炼能帮助身体将药物更迅速地送到前列腺腺体内，从而提高药物的疗效，但要掌握好运动的度，注意循序渐进并持之以恒。运动的项目除了根据自己的兴趣和爱好选择外，还要考虑到是否会加重病情。术后患者应尽量选择温和的运动，像慢跑、步行、各种健身操及具有民族特色的锻炼项目，如太极拳、气功、八段锦、五禽戏等。建议 65 岁以上的男性患者，每周进行 3 个小时以上的锻炼。

前列腺癌根治性切除术后的主要并发症就是尿失禁，其原因可能是盆底肌肉松弛所导致。因此，患者在术后初期可进行提肛锻炼，用力提肛几秒钟（具体时间以自己能忍受又不至于难受为准），一般收缩 2 ~ 6 秒，再松弛休息 2 ~ 6 秒，尽可能久地收紧盆底肌肉，如此反复 10 ~ 15 次。每天训练 3 ~ 5 次，持续 8 周以上或更长时间。此外，还应注意把握排尿时候进行锻炼，就是在排尿过程中人为收住尿流，反复训练。

22. 为减少前列腺癌发生，饮食上需要注意什么

为减少前列腺癌的发生，日常生活中我们需要注意饮食结构。限制热量的摄入：对于提供热量的肉类食品如牛、羊、猪肉及脂肪，及其加工后的产品应该适当限制，其所提供的热量应少于每日摄入总量的 10%。对个人饮食的建议是，将每日摄入的红肉（指红色瘦肉如牛肉、瘦猪肉、羊肉等）量限制在 80 克以下，多吃白肉像鱼类、鸡类，或者牛奶，鸡肉对预防前列腺癌是有益的，因为鸡肉可以为人体提供足够的硒，而微量元素硒可以预防前列腺癌的发生。多吃蔬菜和水果：新鲜的蔬菜和水果对大部分肿瘤的发病起着阻止的作用，其中大蒜、海带、苹果、西红柿、黑木耳可有效预防前列腺癌，高钙饮食也是预防前列腺癌的重要因素，番茄红素也可以降低前列腺癌的发病率，而番茄和胡萝卜里含有大量 β 胡萝卜素，它可帮助身体吸收番茄里的番茄红素，将前列腺癌的发生几率降低 32%，西瓜也含有大量的番茄红素，一片一英寸长的西瓜含有的番茄红素等于 4 个番茄，因此进食这些食物对预防前列腺癌起较大的作用。多吃大豆及豆制品：豆制品富含植物性雌激素，可使那些诱发肿瘤生长的激素失去作用，特别是其中的木黄酮可以限制毛细血管生长，因而限制肿瘤生长。

服用维生素 E 可以降低前列腺癌的发病率，核桃、杏仁、腰果、榛子等是天然维生素 E 的最佳来源，而且其活性较合成维生素高许多，所以食用这些食物是预防前列腺癌的有效方法。还可以用黄芪、大枣、枸杞子、人参、姜黄、山药、百合、莲子、桂圆做成药粥供患者食用，也有提高免疫力的作用。

23. 喝饮料对前列腺癌发病有危险吗

随着人们健康意识的增强，不少朋友都知道喝酒对男性健康有诸多不利，但是很少有人知道软饮料

对男性健康的危害。这喝软饮料与前列腺癌怎么会扯上关系呢？软饮料指酒精含量低于 0.5% 的天然或人工配制的饮料，通常包括碳酸饮料、果汁饮料等。瑞典隆德大学研究人员一项 15 年研究显示，每天饮用 300 毫升软饮料的男性，罹患前列腺癌的风险增加 40%，男性每天喝一罐普通装汽水或其他加糖汽水会显著提高患严重前列腺癌的风险，虽然这项调查还需要深入研究，不过现有的各种理由已足以提醒男性要少喝汽水。吃大量米饭和意大利面的人患上中度前列腺癌（一般不需要接受治疗）的风险提高了 31%，而吃大量含糖分的早餐谷类食品的人，患上中度前列腺癌的风险提高 38%。

24. 喝茶对前列腺癌有影响吗

目前喝茶对前列腺癌有无影响还不清楚，先前的研究指出，喝茶不仅能降低患癌症的风险，还能减少患心脏病、糖尿病和帕金森氏症的风险，红茶和前列腺癌并无关联，绿茶有些预防效果。但有研究显示喝茶过量的男性患前列腺癌的风险较大。那些每天喝 7 杯以上茶的男性，患前列腺癌的几率要比喝 3 杯以下的男性高近 50%。目前还不清楚到底茶本身是危险因子，还是喝茶的人正好是前列腺癌的好发年龄。

25. 性生活与前列腺癌有关系吗

性生活和谐并做好性器官保健，也是重要预防前列腺癌措施。中老年人的性生活首先要顺其自然，不要刻意追求；青春期性欲过度旺盛、过早性生活都会埋下祸根。应当引导青少年重视学业、事业和身体健康；中老年人不要被色情的电视、电影和小说等迷惑。

26. 环境污染与前列腺癌有关系吗

随着社会不断发展，环境污染越来越严重，空气、水都受到环境影响，比如装修时的甲醛污染、食物中的添加剂、汽车尾气排放等，使大量的有害物质侵入人体，也是诱发前列腺癌原因之一。镉能引起前列腺癌，它是重金属，用途虽广，但对人危害大，在前列腺中能代替锌，而锌对前列腺的脂代谢和功能极重要。应从金属矿开采和化工厂生产、排出污水和废气等方面加强劳动和环境保护，使工人、职工、居民不受污染；农村土壤如被污染，对镉有很强吸附力，所以农村也必须做好防护工作。

27. 咖啡可降低前列腺癌风险吗

咖啡包含很多有益成分，可以充当抗氧化剂、消炎和调节胰岛素的作用，这些可能都对前列腺有影响。每天饮用 1~3 杯咖啡，患致命前列腺癌的风险也会降低 30%。咖啡对侵袭性前列腺癌所起的逆转作

咖啡包含很多有益成分，可以充当抗氧化剂、消炎和调节胰岛素的作用，这些可能都对前列腺有影响

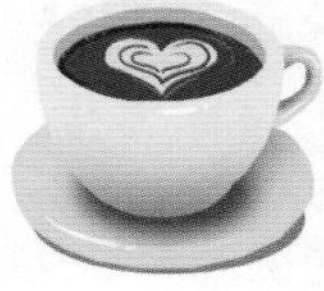

图 4-7 咖啡可降低前列腺癌风险吗

用更强，饮用咖啡最多的男性发展成这种类型的前列腺癌的风险降低了 60%。

28. 吸烟能导致前列腺癌复发吗

与从不吸烟者相比，吸烟者前列腺癌复发几率要高 61%，且死于前列腺癌的几率也比从不吸烟者高 61%。此外，戒烟 10 年以上之后才罹患前列腺癌的患者死于前列腺癌的风险并没有因曾经的吸烟史而升高。因此，吸烟不仅与前列腺癌的复发率和死亡率有一定关系，而且还会提高前列腺癌患者死于其他疾病的几率。

29. 番茄有预防前列腺癌作用吗

一些专家认为前列腺癌与饮食和生活方式有关，他们发现番茄及其制品如番茄汁和烘豆（加番茄酱等制的）被证明是最有利于预防前列腺癌的发生。男性每周吃超过 10 份，患前列腺癌风险下降 18%，这可能是由于番茄红素（抗氧化剂）

"击退"了可导致 DNA 和细胞损伤的毒素。这说明番茄可能对于前列腺癌的预防是很重要的，然而，还需要进一步的研究以确认研究结果。

30. 前列腺癌疫苗有预防作用吗

虽然对前列腺癌疫苗进行了大量的研究，前列腺癌疫苗依然希望渺茫。唯一通过批准的前列腺癌免疫疗法（sipuleucel-T），只能帮助患者延长几个月生命，而且价格非常昂贵。研究人员正在重点开发联合疗法，希望通过互补途径刺激免疫系统，帮助更多前列腺患者延长生命。

31. 快走可延缓前列腺癌扩散吗

有研究显示每周快步走至少 3 小时，可延缓、甚至预防前列腺癌的扩散。那些每周至少快步走 3 小时的前列腺癌患者，其病情扩散的速度要比慢慢步行且运动时间较少的患者减少了 57%，唯有快步走才能带来这种效果。如果前列腺癌患者以轻松的步调散步，就无法达到这种效果，即便在被诊断出患病后，经常快步走运动的患者也可延缓，甚至预防病情的扩散。

32. 如何发现早期前列腺癌

近年来前列腺癌在中老年男性中的发病率明显增加。前列腺癌早期无症状，到了晚期，肿瘤侵犯或阻塞尿道、膀胱颈部时，可出现排尿障碍等下尿路梗阻症状，及骨转移症状等。在发达国家，有关前列腺癌的检查已是中老年男性健康检查必查项目之一，我国还做不到这一点。如果对中老年男性每年进行两次有关前列腺癌方面的检查的话，大部分患者是可以早期发现的，所以建议中老年男性，特别是有前列腺癌家族史的患者定期行前列腺癌方面的健康检查。常用的检查方面主要有下面几种：①前列腺特异性抗原（PSA）检查。前列腺癌患者血液中 PSA 水平会异常升高，对于这部分患者，应进一步检查，明确诊断，但可惜的是，影响前列腺特异抗原（PSA）水平的因素很多，前列腺炎、前列腺增生、急性尿潴留、射精等均可导致前列腺特异抗原的升高。也就是说，前列腺特异性抗原异常也不一定就是前列腺癌；②直肠指诊：直肠指诊就是医生将戴手套的手指伸入患者直肠，并隔着直肠触摸前列腺的检查。由于前列腺癌会变硬、长硬节，所以医生可以通过手指的触感判断它是否癌变。直肠指诊是最简便的检查方法之一，约15%～40%的前列腺癌患者在直肠指诊时可发现异常；③经直肠超声（TRUS）检查。经直肠超声的原理和直肠指诊相似，只不过医生不是用手指，而是用超声仪伸入到患者直肠中，以此来观察前列腺是否有癌变。由于超声仪比手指的触感更客观，所以这个检查可能也比直肠指诊更准确。但是，在超声发现的结节并不都是前列腺癌，其中低回声结节患癌的机率更大。

值得注意的是：上述的几种方法均不能完全确诊前列腺癌，均有一定的误差，所以，必要时应结合多种检查方式，以增加诊断的准确性。直肠指检联合 PSA 检查是目前公认的早期发现前列腺癌最佳的初筛方法。最初可疑前列腺癌通常由直肠指检或血清前列腺特异性抗原（PSA）检查后再决定是否进行前列腺活检。临床上通过前列腺系统性穿刺活检取得组织病理学诊断方能得以确诊。少数患者是在前列腺增生手术后病理中偶然发现前列腺癌。

33. 维生素 D 能预测前列腺癌吗

维生素 D 和前列腺癌的关系以前一直没有发现，最近发现男性机体血液中维生素 D 水平降低或可帮助预测个体的前列腺癌的发生。维生素 D 缺乏或可作为一种生物标志物来预测前列腺癌，深色皮肤、较低维生素 D 摄入或较少晒太阳的男性个体当被诊断为前列腺癌或 PSA 水平较高时，就应当进行维生素 D 缺乏的检测，而维生素 D 的缺失或许可以通过补充剂的摄入来改善。因此，所有男性都应当补充维生素 D 至正常水平，当我们每天都处于办公室工作或者处于漫长冬季时，我们机体的维生素 D 难以维持到正常水平，因此建议个体每天应摄入600 单位的维生素 D，对于有效改善男性健康提供了巨大帮助。

34. 前列腺癌诊断中 PSA 检测的时机是什么

美国泌尿外科学会（AUA）和美国临床肿瘤学会（ASCO）建议 50 岁以上男性每年应接受例行 DRE 和 PSA 检查。对于有前列腺癌家族史的男性人群，应该从 45 岁开始进行每年一次的检查。国内专家共识是对 50 岁以上有下尿路症状的男性常规进行 PSA 和 DRE 检查，对于有前列腺癌家族史的男性人群，应该从 45 岁开始定期对 PSA 进行检查，对 DRE 异常、影像学异常或有临床征象（如骨痛、骨折等）等的男性应进行 PSA 检查。有一些因素会影响到血清 PSA 的水平，有报道称直肠或尿道内检查可导致血清 PSA 的升高，因此 PSA 检查应在射精 24 小时后，膀胱镜检查、导尿等操作后 48 小时，前列腺的直肠指诊后 1 周，前列腺穿刺后 1 个月进行，PSA 检测时应无急性前列腺炎、尿潴留等疾病。

35. 前列腺癌诊断过程中血清 PSA 结果如何判定

目前国内外比较一致的观点是血清总 PSA（tPSA）>4.0 纳克/毫升为异常。对初次 PSA 异常者建议复查。当 tPSA 介于 4 ~ 10 纳克/毫升时，发生前列腺癌的可能性大约 25% 左右，中国人前列腺癌发病率低，国内一组数据显示血清总 PSA 4 ~ 10 纳克/毫升的前列腺穿刺阳性率为 15.9%。血清 PSA 受年龄和前列腺大小等因素的影响，有数据显示我国人口血清 PSA 平均值范围均低于西方国家人口，甚至也低于亚洲其他国家人群。数据显示年龄特异性：40 ~ 49 岁为 0 ~ 2.15 纳克/毫升，50 ~ 59 岁为 0 ~ 3.20 纳克/毫升，60 ~ 69 岁为 0 ~ 4.1 纳克/毫升，70 ~ 79 岁 0 ~ 5.37 纳克/毫升。我国前列腺增生（BPH）患者年龄特异性 tPSA 值各年龄段分别为：40 ~ 49 岁为 0 ~ 1.5 纳克/毫升，50 ~ 59 岁为 0 ~ 3.0 纳克/毫升，60 ~ 69 岁为 0 ~ 4.5 纳克/毫升，70 ~ 79 岁为 0 ~ 5.5 纳克/毫升，80 岁以上为 0 ~ 8.0 纳克/毫升。

36. 经直肠超声检查在前列腺癌诊断中的优缺点是什么

经直肠超声检查典型的前列腺癌的征象是在外周带的低回声结节，而且通过超声可以初步判断肿瘤的体积大小。但 TRUS 对前列腺癌诊断特异性较低，发现一个前列腺低回声病灶要与正常前列腺、BPH、PIN、急性或慢性前列腺炎、前列腺梗死等鉴别，而且很多前列腺肿瘤表现为等回声，在经直肠超声检查上不能发现。

37. 诊断前列腺癌最可靠的检查是什么

前列腺癌最可靠的检查是前列腺穿刺活检。前列腺癌穿刺活检除了可以基本确定前列腺癌的病理分期，前列腺癌的早期诊断及诊断的精确分期、分级对治疗方式的选择及治疗的效果意义重大，而前列腺穿刺活检目前仍然是术前确诊前列腺癌的唯一依据。前列腺穿刺活检的结果与前列腺癌的分期、分级、手术切缘阳性率以及术后生化复发

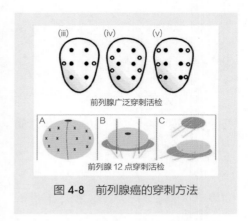

图 4-8　前列腺癌的穿刺方法

密切相关。所以术前行前列腺癌最可靠的检查——前列腺癌穿刺活检是有必要的。

38. 前列腺癌的其他影像学检查有什么

计算机断层（CT）检查：CT 对早期前列腺癌诊断的敏感性低于磁共振（MRI），前列腺癌患者进行 CT 检查的目的主要是协助临床医师进行肿瘤的临床分期，了解前列腺邻近组织和器官有无肿瘤侵犯及盆腔内有无肿大淋巴结。磁共振（MRI/MRS）扫描：MRI 检查可以显示前列腺包膜的完整性、肿瘤是否侵犯前列腺周围组织及器官，MRI 也可以显示盆腔淋巴结受侵犯的情况及骨转移的病灶。在临床分期上有较重

要的作用。磁共振波谱学检查（magnetic resonance spectroscopy, MRS）是根据前列腺癌组织中枸橼酸盐、胆碱和肌酐的代谢与前列腺增生和正常组织中的差异呈现出不同的波谱线，在前列腺癌诊断中有一定价值。MRS 是利用磁共振现象和化学位移作用进行组织特定化合物的定量分析的方法。枸橼酸盐（Cit）、胆碱（Cho）和肌酸（Cre）是前列腺 MRS（H1 质子谱）检查中最易观察到的代谢物，也是最有价值的指标。Cit 是活体细胞线粒体三羧酸循环的重要代谢产物，为精液的组成成分。正常和增生的前列腺组织有分泌和浓缩 Cit 的能力，因此 Cit 的含量很高；而前列腺癌组织的分泌和浓缩 Cit 的能力减少或丧失，因此 Cit 的含量较低。Cho 与细胞膜的增殖和降解有关。前列腺癌组织的细胞增殖速度快，细胞膜降解与合成活跃，因此 Cho 较正常组织含量高。Cre 的浓度在前列腺癌与正常前列腺组织中含量无明显差别。因其化学位移共振峰与 Cho 峰部分重叠，不易区分，因此多与 Cho 合并计算。由于影响波谱中代谢物的信号强度的因素较多，绝对值比较无

意义，而应该先标准化。通常用（Cre+Cho）/Cit 的比值，根据文献报道将波谱（Cre+Cho）/Cit 的比值 >0.99 作为前列腺癌的诊断标准。MRS 从物质代谢角度分析病灶代谢成分，提高了前列腺癌诊断的特异性。全身核素骨显像检查（ECT）：前列腺癌的最常见远处转移部位是骨。ECT 可比常规 X 线片提前 3～6 个月发现骨转移灶，敏感性较高但特异性较差。前列腺癌诊断成立，建议进行全身核素骨显像检查（特别是在 PSA>20ng/ml 的病例），有助于判断前列腺癌准确的临床分期。

39. 什么是前列腺癌的 PSA 筛查

前列腺癌的 PSA 筛查是指在没有症状的健康男性中进行 PSA 的检查，目的是发现前列腺癌。筛查一般是由医疗工作者提出，筛查的两个主要研究目的是减少前列腺癌死亡率以及提高生存期的生活质量，可采用生存期生活质量收益进行评价。目前在欧美国家，广大临床医师对前列腺癌筛查的利弊展开了激烈的讨论，目前仍没有确定性的结

论但可以确定的是，未来施行 PSA 筛查的标准和执行流程必将进行优化，以提高目前的诊断率，减少过度诊断和治疗。标准如下：不建议在 40 岁以下患者中进行筛查。在没有明显危险因素的情况下，不建议在 40～54 岁的患者中进行筛查。对于 55～69 岁的男性中，开展 PSA 筛查可平均在 1000 名患者中避免 1 名前列腺癌而导致的死亡。目前欧洲泌尿外科学会（EAU）强烈建议在这一年龄段的男性进行 PSA 筛查。PSA 筛查对于这一阶段的男性科获得最佳收益。目前主张的 PSA 筛查间期为两年或以上，这主要是为了减少由于筛查而导致的一系列问题。与更为广泛采用的一年间期相比，这样的方法可减少因筛查而导致的过度诊断和过度治疗。不建议在大于 70 岁或者预期寿命少于 10～15 年的患者中进行穿刺。目前在国内人群进行 PSA 筛查的系统性研究资料还欠缺，因而 PSA 筛查的必要性和患者获益状况还有待进一步确认。长春市的一项筛查研究显示 50 岁以上男性的前列腺癌发病率为 0.57%，提示国内潜伏期前列腺癌发病率并不低，PSA 筛查能够发现一部分无临床症状的前列腺癌。总体来讲，我国进行前列腺癌筛查的基础与欧美发达国家存在较大差异。基于 PSA 的前列腺癌筛查在欧美发达国家虽提高了前列腺癌的早期诊断比例，但也带来了较严重的过度诊断和过度治疗，而在我国尚未开展大规模基于 PSA 的前列腺癌筛查之前就否定 PSA 用于筛查的意义还为时尚早。

40. 前列腺癌的病理学评分系统是什么

前列腺癌的病理学评分系统是 Gleason 评分系统。前列腺癌组织分为主要分级区和次要分级区，每区的 Gleason 分值为 1-5，Gleason 评分是把主要分级区和次要分级区的 Gleason 分值相加，形成癌组织分级常数。

41. 前列腺穿刺入路有哪几种

经典的前列腺穿刺入路有经直肠 B 超引导下前列腺穿刺活检术和经会阴 B 超引导下前列腺穿刺活检

术两种入路：①经直肠 B 超引导下穿刺：一般来说，经直肠途径穿刺操作便捷，定位准确，不需麻醉，一个人即可完成。但术前需肠道准备，穿刺过程中只能看到针尖，不易看到针的整体，需把待穿刺目标在超声仪器屏幕上和穿刺引导线重合来进行穿刺。术后感染性并发症较多，多数学者主张预防性使用抗生素。②经会阴 B 超引导穿刺：不易感染但费时。经会阴途径穿刺须由两人配合完成，需要进行会阴部皮肤的局部麻醉。由于针道较长，常常因为发生偏离而需反复调整，因此费时相对较长。但是经会阴穿刺由于声束和穿刺针垂直，因此可以在穿刺过程中同时显示穿刺目标

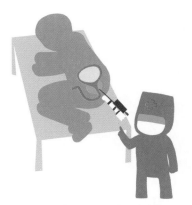

B 超引导下经直肠前列腺穿刺
是诊断前列腺癌的"金标准"

图 4-9　B 超引导下经直肠前列腺癌的穿刺

和整条穿刺针（包括针尖）。穿刺途径不经过直肠，因此不需要肠道准备和预防性使用抗生素，术后不发生直肠出血，亦不易引起感染性并发症。

42. 为什么前列腺穿刺需要在前列腺磁共振检查之后进行

前列腺穿刺出血可能会影响影像学临床分期，前列腺穿刺出血后由于穿刺局部出血、炎症等，穿刺后的前两个星期，T1 加权像上穿刺后出血表现为局灶或弥漫性高信号，T2 加权像上表现为低信号，这时与肿瘤低信号难以区分，此时做磁共振检查会使肿瘤分期提高。因此，前列腺穿刺活检应在前列腺磁共振检查之后进行。

43. 哪些情况下需要行前列腺穿刺检查

直肠指检发现前列腺结节，任何 PSA 值。B 超、CT 或 MRI 发现异常影像，任何 PSA 值。PSA > 10 纳克／毫升时，任何 f/tPSA 和

PSAD 值。PSA 4 ~ 10 纳克 / 毫升时，f/t PSA 异常或 PSAD 值异常。当 PSA 为 4 ~ 10 纳克 / 毫升时，如 tPSA、PSAD 值、影像学正常，应严密随访。

44. 前列腺穿刺前需要做什么准备

经直肠前列腺穿刺术前准备：在行前列腺穿刺检查之前要停用阿司匹林、华法林等抗凝药物至少 2 周（如既往曾行心脏换瓣手术者，应先给泌尿外科医师说明，并确定停用时间或如何减量），如不停用，易出现出血。因直肠是消化道最末端，其内有大量的革兰阴性菌，穿刺前通常需要预防性口服抗生素 3 天，并进行肠道准备；穿刺当天行静脉滴注抗生素，术后连续静脉滴注抗生素 3 天，以预防穿刺后感染。

45. 前列腺穿刺时需要穿刺几针

研究结果表明，10 针以上穿刺的诊断阳性率明显高于 10 针以下，且并不明显增加并发症。有人建议

根据 PSA 水平和患者具体情况采取不同穿刺针数的个体化穿刺方案可能提高阳性率。通过对目前已发表数据的总结显示，初始的饱和穿刺检测前列腺癌的效果比逐步穿刺的效果好，同时也并未增加相关并发症的发生率。

46. 前列腺癌的低危、中危、高危分别指什么

前列腺癌危险因素等级分别是：低危前列腺癌是指 PSA 小于 10ng/ml，Gleason 评分 < 6 分，临床分期在 T2a 以内的前列腺癌；中危前列腺癌是指 PSA10 ~ 20 纳克 / 毫升，Gleason 评分 7 分，临床分期是 T2b 的前列腺癌；高危前列腺癌是指 PSA > 20 纳克 / 毫升，Gleason 大于 8 分，临床分期在 T2c 以上的前列腺癌。

47. 前列腺癌磁共振检查的表现有哪些

MRI 检出和显示前列腺癌主要靠 T2 加权像，主要表现为周围带内有低信号缺损区，与正常高信号的

周围带有明显差异，有助于诊断。当肿瘤局限在前列腺内时，前列腺的外缘完整，与周围静脉丛的界限清楚。前列腺的包膜在 T2 加权像上为线样低信号，当病变侧显示包膜模糊或中断、不连续，则提示包膜受侵。前列腺周围静脉丛位于包膜的外围，为一薄层结构，在 4～5 点和 7～8 点的位置比较明显，正常情况下两侧对称，T2 加权像上其信号等于或高于周围带，如果两侧静脉丛不对称，与肿瘤相邻处信号减低则被认为是受侵的征象。肿瘤侵犯前列腺周围脂肪表现为在高信号的脂肪内出现低信号区，尤其在前列腺的外侧，称为前列腺直肠角的区域，此结构的消失是典型前列腺周围脂肪受侵的表现。精囊正常时双侧基本对称，表现为双侧精囊信号均减低或一部分精囊为低信号所取代，则可能已被肿瘤侵犯。

MRI 分期：MRI 对前列腺癌分期有很大帮助，尤其是 T2、T3 期的鉴别：

（1）MRI 能直接观察前列腺癌是否穿破包膜，前列腺癌侵犯包膜的 MRI 指征：①病变侧前列腺外缘不规则膨出，边缘不光整。②肿瘤向后外侧突出或成角征象，双侧神经血管丛不对称。③显示肿瘤直接穿破包膜，进入周围高信号的脂肪内。④神经血管丛内或前列腺直肠窝内的脂肪消失等征象。

（2）MRI 对显示精囊受侵是敏感的，达 97% 以上，前列腺癌侵犯精囊的指征：①低信号的肿瘤从前列腺的基底部进入和包绕精囊腺，导致正常 T2 高信号的精囊腺内出现低信号灶以及前列腺精囊角消失；②肿瘤沿着射精管侵入精囊腺，精囊壁消失；③精囊内局灶性低信号区。

（3）MRI 对发现盆腔内淋巴结转移是敏感的，其准确性与 CT 相似。

（4）MRI 由于有较大的显示野，因此还能发现其他部位的转移。近年来，各种多参数 MRI 及 MRI 引导下前列腺穿刺的迅速发展，对前列腺癌的诊断、分期及术后随访提供了更加准确的信息。

48. 前列腺癌磁共振波谱分析是什么

磁共振波谱分析是测定活体内某一特定组织区域化学成分的唯一

的无损伤技术，是磁共振成像和磁共振波谱技术完美结合的产物，是在磁共振成像的基础上又一新型的功能分析诊断方法。前列腺组织内的一些化合物和代谢物的含量以及它们的浓度，由于各组织中的原子和质子是以一定的化合物的形式存在，在一定的化学环境下这些化合物或代谢物有一定的化学位移，并在磁共振波谱中的峰值都会有微小变化，它们的峰值和化学浓度的微小变化经磁共振扫描仪采集，使其转化为数值波谱。这些化学信息代表前列腺癌组织或体液中相应代谢物的浓度，反映前列腺癌组织细胞的代谢状况。即磁共振波谱是从前列腺癌组织细胞代谢方面来表达其病理改变的。

49. 什么是磁共振与超声图像融合引导靶向前列腺穿刺活检术

磁共振与超声图像融合引导靶向前列腺穿刺活检术是通过将穿刺前进行的多指数磁共振检查(mpMRI)的图像［一般包括 MRI-T2 期矢状面前列腺图像序列、MRI 弥散加权

（DWI）成像、MRI 动态增强（DCE）扫描等］与实时动态超声进行图像融合，达到模拟 MRI 靶向引导前列腺穿刺活检的目的。研究结果显示该技术可提高前列腺癌的诊断率，特别是能提高临床有意义前列腺癌（中、高危）的诊断率，同时提高穿刺病理的质量，减少穿刺针数，减少患者的痛苦和术后并发症。

50. 磁共振与超声影像融合前列腺穿刺的原理是什么

多指数磁共振（mpMRI）在前列腺癌诊断中的作用越来越被重视。2011 年的欧洲泌尿外科会议共识和 2012 年的欧洲放射学指南均认为 mpMRI 是当前诊断前列腺癌敏感性和特异性最高的影像学检查。然而，由于磁共振设备体积大，机动性差，设备昂贵等因素的影响，使其不适宜进行实时引导前列腺穿刺活检术。此外，由于穿刺设备为金属材质，亦不适宜做为 mpMRI 下的穿刺设备，若要完成 MRI 下引导穿刺，必须制造非金属穿刺设备，花费巨大。mpMRI 和实时 TRUS 影像融合的原理为：将磁共振与超声图

像对齐，以便提取其中有用的关联信息。根据计算机可识别的标记特征或计算机可识别模型的物理空间位置来对正图像。该技术的融合方法主要是通过点面配对完成：即选取 mpMRI 与 TRUS 图像的同一平面，另选取一特定解剖位点（例如：尿道内口）将两者图像融合，标记可疑前列腺癌病灶，进行靶向穿刺。该技术可适用于所有 MRI 影像学可疑的前列腺癌患者的穿刺诊断。

51. 磁共振与超声图像融合引导靶向前列腺穿刺活检术的优势是什么

该技术利用多指数磁共振（mpMRI）对前列腺癌检查的高度准确性的优势，同时结合超声操作简便、灵活、价格低廉的特点对可疑前列腺癌病灶进行靶向引导穿刺活检。该技术可以提高初次和再次前列腺穿刺的阳性率和有意义前列腺癌的诊断率，提高穿刺标本与手术后最终病理的吻合度，指导治疗方法的选择。同时可以减少穿刺针数，减轻患者的痛苦，降低穿刺后并发症的发生率，且基本不增加患

者的经济负担。联合应用常规 12 点穿刺与靶向穿刺对前列腺癌的诊断率更高。

52. 磁共振与超声图像融合引导靶向前列腺穿刺活检术国内外开展现状是什么

磁共振（MRI）- 超声（US）影像融合引导的前列腺穿刺活检术在许多国际知名泌尿外科中心（例如：美国国家癌症中心（National Cancer Institute）、加州大学洛杉矶分校医学院、美国纽约大学 Langone 医学中心、Roswell Park Cancer Institute、法国 Grenoble University Hospital、斯坦福大学附属医院等）已开展多年并已成熟运用，研究成果发表在著名泌尿外科杂志如美国医学会会刊（JAMA）、欧洲尿外科学杂志（European urology）、美国泌尿外科杂志（Journal of Urology）和国际著名放射学杂志 Radiology 等。他们的研究结果表明，该技术可以提高初次和再次前列腺穿刺的阳性率和有意义前列腺癌的诊断率，提高穿刺标本与病理的吻合度，指导穿刺后治疗方法的选择。同时可以减少穿刺针

数，减轻患者的痛苦，降低穿刺后并发症的发生率。

53. 前列腺穿刺有哪些并发症？如何预防

穿刺后感染：感染是前列腺经直肠穿刺最严重的并发症，如不及时治疗，甚至可导致死亡。主要是由于前列腺穿刺过程中，穿刺针将直肠内细菌带入前列腺，然后细菌进入血液而造成全身的菌血症，引起严重后果。因此穿刺术前3天常规应用抗菌素、清洁肠道是必要的。穿刺时，直肠局部的清洁消毒是必须的。多表现为穿刺后出现泌尿系感染和低热，口服或静脉给予抗菌药即可治愈；穿刺结束后当天病人有可能出现低热，一般体温不超过38℃，次日体温便恢复正常，有极少数病人穿刺后出现严重的感染并发症，甚至感染性休克，需要通过大量输注抗菌素来治疗。

出血：是穿刺本身对直肠和前列腺、甚至尿道的锐性损伤，目前细针穿刺的普遍应用，不仅减少了穿刺活检引起的疼痛，而且减少穿刺引起的出血，多数患者穿刺引起的出血量在5～10ml，这种出血量不具有临床意义，少数患者在穿刺过程中，因焦虑、害怕、紧张，不配合医生，乱动身体，造成直肠黏膜切割损伤，这可能造成较多的出血，前列腺穿刺后，医生常规在患者直肠内消毒、填塞纱布，严重者嘱患者应用止血药，那么局部损伤引起的出血在很短的时间内即可自行停止。尽管凝血功能正常，出血仍然是前列腺活检后最常见的并发症，主要表现在血尿、血便、血精、前列腺局部形成血肿，而血尿、血便一般在穿刺次日便会消失；若发现严重出血，需及时寻找大夫，给予相应的处理。

前列腺活检后有0.2%～0.5%的患者发生急性尿潴留而需临时留置导尿，有明显前列腺肥大和明显下尿路症状的患者更易出现尿潴留；若穿刺前患者有尿频、尿急、排尿困难等下尿路症状，穿刺后可能导致症状加重。

迷走神经反射：直肠内探头会使患者过度焦虑和不适并导致1.4%～5.3%的患者产生轻微或严重的血管迷走反应，就是所谓的穿刺中出现"虚脱"现象，并导致操作终止，一般保持患者于仰卧位并给予静脉输液通常能缓解症状。

虽然前列腺穿刺可能会引起的并发症目前还不能完全杜绝，但在一些医疗经验丰富的医院，并发症的发生率不到 1%，出现严重的并发症更少，甚至饱和穿刺并未增加相关并发症的出现率。另外前列腺癌穿刺后并不会引起癌细胞的扩散、转移和种植。总之，前列腺穿刺活检是一项非常安全的检查方法。随着精准医学的发展，B 超、CT、MRI 的双重定位，穿刺病灶更精确，穿刺针数会更少。严重凝血障碍（会造成穿刺出血风险增加，如血友病、长期口服华法林的病人），肛门直肠疼痛，严重的免疫抑制（会导致穿刺后感染风险增加）和急性前列腺炎（穿刺后加重炎症）都是前列腺活检的禁忌。

54. 什么情况下需要重复进行前列腺穿刺

直肠指检发现前列腺结节、前列腺 B 超、MRI 发现前列腺异常影像 PSA>10ng/ml 均需要进行前列腺穿刺。在首次穿刺阴性的病例中大约有 10%～35% 的二次穿刺阳性检出率。如有高分级前列腺上皮内瘤（HGPIN）或不典型小腺体增生（ASAP）存在，则有高达 50%～100% 的病例同时并存腺癌，有进行再次活检的指征。国外有学者报道两次穿刺活检能检出大多数具有临床意义的前列腺癌病例。即使曾进行过饱和穿刺活检的病例中，在重复穿刺活检时仍有较显著的检出率。

第一次穿刺活检病理发现非典型性增生或高级别的 PIN。

① PSA>10ng/ml 任何的游离的 / 总的 PSA 或 PSA 密度（PSAD 血清总 PSA 与前列腺体积的比值）。

② PSA 4~10ng/ml，复查游离 / 总的 PSA 或 PSAD 值异常或直肠指检或前列腺磁共振异常。

③ PSA4~10ng/ml，复查游离 / 总的 PSA 或 PSA 值异常或直肠指检或前列腺磁共振均正常，严密随访，每 3 个月复查 PSA，如 PSA 连续 2 次 >10ng/ml 或连续观察 PSA 速率 >0.75ng/ml（2 年至少检测 PSA3 次，计算公式 [（PSA2-PSA1）+（PSA3-PSA2）]/2。PSA 速率适用于 PSA 值较低的年轻患者。如果 2 次前列腺穿刺病理结果阴性，属于以上 1-4 情

况下，推荐进行 2 次以上前列腺穿刺。有研究表明 3 次、4 次前列腺穿刺阳性率很低仅 5%、3%，而且近一半是非临床意义的前列腺癌，因此 3 次以上前列腺穿刺应慎重。

55. 前列腺穿刺确诊后多长时间可以手术

经直肠穿刺术后不可避免地会出现损伤直肠、穿刺部位出血、局部炎性反应等情况，有研究显示，有 77% 的患者在穿刺术后会出现明显的局部可视性出血，出血会一直持续到术后 21 天，穿刺术后 28 天穿刺部位局部出血才会明显减少。这种炎症及出血表现可能会使前列腺边界模糊不清，导致术中分离狄氏筋膜（Denonvilliers'fascia）与直肠或肿瘤间隙时出现困难，因此有学者建议在穿刺术后 4～6 周后再行前列腺癌根治术以尽量减少局部粘连，减小手术难度。有研究发现，穿刺至手术时间的长短与患者性功能状况的变化无关，而仅与术中出血量相关，并认为穿刺至手术时间过短容易导致术中粘连加重，前列腺与周围组织间隙不清楚。

多数泌尿外科医生认为，穿刺术后及早手术会增加手术的困难程度及并发症概率，因此建议穿刺术后 6～8 周再进行手术治疗，这可能与实际临床经验有关，因为在进行穿刺操作后机体应达到一定时间的恢复，而且前列腺、直肠等组织也要经过一段时间愈合后才能接受再次手术，否则局部粘连比较严重，影响手术操作，也可能因为考虑到穿刺术后 PSA 经过 6～8 周才会恢复正常；然而延迟手术不但可能导致疾病进展，尤其对于高危前列腺癌或者局部进展期前列腺癌患者，更加大了根治手术的难度，而且增加了患者的心理及精神负担。因此，合理地选择穿刺术后最佳时间具有重要的临床意义。

56. 前列腺癌最常用的体格检查和实验室检查分别是什么

前列腺癌最常用的体格检查是 DRE，即直肠指检。前列腺指诊是最简单的检查手段，经指诊可触及前列腺大小、质地、有无结节。若前列腺质地硬或触及结节，应行经直肠前列腺穿刺活检。最常用的实验室检查是血清 PSA 测定。PSA 是前列腺组织特异性抗原，而非前列腺癌的特异性抗原，许多因素可影响 PSA 水平。泌尿生殖系统疾病（如前列腺炎、良性前列腺增生等）可引起 PSA 的水平增高，许多检查（如直肠指诊、经直肠前列腺超声检查）也可引起 PSA 水平的升高，药物因素，如保列治，连续服用半年后，可使 PSA 水平下降 50%。

PSA 在血清中有游离态和结合态，常用的检测方法检测血清总 PSA 及游离 PSA，并参考比值。若总的 PSA 大于 10 纳克 / 毫升，应警惕前列腺癌的可能，应进一步行经直肠前列腺穿刺活检以明确；若总的 PSA 介于 4～10 纳克 / 毫升之间，则应参考游离 PSA/ 总 PSA 的比值，比值小于 15% 则应行经直肠前列腺穿刺活检；比值大于 15% 的则应定期复查 PSA，观察 PSA 升高的速率。PCA3 英文全称 prostate cancer gene 3，即新型前列腺癌抗原 3，是一种非编码前列腺特异性 mRNA 在前列腺癌组织中过度表达。在 PSA 升高的患者中，使用 PCA3 作为诊断标记物比使用总 PSA，fPSA 比值等更能提高前列腺癌的诊断准确率。目前已经有商业化的 PCA3 试剂盒可供选择，但还没有达到广泛开展的阶段。

57. 在前列腺癌诊断过程中哪些因素可能会影响血清 PSA 的数值

任何引起前列腺受损或感染的因素都会引起 PSA 升高，如尿路系统的感染、前列腺结石、近期的导尿和尿道膀胱镜检查、近期的前列腺穿刺活检或前列腺手术。性行为能使 PSA 升高 10%，血 PSA 检查前进行的直肠指检和前列腺按摩亦会使 PSA 值升高。良性前列腺增生（BPH）亦可使 PSA 升高，主要原因是更多的前列腺细胞产生更多的 PSA。良性前列腺增生所产生的 PSA 升高的量比前列腺癌所产生的量低，因此良性前列腺增生时，PSA 密度（PSA 值 / 前列腺体积）比前列腺癌更低。前列腺会随年龄增长而增大，所以 PSA 值也会逐年龄的增长逐渐升高。PSA 值在一段时间内的变化率被称为 PSA 速率。大多数人认为前列腺增生的 PSA 速率很少超过 0.7 纳克 / 毫升每年。

有些药物会影响 PSA 结果。如非那雄胺（保列治）是一种用治疗良性前列腺增生的药物，它可使前列腺体积缩小，同时也使 PSA 降低 50%。服用非那雄胺（保列治）期间（正常按时服药），如 PSA 持续升高应仔细评估其升高的原因。因此，对于 PSA 升高不能明确是否患前列腺癌的患者，尽量避免服用非那雄胺。服用非那雄胺（保列治）对游离 PSA 的比值（游离 PSA 值 / 总 PSA）影响不明显，此比值保持较平稳。其他药物诸如酮康唑（ketoconazole）会使睾丸产生睾酮量减少，同时使 PSA 值降低。

58. 什么是 PCA3、TMPRSS2-ERG、USP9Y-TTTY15、MALAT-1 新型前列腺癌标记物

PCA3 英文全称 prostate cancer gene 3，即新型前列腺癌抗原 3，是一种非编码前列腺特异性 mRNA 在前列腺癌组织中过度表达。在 PSA 升高的患者中，使用 PCA3 作为诊断标记物比使用总 PSA，fPSA 比值等更能提高前列腺癌的诊断准确率。目前已经有商业化的 PCA3 试剂盒可供选择，但还没有达到广泛开展的阶段。TMPRSS2-ERG 是一种在欧美前列腺癌人群中广泛存在的一种融合基因，USP9Y-TTTY15 是一种在我国前列腺癌人群中广泛存在的一种融合基因，MALAT-1 是一种新发现的长链非编码 RNA 可在血浆中稳定存在并可作为前列腺癌的诊断指标。

59. 使用 PSA 这一指标做为前列腺癌早期诊断可使前列腺癌的病死率降低多少

PSA 这一指标做为前列腺癌早期诊断可使前列腺癌的病死率降低 45% ~ 70%。如果是做防癌筛查，PSA<4 纳克是其正常值。这里要强调并不是 4 纳克 / 毫升以上都是恶性，或者 4 纳克 / 毫升以下都不是恶性。正确的理解应该是：4 纳克 / 毫升以下是前列腺癌的概率很低，如果超过 4 纳克 / 毫升前列腺癌发生的概率逐渐增高，而且随着 PSA 数值的增大概率是越来越高的。临床上把 4 ~ 10 纳克 / 毫升之间称为灰区。灰区的概念就是有一些患者

可能诊断出前列腺癌，但是多数不是前列腺癌。需不需要做穿刺不能只看 PSA。除了 PSA 以外还有很多辅助性的指标，包括游离 PSA，PSA 倍增时间、PSA 密度、前列腺肿瘤体积比较等等，都能给医生提供更多的信息。毕竟在 4～10 纳克 / 毫升如果不做穿刺，有可能会漏诊，但是这部分患者中 70% 的穿刺结果都是阴性的，所以要综合分析这些因素，能够尽量避免没有必要的穿刺，同时又不会漏掉应该做穿刺的患者。对于这些 PSA 高于正常值的患者，早期发现，早期手术治疗可以明显降低患者的死亡率。

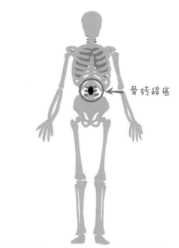

骨转移癌

骨扫描可协助评价前列腺癌骨转移情况

图 4-10　骨扫描对前列腺癌诊断有什么作用

20 纳克 / 毫升、PSADT 小于 6 个月或 PSA 速率大于 0.5 纳克 / 毫升每月者。如果患者有骨骼疼痛，应该进行骨扫描，必要时行 B 超和胸片检查，甚至 PET/CT。

60. 前列腺癌患者骨扫描检查意义

骨扫描与腹部 CT/MRI 检查的目的是发现前列腺癌的转移灶，对于没有症状和无生化复发证据的患者骨扫描与腹部 CT/MRI 不推荐作为常规的随访手段，有骨骼症状的患者可以进行骨扫描检查。在生化复发的早期，骨扫描与腹部 CT 或 MRI 的临床意义有限。骨扫描与腹部 CT/MRI 可以用于 PSA 水平大于

61. 如何确诊前列腺癌转移

MRI 检查 MRI 具有较好的组织分辨率和三维成像特点。MRI 可以区别局限性与侵犯性前列腺癌，预测前列腺癌侵犯包膜或包膜外浸润的准确率达 70%～90%。直肠内线圈 MRI 可以更好显示前列腺各分区的解剖结构，并能明确肿瘤位

置、体积和向外侵袭等情况。直肠内线圈 MRI 显示精囊侵犯准确率为 70.5%，特异性和敏感性分别为 92% 和 20%；显示包膜外浸润的准确率为 65%，特异性和敏感性分别为 87% 和 37.5%。放射性骨扫描是一种无创伤性检查，可以发现前列腺癌患者的骨转移灶，全身骨扫描一般能比 X 线片提前 3 ~ 6 个月甚至更长时间发现前列腺癌骨转移灶。不过，现在不推荐早期或常规对前列腺癌患者进行骨扫描，因为 PSA ≤ 20 纳克／毫升时骨转移阳性率仅为 1%。

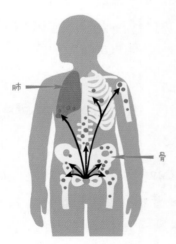

前列腺癌的转移部位

图 4-11　前列腺癌的转移部位

62. 什么是 Gleason 评分

Gleason 评分是一种描述前列腺癌分化及恶性程度的评分系统，任何恶性肿瘤都有不同的分化程度和恶性程度，分化低、恶性程度高的肿瘤侵入性强，肿瘤生长快，容易转移扩散，对患者生命健康威胁大，而分化高、恶性程度低的肿瘤侵入性弱，肿瘤生长、转移较慢，对患者生命健康威胁小。

1974 年美国医生在进行了大量研究后，提出了以他名字命名的分级系统，有的肿瘤同一个病灶，可以同时有两种以上不同分化等级的区域存在。一方面在腺体显微结构方面划分出 5 个等级，由好到坏分别称为 grade 1—grade 5；同时将占有最多面积的分化等级登记为最主要的分化数值。而再将占有次多面积的分化等级登记为次要的分化数值，至于第 3 多的以后或不及 5% 的少数等级则忽略不计。因此前列腺癌的分化就记载成「主要分化等级之数值＋次要分化等级之数值」。例如「Gleason 4 + 3」，表示该肿瘤大多数的区域其分化为 grade 4，而次多的区域为 grade 3。加起来的总和

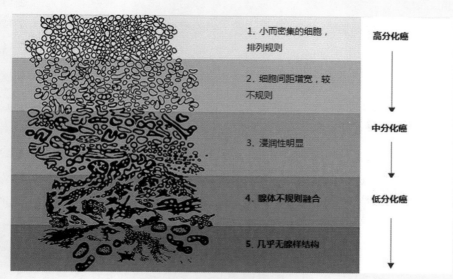

图 4-12 前列腺癌的 Gleason 评分

图中标注：
1. 小而密集的细胞，排列规则 —— 高分化癌
2. 细胞间距增宽，较不规则
3. 浸润性明显 —— 中分化癌
4. 腺体不规则融合 —— 低分化癌
5. 几乎无腺样结构

为 7，这个「4 + 3」或「7」就叫做 Gleason 评分。因为总共有 1 ~ 5 的五个等级，因此 Gleason 评分就会有 9 种可能的分数，分别从 2 一直到 10 为止。得分越高，细胞越不正常，恶性程度越高。2 ~ 4 分视为高分化的前列腺癌，5 ~ 7 分视为中分化的前列腺癌，8 ~ 10 分视为低分化的前列腺癌。

Gleason 1：癌肿极为罕见。其边界很清楚，膨胀型生长，几乎不侵犯基质，癌腺泡很简单，多为圆形，中度大小，紧密排列在一起，其胞浆和良性上皮细胞胞浆极为相近。

Gleason 2：癌肿很少见，多发生在前列腺移行区，癌肿边界不很清楚，癌腺泡被基质分开，呈简单圆形，大小可不同，可不规则，疏松排列在一起。

Gleason 3：癌肿最常见，多发生在前列腺外周区，最重要的特征是浸润性生长，癌腺泡大小不一，形状各异，核仁大而红，胞浆多呈碱性染色。

Gleason 4：癌肿分化差，浸润性生长，癌腺泡不规则融合在一起，形成微小乳头状或筛状，核仁大而红，胞浆可为碱性或灰色反应。

Gleason 5：癌肿分化极差，边界可为规则圆形或不规则状，伴有浸润性生长，生长形式为片状单一细胞型或者是粉刺状癌型，伴有坏死，癌细胞核大，核仁大而红，胞浆染色可有变化。

63. 什么是前列腺癌的临床分期

前列腺癌的临床分期是指根据治疗前的相关参数对前列腺癌进行相关评估，具体包括有直肠指检，血清 PSA，穿刺活检阳性针数和部位，CT、磁共振（MRI）、ECT 骨扫描以及盆腔淋巴结切除术病理结果综合考虑后来评判。前列腺癌分期的目的是指导选择治疗方法和评价预后。临床上由于前列腺癌特殊的自然病程，手术前对肿瘤的准确分期和分级影响治疗方案的选择。手术前分期过低，如肿瘤已经超出前列腺被膜或已侵犯精囊，行根治性前列腺切除时肿瘤不易被彻底切除，术后易复发和转移；术前分期过高则可能导致一部分有根治性切除可能的患者失去手术时机。因此，术前准确的临床分期是十分重要的，在临床实践中，应尽量做到准确的临床分期。

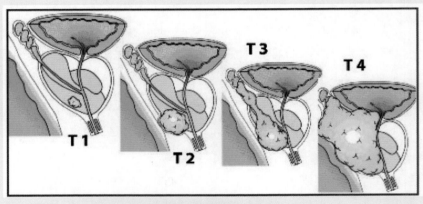

图 4-13　前列腺癌的分期

64. 什么是前列腺癌的病理分期

前列腺癌的病理分期是指对前列腺癌手术切除的标本包括前列腺、精囊、淋巴结等相关组织进行病理学检查，根据肿瘤的组织形态及其分布范围进行评估。前列腺癌的病理分级方面，目前最常使用 Gleason 评分系统。前列腺癌组织被分为主要分级区和次要分级区，每区的 Gleason 分值在 1 ~ 5，Gleason 评分是把主要分级区和次要分级区的 Gleason 分值相加，形成癌组织分级常数。Gleason 计分是评估患者预后的重要参考依据，分级越高，前列腺癌转移的机会越大。

65. 什么是前列腺癌的 TNM 分期

前列腺癌分期可以指导选择治疗方法和评价预后。通过 DRE、CT、MRI、骨扫描以及淋巴结切除来明确分期，推荐 2002 年 AJCC 的 TNM 分期。T 分期表示原发肿瘤的局部情况，主要通过 DRE、MRI 和前列腺穿刺阳性活检数目和部位来

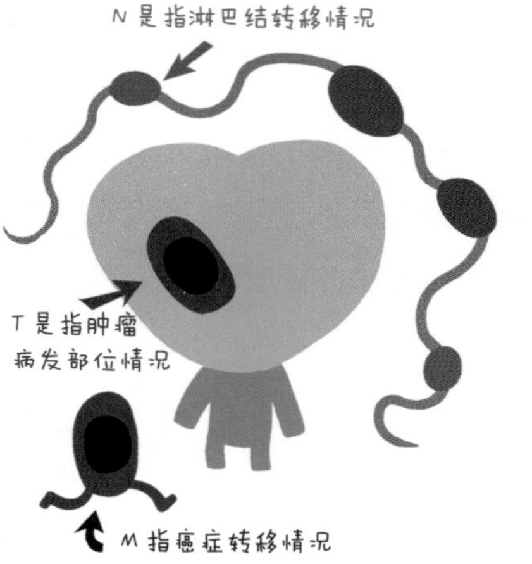

图 4-14 前列腺癌的 TNM 分期

确定，肿瘤病理分级和 PSA 可协助分期。N 分期表示淋巴结情况，只有通过淋巴结切除才能准确的了解淋巴结转移情况。CT、MRI 和 B 超可协助 N 分期。N 分期对准备采用治愈性疗法的患者是重要的。分期低于 T2、PSA < 20 纳克 / 毫升和 Gleason 评分小于 6 的患者淋巴结转移的机会小于 10%。M 分期主要针对骨路转移，全身核素骨显像，MRI、X 线检查是主要的检查方法。一旦前列腺癌诊断确立，建议进行全身核素骨显像检查。如果核素骨显像发现可疑病灶又不能明确诊断者，可选择 MRI 等检查明确诊断。

66. 前列腺癌如何分期

前列腺癌的4级分期，前列腺癌的分期有助于了解病变范围，判断预后及拟定治疗方案。前列腺癌的发展过程差异很大，各期前列腺癌的发展并不一定按第一期至第四期顺序进行。第一期癌可长期停留于该期，亦可转变为第三期或第四期。第二期、第三期的癌发展亦如此。通过直肠指检、前列腺磁共振、骨扫描以及淋巴切缘来明确分期。推荐2002年AJCC的TNM分期系统

原发肿瘤（T）分期：

T_x：原发肿瘤不能评价。

T_0：无原发肿瘤的依据。

T_1：不能被扪及和影像无法发现的临床隐匿性肿瘤。

T_{1a}：偶发肿瘤体积瘤体积<切除组织的5%。

T_{1b}：偶发肿瘤体积瘤体积>切除组织的5%。

T_{1c}：穿刺活检发现的肿瘤（如由于PSA升高）。

T_2：局限于前列腺内的肿瘤。

T_{2a}：肿瘤限于单叶的1/2（≤1/2）。

T_{2b}：肿瘤超过单叶的1/2，但限于该单叶。

T_{2c}：肿瘤侵犯两叶。

T_3：肿瘤突破前列腺包膜。

T_{3a}：肿瘤侵犯前列腺包膜（一侧或两侧）。

T_{3b}：肿瘤侵犯精囊。

T_4：肿瘤固定或侵犯除精囊外的其他邻近组织结构，如膀胱颈、尿道外括约肌、直肠、肛提肌和（或）盆壁。

区域淋巴结（N）分期：

N_x：区域淋巴结无法评价。

N_0：无区域淋巴结转移。

N_1：区域淋巴结转移（一个或多个）。

N_2：可摸到腹腔内固定淋巴结。

远处转移（M）分期：

M_x：远处转移无法评价。

M_0：无远处转移。

M_1：有转移。

M_{1a}：有区域淋巴结以外的淋巴结转移。

M_{1b}：骨转移（单发或多发）。

M_{1c}：其他远处器官转移（伴或不伴骨转移）。注：穿刺活检发现的单叶或两叶肿瘤、但临床无法扪及或影像不能发现的定为T_{1c}；

** 注：侵犯前列腺尖部或前列腺包膜但未突破包膜的定为 T_2，非 T_3；

*** 注：不超过 0.2 厘米的转移定为 pN1mi；

**** 注：当转移多于一处，为最晚的分期

分期

1 期 　T_{1a}　 N_0　 M_0　 G_1

2 期 　T_{1a}　 N_0　 M_0 G2, 3-4

　　　T_{1b}　 N_0　 M_0 任何 G

　　　T_{1c}　 N_0　 M_0 任何 G

　　　T_1　 N_0　 M_0 任何 G

　　　T_2 N_0 M_0 任何 G

3 期 　T_3　 N_0 M_0 任何 G

4 期 　T_4 N_0 M_0

任何 T　 $N_1 M_0$　 任何 G

任何 T　 任何 N　 M_1 任何 G

前列腺癌的危险因素分析

临床上有多种风险评估方案被用于评价前列腺癌的危险因素，主要基于肿瘤临床分期、Gleason 评分和血清 PSA 这 3 个指标，它们每一项都被证实能独立的预测肿瘤病理分期及患者预后，仅临床分期 T1、T2 和 T3a 期同时伴有高危因素者才能称为临床局限型高危前列腺癌，而将 T4 和 T3b 期的患者排除在外。

因为无论从治疗方法或是预后上来看 T4 期的患者都更接近晚期前列腺癌而被认为是全身性的疾病。总结了目前临床上最常用的前列腺癌危险因素分类方法，它根据患者血清 PSA、Gleason 评分和临床分期将前列腺癌分为低、中、高危三类，可以用于指导治疗和判断预后。

前列腺癌的危险因素

	低危	中危	高危
PSA（纳克/毫升）	4~10	10~20	> 20
Gleason 评分	≤ 6	7	> 8
临床分期	≤T2a	T2b	≥T2c

67. 前列腺癌有什么早期症状

前列腺癌早期通常没有症状，只有当肿瘤阻塞尿道、膀胱颈时，会发生类似下尿道梗阻或刺激症状，这与肿瘤分型和生长方式有关。潜伏型、隐匿型皆无局部症状。前列腺癌的早期症状也无特异性，类似前列腺增生症的早期症状。因前列腺环抱尿道，故癌变增大到一定程度后才压迫尿道，部分

患者表现出排尿异常的症状，先为夜尿次数增加，但每次尿量不多。膀胱逼尿肌失代偿后，发生慢性尿潴留，膀胱的有效容量因此减少，排尿间隔时间更为缩短。若伴有膀胱结石或感染，则尿频愈加明显，且伴有尿痛，难以形成尿流。当肿块进一步增大压迫尿道后，会出现排尿困难及疼痛等晚期症状。虽然早期前列腺癌症状不明显，但是通过一般筛查手段还是可以检测出来的，如 PSA 筛查、直肠指检 DRE、经直肠超声检查 TURS 和 TURS 引导下前列腺穿刺，其中 PSA 检查最普遍适用。

68. 前列腺癌的晚期症状有哪些

前列腺癌晚期症状主要表现为下尿路梗阻，或伴血尿及尿潴留。最突出的症状是疼痛：

（1）排尿障碍

80% 的患者由癌灶引起进行性排尿困难、尿流变细或尿流偏歪，或尿流分叉、尿程延长、尿频、尿急、尿痛、尿意不尽感等，严重时尿滴沥及发生尿潴留。血尿患者只占 3%。

（2）疼痛

腰部、骶部、臀部、髋部疼痛，骨盆、坐骨神经痛是常见的，剧烈难忍。可能由于癌灶转移至骨骼或侵犯神经或肾积水、肾感染所致。约 31% 的患者发生疼痛。

（3）转移症状

在前列腺癌患者中，转移很常见。约有 1/3 甚至 2/3 的患者在初次就医时就已有淋巴结转移，多发生在髂内、髂外、腰部、腹股沟等部位。可引起相应部位的淋巴结肿大及下肢肿胀。血行转移多见于骨骼（如骨盆、骶骨、腰椎、股骨上段等）和内脏（如肺、肝、脑、肾上腺、睾丸等）。

前列腺癌症状的出现及其严重程度，取决于癌肿生长的速度和压迫尿道的程度。因前列腺环抱尿道，故癌变增大到一定程度后才压迫尿道，表现出排尿异常的症状，仅有少数人出现尿意频繁、夜尿增多。当肿块进一步增大压迫尿道后，会出现尿流变细、排尿不畅、尿程延长。少部分患者可出现排尿疼痛。有的还会出现血尿，此时应引起警惕。当癌肿逐渐增大时，尿道受压迫更为严重，致使小便困难，造成尿液在膀胱内潴留，膀胱充盈胀大，以致高度膨胀，极为难受。此外，当前列腺癌发生转移，尤其是经骨骼转移时，可出现腰背部疼痛，疼痛常可向会阴部及肛门周围放射，甚至会出现截瘫。

性贫血，最终全身衰竭出现恶病质。需要特别强调的是，前列腺癌的排尿障碍与良性前列腺增生的症状相似，容易误诊和漏诊，延误疾病的早期诊断和早期治疗，出现异常情况应及时去医院检查，以便早期明确诊断。此外，前列腺癌还可造成输尿管阻塞性梗阻，进而引起的肾积水、肾功能衰竭等一系列并发症。

69. 局限进展性前列腺癌的临床表现有哪些

局限进展性前列腺癌的临床表现包括下尿路症状，前列腺癌最典型的症状就是排尿困难，前列腺的肿瘤局部进行性增大，压迫其包绕的前列腺部尿道，可出现排尿障碍，表现为进行性排尿困难如尿流变细、尿流偏歪、尿流分叉或尿程延长等、尿频、尿急、尿痛、尿意不尽感等，严重时尿滴沥及发生尿潴留。对于晚期进展期前列腺癌，可出现疲劳、体重减轻、全身疼痛等症状。由于疼痛严重影响了饮食、睡眠和精神，经长期折磨，全身状况日渐虚弱，消瘦乏力，进行

70. 转移性前列腺癌的临床表现有哪些

转移性前列腺癌的临床表现包括骨骼疼痛、病理性骨折、贫血、水肿、腹膜后纤维化、副瘤综合征、弥漫性血管内凝血等。

当前列腺癌转移到骨时，可引起转移部位骨痛。骨转移的常见部位包括脊柱、髋骨、肋骨和肩胛骨，约60%的晚期患者发生骨痛，有些患者可表现为持续性疼痛，而某些患者则表现为间歇性疼痛。骨痛可局限于身体的某一特定部位，也可表现为身体不同部位游走性疼痛；如果因为肿瘤侵犯使骨质明显变脆，很可能会发生病理性骨折。

如果脊柱骨折或者肿瘤侵犯脊髓，可导致神经压迫，进而引起瘫痪。如果前列腺癌侵犯膀胱底部或者盆腔淋巴结广泛转移，会出现单侧或双侧输尿管（将尿液从肾脏引流到膀胱的通道）梗阻。输尿管梗阻的症状和体征包括少尿（双侧输尿管梗阻时则出现无尿）、腰背痛、恶心、呕吐，合并感染时可出现发热。广泛转移的前列腺癌患者可能会发生肿瘤破裂出血。此外，前列腺癌患者可能会发生贫血。贫血的原因可能与肿瘤骨转移、内分泌治疗或患病时间相关。由于一般情况下血细胞数量呈缓慢下降，患者可能无任何贫血的症状。一些贫血严重的患者会出现虚弱、体位性低血压、头晕、气短和乏力感。

71. 前列腺癌转移有哪些症状

（1）骨骼转移

常见转移部位依次是脊椎的胸、腰部、肋骨、骨盆，股骨和颅骨转移比较少见。表现为持续的、剧烈的腰、背、髋部疼痛及坐骨神经痛。病理性骨折及股骨和肋骨多见，脊椎骨折少见，可引起截瘫。部分患者出现骨髓抑制症状，表现为出血、白细胞水平低下或贫血。

（2）淋巴结转移

常无明显症状。髂窝淋巴结肿大压迫髂静脉导致下肢水肿和阴囊水肿，腹主动脉旁淋巴结肿大可压迫输尿管或局部病变浸润输尿管开口，而引起单侧或双侧肾积水，继发少尿、腰痛、尿毒症等。

（3）内脏转移

肝转移表现为肿大、黄疸、肝功能异常；胃肠道转移表现恶心、呕吐、出血、上腹部痛等。

（4）远处实质脏器转移

肺转移表现为咳嗽、咯血、呼吸困难、胸痛、胸腔积液；肾上腺转移表现为肾上腺功能不全、乏力；睾丸转移表现为睾丸、精索结节样病变。

（5）神经症状

前列腺癌伴神经症状达20%，原因是脊椎转移导致脊髓受压或侵犯。压迫部位常在马尾神经以上，胸椎 T1-6 最常见。表现为疼痛、知觉异常、括约肌功能失常、四肢疲软无力等、颅骨转移多数为明显症状，可引起头痛、嗜睡、复视、吞咽困难等。垂体转移可致失明。

（6）内分泌症状

前列腺癌可出现库欣综合征和抗利尿激素分泌异常，表现为疲乏、低钠血症、低渗透压、高钙血症或低钙血症。

（7）恶病质

前列腺晚期出现全身情况恶化、极度消瘦、DIC、严重贫血等表现。

72. 前列腺癌最常见转移哪些部位

前列腺癌最常见的转移部位是盆腔内淋巴结及全身骨骼。盆腔内淋巴结转移常见髂外静脉，闭孔神经，髂总动脉至股管间的纤维、脂肪及淋巴组织等。全身骨骼转移常见转移部位依次是脊椎的胸、腰部、肋骨、骨盆。

73. 前列腺癌为什么常出现骨转移

前列腺癌总体来说发生发展较为缓慢，一般首先侵犯的是盆腔淋巴结，但是在发展到晚期也会引起多部位的远处转移，其中骨转移是最常见的器官。大多数前列腺癌患者的病程较为隐匿，早期症状并不明显，常常仅表现为良性前列腺增生的临床症状，如尿频、尿急、排尿困难，特异性不强，导致有很多患者因为出现骨痛才去就诊，这样的患者往往已经出现骨转移，类似情况在我国并不鲜见。前列腺癌的骨转移最常见于肋骨、盆腔骨等部位，也好发生于四肢骨、脊柱等部位，最常见的症状为疼痛，通常为局限、间断发作，并呈进行性加重，逐步进展为剧烈疼痛，并且夜间疼痛较重。根据转移发生部位的不同，临床表现也各异，应予警惕。比如，盆腔骨的转移导致盆腔疼痛，已被误诊为坐骨神经痛而被忽视。四肢骨的转移导致的溶骨性破坏可能会导致病理性骨折，尤以股骨颈病理性骨折最为常见。脊柱骨的转移会导致脊髓压迫，可能会导致截瘫，后果最为严重。由于早期骨转移的症状并不明显，有些需要在辅助检查或影像学检查中才会被发现，所以，所有被诊断为前列腺癌或高度怀疑前列腺癌的患者都需要排查骨转移的可能。骨扫描是诊断前列腺癌骨转移敏感性最高、应用最广泛的影像学方法之一，尤其对于脊柱转移的病灶。但是，骨扫描也存在一些假阳性表现，中老年人骨质疏松而引起的病理性骨折、脊髓压缩，在骨扫描中的表现也类似于转移癌，需要结合临床加以鉴别。

74. 在接受前列腺癌治疗之前需要知道些什么

前列腺癌是泌尿男生殖系统常见的肿瘤之一，在欧美国家男性恶性肿瘤中发病率占第1位，死亡率排在肺癌之后占第2位。我国前列腺癌的发病率不及欧美国家，但是也呈逐年增长的趋势。一项上海地区1998—2008年的数据统计显示，前列腺癌也成为我国70岁以上老年男性生殖系肿瘤中最常见的肿瘤。那么，如果不幸被诊断为前列腺癌，在接受前列腺癌治疗之前，你还需要了解一些什么呢？首先，你应该大致了解一下前列腺癌生物学特性。前列腺癌相对而言，是一种恶性程度不高的肿瘤，大多数前列腺癌的发生发展需要10年以上，有文献报道，在尸检当中有的前列腺癌患者，他们的死因并不是前列腺癌，由此可见，前列腺癌并没有想象中那么可怕。正是由于前列腺癌的这个特性，留给我们很多时间来战胜它。目前，对前列腺癌的治疗手段很多，而且治疗效果也很好，这也是为什么虽然在世界范围内前列腺癌的发病率逐年增加，而死亡率却呈下降趋势的原因之一。对于早期局限性的前列腺癌，目前主要的治愈性治疗手段有前列腺癌根治术和根治性放疗；对于进展期的前列腺癌可以选择性采用前列腺癌根治术，并配合其他辅助治疗；对于分期较晚的前列腺癌，也可以采取内分泌治疗、姑息性放疗和化学治疗。对于需要接受相关前列腺癌治疗的患者，应该对自己所患肿瘤的分期进行大致的了解，这样有利于同自己的主治医师讨论自己的病情并选择相应的治疗方法。对于治疗医院和主治医师的选择也十分重要，通常能够完成手术、放疗、化疗及其他辅助治疗的医院在我国应为三级甲等综合性医院，在这样的综合医院可以集合泌尿外科、影像科、病理科、肿瘤内科和放疗科等相关科室组成多学科协作会诊，为患者选择一个合适的治疗方案。对于主治医生的选择也十分重要，因为不同的医生尤其是外科医生对掌握的手术各有侧重，有的医生擅长开放手术，有的专注腹腔镜手术，有的医生运用机器人腹腔镜手术更加熟练。因此，患者可以结合自己病情以及对治疗的期望值，选择合适的主治医生。患者还需要初步了解相关治疗的效果和相关并发症，尤其是治疗的并发症是患者需要重点了解的部分。

75. 前列腺癌能治好吗，前列腺癌的治愈标准是什么

前列腺癌与其他肿瘤一样，不能逃避复发和转移，那么什么时候可以说前列腺癌治愈了呢？并不是手术切除后没有肿瘤残留，临床症状消失，自我感觉无不适就算是治愈了。因为前列腺癌细胞可能在癌症早期就发生了微小转移，进入血液，藏匿于身体的各个部位，最常见的是盆腔内以及骨骼，当前列腺局部肿瘤被杀灭后，这些肿瘤细胞经过几年甚至十几年的进展，可能再次表现出临床症状。目前，临床上只有当患者接受治疗 10 年后没有再次表现出肿瘤复发的证据（PSA升高，胸片、B 超、骨扫描未见异常），前列腺癌才能被称之为治愈了。但在这十年内我们也不必过于担心，只要定期复查，随时监测病情变化，便会有助于了解肿瘤是否复发或转移。

76. 前列腺电切发现前列腺癌，手术后多久可以做前列腺癌手术

经尿道前列腺切除术患者应等待 12 周再行手术。前列腺犹如一个橘子，前列腺增生的腺体（橘子肉）挤压周围腺体形成前列腺外科包膜（橘子皮），外科包膜是前列腺癌的好发部位。前列腺电切是将增生腺体（橘子肉）切除，包膜保留，前列腺电切过程中，不断进行膀胱冲

洗，切除腺体越多，冲洗液外渗，局部组织损伤越重。加之前列腺切除时，对周围组织的热损伤，前列腺与周围组织粘连越重，前列腺癌根治手术时不好分离前列腺，且容易渗血及出血。给手术增加了很多难度。因此根据诊疗指南，12周后再做根治术是可行的。前列腺电切术在一定程度上增加了根治术的难度及并发症发生率。

77. 什么是动态监测

动态监测是指动态监测前列腺癌的进程，在出现肿瘤进展或临床症状明显时给予治疗，即观察被选择的患者，预测那些今后会进展的患者并在还能治愈的时机实行根治性治疗干预。

（1）主动监测对已明确前列腺癌诊断，有治愈性治疗适应症的患者，因担心生活质量、手术风险等因素，不愿即刻进行主动治疗而选择严密随访，积极检测疾病发展进程，在肿瘤进展达到预先设定的疾病进展阈值时再给予治疗。主要是针对临床低度风险有根治性治疗机会的前列腺癌患者，选择主动监测

的患者必须充分知情，了解并接受肿瘤局部进展和转移的危险，并接受密切的随访。主动监测患者前2年每3个月复查一次DRE、PSA和影像学检查，2年后每6个月复查一次。主动监测过程中第一次前列腺穿刺应在诊断性穿刺后的12个月以内进行，因为初次穿刺可能漏检一些高级别的肿瘤，如果穿刺阴性或较诊断时的穿刺病理没有变化，则可根据PSA倍增时间（PSADT）、PSA速率、患者焦虑状况、年龄以及影像（MRI）学情况，每3～5年重复穿刺检查。综合目前所得到的资料数据，由主动监测转根除性治疗主要指征有以下几点：① PSADT大于3年，PSA速率大于每年2纳克／毫升；②在规律的每3～5年随访一次穿刺活检中，病理证实疾病进展Gleason评分≥7分；③患者的意愿。

（2）根治性前列腺癌切除术后动态检测：成功的根治性前列腺癌切除术后6周后应该不能检测到PSA，PSA仍然升高说明体内有产生PSA的组织，也就有前列腺癌残留病灶。根治性前列腺癌切除术后第一次PSA检查在术后6周至3个月，

发现 PSA 升高时应该再次检查以排除实验室检查误差，血清 PSA 值低于 0.2 纳克 / 毫升时，可以认为无临床症状或生化进展，0.2～0.4 纳克 / 毫升之间的某个数值可能是最合适的生化复发标准，选择较低的数值可以提高发现临床复发的敏感度，但是较高的数值可以提高特异性。目前认为连续 2 次血清 PSA 超过 0.2 纳克 / 毫升提示前列腺癌生化复发。另外血清 PSA 值快速升高（PSA 速率快、PSA 倍增时间短）提示可能存在远处转移，而较慢升高时很可能有局部复发，局部复发或远处转移极少会检测不到 PSA。直肠指检（DRE）是判断是否存在前列腺癌局部复发，在治愈性前列腺癌治疗后，如果前列腺区有新出现的结节时，应该怀疑前列腺癌局部复发。但治愈性治疗后不必常规进行 DRE，只需规律检测 PSA，PSA 升高考虑前列腺癌复发，需要进一步检查，包括 DRE，骨扫描与腹部 CT/MRI 及 PET/CT 在前列腺癌复发病灶的检测中的作用越来越受到重视，尤其是动态 MRI 增强，在 PSA 小于 0.2 纳克 / 毫升的患者中早期发现局部复发病灶，有助于选择

前列腺活检并提高敏感度。PET/CT 扫描能够发现局部和远处转移灶，有骨相关症状的患者不必考虑 PSA 值要直接进行骨扫描。

（3）放射性治疗后动态检测：放射性治疗后前列腺腺体仍然存在，PSA 值下降缓慢，可能放疗后超过 3 年才能达到最低值，放疗后 PSA 最低值是生化治愈的标志，也是放疗后一个重要的预后判断因素。一般认为在 3～5 年之内 PSA 值最低达到 0.5 纳克 / 毫升者，预后较好，不论是否同时应用了内分泌治疗，放疗后 PSA 值升高超过 PSA 最低值 2 纳克 / 毫升或 2 纳克 / 毫升以上时被认为生化复发，这个标准对于临床复发的预测具有更高的敏感度和特异性，而且是远处转移、癌症特异性死亡率和总体生存率的良好预测指标。总之，治愈性治疗后（根治性前列腺癌切除术后、前列腺癌放射治疗），每 3 个月进行 PSA 或 DRE 检查，2 年后每 6 个月检测，5 年后每年检测，无特殊症状的患者骨扫描与其他影像学检查不推荐作为常规的检测手段。

（4）前列腺癌内分泌治疗后动态检测：内分泌治疗后 3 个月和 6

个月的 PSA 值与预后相关。治疗后 3 个月和 6 个月的 PSA 值越低，可能对治疗反应性持续时间越长。对于无症状的患者进行规律的 PSA 动态检测，可以更早发现生化复发，然而必须强调 PSA 值并非一个可靠的标记物，不可以单独作为随访检测，约 15% ~ 34% 的患者发生临床进展，其 PSA 值可正常。PSA 持续小于 0.2 纳克 / 毫升 3 ~ 6 个月后，可以停用内分泌治疗。国内公认当 PSA 大于 4 纳克 / 毫升时开始新一轮治疗。药物去势后 1 个月复查血清睾酮，6 个月后复查血清睾酮水平，可进一步明确药物去势的有效性。血清 PSA 升高和（或）出现疾病进展症状时必须复查血清睾酮，明确去势状态。PSA 正常时无症状患者不需要常规行骨扫描、超声和胸片检查，另外由于药物的副作用和疾病进展可能会引起梗阻，每 3 个月复查一次肝、肾功能、糖化血红蛋白等。

（5）前列腺癌化疗后动态检测：只有 10% ~ 20% 的去势抵抗性前列腺癌（CRPC）患者有可测量病灶，大多数转移性前列腺癌患者只有转移和（或）PSA 升高，PSA 有效是指 PSA 下降大于 50%，维持 4 周以上，且无临床症状和影像学进展的证据。PSA 进展是指 PSA 升高超过 25%，且绝对值大于 5 纳克 / 毫升。骨痛是晚期前列腺癌患者最常见和严重影响生活质量的症状，骨痛缓解率是另一个重要的临床疗效观察指标。

78. 前列腺癌治疗方法有哪些

根据所患肿瘤的临床分期、分化程度、患者的身体状况和预期寿命和社会经济情况不同，可以接受不同的治疗方法：主动监测、前列腺癌根治性手术治疗、前列腺癌外放射治疗、前列腺癌近距离照射治疗、实验性前列腺癌局部治疗、前列腺癌内分泌治疗、前列腺癌化疗。

79. 前列腺癌根治术有哪些方式

前列腺癌根治术是治疗局限性前列腺癌最有效的方法之一，切除范围包括：完整的前列腺、双侧精囊、双侧输精管壶腹段和膀胱颈部、同时还要彻底清扫盆腔淋巴结，包括：髂动脉和髂静脉前面、后面及其之间的纤维脂肪组织，下至腹股沟管，后至闭孔神经后方。目前主要的手术途径包括：经会阴、经耻骨后。主要的手术方法：传统开放及腹腔镜前列腺癌根治术，而腹腔镜手术又包括传统腹腔镜前列腺癌根治术、3D 腹腔镜前列腺癌根治术以及近年来开展起来的达芬奇机器人辅助下的前列腺癌根治术。所有的手术方式其最终的目的和疗效应是一致的，即完整切除肿瘤，以达到肿瘤根治的目的，将术后的并发症降至最低，创伤降至最小。

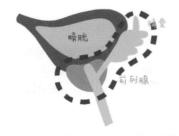

前列腺根治术要完整切除前列腺、精囊、输精管壶腹、膀胱颈部，并清扫盆腔淋巴结

图 4-15　前列腺根治术的切除范围

80. 哪些前列腺癌患者适合保留性神经手术

保留神经的前列腺癌根治术的目的是降低术后勃起功能障碍的发生率，以及有利于术后尿失禁的早期恢复。关于哪些患者适用于保留神经的前列腺癌根治术，总结如下：①对于术前有勃起功能的低危早期前列腺癌患者可选择保留勃起神经的手术方式；②对于 T2a-T3a 期部分患者术中可选择保留单侧神经。但若术中发现肿瘤可能侵及神经血管束，则不适合保留勃起神经手术。

勃起神经指的是支配阴茎勃起的神经，是阴茎海绵体神经（Cavemous nerves，CN），海绵体神经源于盆丛，沿直肠侧壁下行至前列腺包膜后外侧，在前列腺尖与膜部尿道衔接处，相当于阴茎海绵体 3、9 点位置，继续下行穿过尿道海绵体肌，形成神经血管束（Neurovascular bundle，NVB），进入阴茎海绵体，调节阴茎的勃起功能。

随着手术技巧的不断成熟和手术器械的不断发展，尤其是腹腔镜技术的日益成熟，目前无论在开放还是腹腔镜手术中，保留勃起神经的手术均可以完成，为患者最大可能的保留术后的勃起功能，保证生活质量。现在，针对保留性神经的手术方式主要有筋膜间和筋膜内切除两种方法，筋膜间切除要求在处理前列腺侧韧带时的手术层面在前列腺筋膜和肛提肌筋膜之间，而筋膜内切除的手术层面在前列腺包膜和前列腺筋膜之间，可以最大程度的保留神经血管束。在手术操作过程中，要尽量的避免能量器械（如超声刀、电刀、Ligasure、双极电凝等）使用，将热损伤对神经血管束的影响降低，手术中的出血主要依靠钛夹、Hem-o-lok（带锁的血管夹）或缝合止血，因此保留勃起神经的手术术中出血可能会稍多于不保留勃起神经的前列腺癌根治术。

81. 3D 腹腔镜治疗前列腺癌有什么优势

传统腹腔镜采用的单通道的光学摄像系统，摄像镜头采集的图像经处理后在显示屏上只能展示二维平面图像，无法呈现物体在真实世界中的自然深度感，医生需要不断

修正平面与现实之间的差异。而我们人眼在现实世界看到的景象都是三维立体，这是由我们的人眼和人脑的特殊构造和功能导致的。因此，手术医生在传统开放手术中所见均有真实的立体图像，但是在传统腹腔镜手术主刀医生只能看到显示屏上的二维平面图像，与开放手术完全不同，因此需要经过较长时间的训练才能适应。新近出现的 3D 腹腔镜技术则与传统腹腔镜技术不同，其采用的双通道的光学摄像系统，利用仿生学原理，其内部构造与功能模拟于人的双眼和大脑，摄像镜头将采集的手术视野的图像，经过处理后，呈现在特殊的显示器上，这时的图像是两幅同步重叠的影像，手术医生需要佩戴一副无源

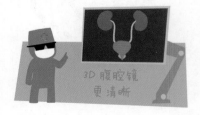

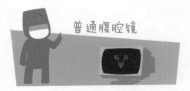

图 4-16　3D 腹腔镜治疗前列腺癌的优势

共振眼镜，即可获得三维立体的手术图像，其基本原理和效果同我们在影院中观看的 3D 电影相类似，可以获得视觉上的完全不同的感受。

那么，这种三维立体的手术视野对手术医生的手术操作有什么优势呢？其主要在于，这种高清的立体视野为手术医生提供高清晰度的视野和深度的感知，为微创手术提供了立体视觉效果，可以弥补传统腹腔镜手术中只能显示二维平面视野的不足，有利于显示手术中局部的解剖和层次，有利于手术中的精细操作，减少出血，尤其是在需要腹腔镜下缝合操作的手术中，可以准确的显示缝针的进针角度和出针方向，减少调整针的次数，增加缝合的精准度。

在 3D 腹腔镜前列腺癌根治术中，3D 腹腔镜可以清晰的显示盆腔的解剖关系与层次，尤其在保留勃起功能的前列腺癌根治术中，对于前列腺癌的筋膜层次的显示和把握十分重要，特别是在行筋膜内切除的手术中，可以协助手术医生更好的实现筋膜内切除，更准确地保护阴茎勃起神经及控尿神经，进一步降低术后性功能障碍及尿失禁的发生率。在前列腺癌根治术的最后吻合的步骤中，3D 腹腔镜技术也具有重要的意义，在立体视野下的缝合无论是缝合的难度还精确度均明显高于在平面视野下的操作。因此，3D 腹腔镜既保留了传统腹腔镜手术精细、微创的特点，又兼得高清立体视野的优点，大大提高了手术的精确性，较常规腹腔镜进一步减少出血、减少手术并发症，缩短手术时间。

82. 什么情况下需要做前列腺癌根治术

根治术用于可能治愈的前列腺癌。对于一些前列腺癌不需行前列腺根治术，如低危前列腺癌（PSA4～10 纳克 / 毫升，GS ≤ 6，临床分期 T ≤ 2a）、预期寿命短和晚期前列腺癌患者。对于这类患者要主动监测前列腺癌的进程，在出现病变进展或临床症状明显时给予其他治疗。即每 3 个月复诊 1 次，检查 PSA 和 DRE，必要时缩短复诊间隔和影像学检查，对于 DRE、PSA 检查和影像学检查进展的患者可考虑转为其他治疗。

手术适应证要考虑肿瘤的临床分期、患者的预期寿命和总体的身体状况。尽管手术没有硬性的年龄界限，但应告知患者，70岁以后随着年龄的增长，手术并发症和死亡率也将增加。

（1）临床分期：适应于局限型前列腺癌，临床分期 $T_1 \sim T_{2c}$ 的患者推荐行根治性手术。

对于临床 T_{3A} 期患者，根治术在治疗中占据重要地位，术后证实是T3a的患者可以根据情况行辅助内分泌治疗或辅助放疗，也可以获得良好的治疗效果。$T_{3b} \sim T_4$ 期的患者如肿瘤没有侵犯尿道括约肌或没有与盆腔固定，肿瘤体积较小，可以行前列腺癌根治术，辅以综合治疗。

（2）预期寿命：预期寿命 ≥ 10年可以行前列腺癌根治术。

（3）健康状况：没有严重的心肺疾病，术前综合评估，能够胜任手术创伤。

（4）PSA 或 Gleason 评分高危患者的处理：对于 PSA > 20 或 Gleason 评分 > 8 的局限性前列腺癌患者符合上述分期和预期寿命条件的，根治术后可给予其他辅助治疗。

83. 前列腺癌根治术的优缺点是什么

前列腺癌根治术的优点主要有：①彻底清除了病灶以及周围肿大的淋巴结，消除了患者的"带瘤恐惧"，手术后焦虑症状明显好转。②能够准确判断肿瘤的分期、Gleason 评分，以及判断有无局部淋巴结转移，有利于进一步了解是否需要辅助治疗。③肿瘤完全切除后，PSA能够降至无法检测水平。

主要缺点有：①手术创伤较大，术后恢复时间较长，甚至会损伤到局部的神经、血管以及肠道器官。②手术后可能导致尿失禁、膀胱颈挛缩、勃起功能障碍等严重并发症，对患者的生活质量影响较大。

84. 如何选择前列腺癌的根治性方法

对于早期局限性的前列腺癌，前列腺癌根治术和根治放疗均为可选择的方法。前列腺癌根治术是目前治疗早期局限性前列腺癌被推荐的标准方法，随着现代外科的不断发展和持续进步，前列腺癌根治术越来越成熟，尤其是保留性神经的前列腺癌根治术的应用，使前列腺癌术后尿失禁的早期恢复率和保留勃起功能的成功率均较以前有了明显提高，前列腺癌最大优势还在于，其完整切除了肿瘤和肿瘤发生的部位——前列腺，这对于患者的恐瘤的心理十分有帮助，并且如果术后成功地话，术后血清 PSA 的值会下降到理论上测不到的水平。但是选择前列腺癌根治术的患者也需要考虑到根治性手术的并发症，包括尿失禁、勃起功能障碍、尿道狭窄等。放射治疗尤其是粒子植入术对于早期局限性的前列腺癌也可以达到根治的目的，也是可以选择的方法。放疗的优势在于可以避免手术的创伤，无需进行复杂的手术操作，并且可以避免因手术导致的术后并发症，如勃起功能障碍，但是放疗本身不能将前列腺摘除，虽然术后血清 PSA 会明显下降，可是往往不会下降到根治性手术的水平，因此，对于部分患者可能会引起心理的顾虑。对于一些体质较差或者对于手术具有明显恐惧心理的患者，放射治疗仍是一种较好的选择。

85. 什么是达芬奇机器人手术系统

达芬奇机器人手术系统以麻省理工学院研发的机器人外科手术技术为基础。Intuitive Surgical 公司随后与 IBM、麻省理工学院和 Heartport 公司联手对该系统进行了进一步开发。FDA 已经批准将达芬奇机器人手术系统用于成人和儿童的普通外科、胸外科、泌尿外科、妇产科、头颈外科以及心脏手术。达芬奇外科手术系统是一种高级机器人平台，其设计的理念是通过使用微创的方法，实施复杂的外科手术。简单地说，达芬奇机器人就是高级的腹腔镜系统。大家可能对现在流行的微创治疗手段如胸腔镜、腹腔镜、妇科腔镜等有所了解，达芬奇机器人进行手术操作的时候也需要机械臂穿过胸部、腹壁。达芬奇机器人由 3 部分组成：外科医生控制台；床旁机械臂系统；成像系统。①外科医生控制台：主刀医生坐在控制台中，位于手术室无菌区之外，使用双手（通过操作两个主控制器）及脚（通过脚踏板）来控制器械和一个三维高清内镜。正如在

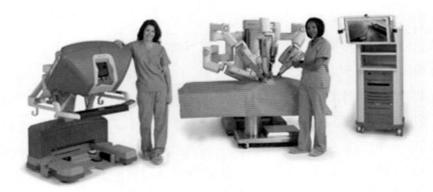

图 4-17　达芬奇机器人手术系统由医生操作、床旁机械臂、视频处理系统构成

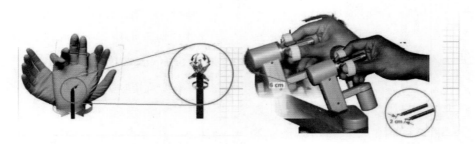

图 4-18　达芬奇机器人 Intuitive 运动

　　专利的运动模式保持了相应的手眼一致，手与器械端运动一致，从而对器械进行有效的控制。这有助于医生将开放手术中的经验利用到机器人手术之中。医生手上动作被等比例的调整，滤除抖动，并精确的传递至患者身旁的机器臂及器械上

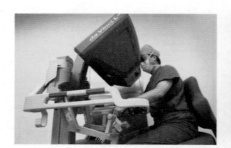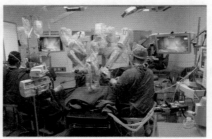

图 4-19　达芬奇机器人前列腺癌根治术

立体目镜中看到的那样，手术器械尖端与外科医生的双手同步运动。②床旁机械臂系统：床旁机械臂系统是外科手术机器人的操作部件，其主要功能是为器械臂和摄像臂提供支撑。助手医生在无菌区内的床旁机械臂系统边工作，负责更换器械和内镜，协助主刀医生完成手术。为了确保患者安全，助手医生比主刀医生对于床旁机械臂系统的运动具有更高优先控制权。③成像系统：成像系统内装有外科手术机器人的核心处理器以及图像处理设备，在手术过程中位于无菌区外，可由巡回护士操作，并可放置各类辅助手术设备。外科手术机器人的内镜为高分辨率三维（3D）镜头，对手术视野具有 10 倍以上的放大倍数，能为主刀医生带来患者体腔内三维立体高清影像，使主刀医生较普通腹腔镜手术更能把握操作距离，更能辨认解剖结构，提升了手术精确度。

86. 为什么达芬奇机器人最适合前列腺癌根治术

由于前列腺的位置特殊，位于盆腔的最深处，在膀胱与后尿道之间，周围血供丰富，手术暴露十分困难，前列腺癌根治术需要完整切除前列腺，难度极大，而且在切除前列腺后还需要进行膀胱与后尿道的吻合，因此前列腺癌根治术是泌尿外科最复杂难度最大的手术之一，而腹腔镜前列腺癌根治术需要手术通过观察显示屏中显示的腹腔内的情况，同时通过腹腔镜专用长柄不可弯曲的器械进行操作，需要眼手的协调一致，尤其是还需要腔镜的缝合操作，这是腹腔镜操作中难度最大的环节，所以腹腔镜前列腺癌根治术虽然暴露比开放手术清楚，视野清晰，但是手术操作难度仍很大。前列腺癌根治术是达芬奇机器展现其价值的绝佳舞台，堪称无敌，由于前列腺位于男性盆腔深处，传统开腹手术，手术切口大、创伤大、出血多、术后并发症多、疼痛感明显、机体恢复慢，极易造成心理和生理上的"双重痛苦"。它的特殊位置使腹腔镜下根治性前列腺切除术在微创泌尿外科界被公认为困难的手术之一，而达芬奇机器人手术则超越了传统外科手术的技术极限。运用机器人手术系统，就使其变得比较容易、简单，尤其是手术视野更宽广、清晰，手术解剖更细致、出血少，手术缝合更精细、准确。术后恢复快，基本第三天即可下床，住院天数大大减少，而且大大减少出血，基本不需输血，术后尿失禁，切缘阳性等并发症也明显减少。由此，前列腺癌患者只要符合手术适应证，选用机器人外科手术系统是最佳的治疗选择。

87. 达芬奇机器人手术优势是什么

达芬奇机器人手术系统是目前世界上最先进的机器人手术操作系统，其具有高清的 3D 显示系统及拥有 7 个自由度高的、极其灵活的机械臂，可以达到近乎完美的人机合一的状态，具有视野清晰，可以深部操作和精细操作的技术优势，可以对前列腺尖部和尿道残端进行更精确的解剖，进一步有效的保留尿道括约肌，并且能够精细的进行后尿道的重建和膀胱尿道吻合术，减少尿失禁的发生率，同时能够保留前列腺周围的神经网和血管束，有利于减少手术对患者性功能的影

响。机器人辅助腹腔镜前列腺癌根治术是局限性前列腺癌治疗的未来发展趋势，目前，在美国每年有超过 80% 的前列腺癌手术是由达芬奇机器人完成的，并且有进一步取代普通腹腔镜和开放手术的趋势。

88. 达芬奇机器人手术是完全由机器人操作完成的吗

达芬奇机器人手术系统是目前世界上最先进的机器人操作系统，最早由 Intuitive Surgical Inc. 公司研发，为微创技术的较高阶段，其仅通过 4～6 个钥匙孔样操作通道行手术精细操作，是新一代微创外科技术的代表。其借助智能化机械臂辅助及高清 3D 显像系统等设备，融合诸多新兴学科，实现了外科手术微创化、功能化、智能化和数字化的程度。其设计目的是通过使用微创方法，实施复杂的外科手术。如果把达芬奇机器人比作一位真正的外科医生，那么医生控制台就像这位医生的大脑，成像系统就像医生的眼睛，而床旁机械臂系统就是医生的双手。知道了达芬奇机器人系统的组成和操作原理，就可以对达芬

奇机器人的操作形式有了大致了解。在进行前列腺癌根治术等手术时，达芬奇机器人系统并不是完全自行操作，也不是在事先编制好的程序命令下进行操作，而是由具有丰富腹腔镜手术经验的外科医生坐在外科医生控制台上，通过观察由成像系统采集到的视频图像，进行相关手术操作，再通过数字信号传输给床边机械臂系统的机械臂，机械臂将完全复制外科医生的操作，完成手术，因此，患者完全不需要担心手术的安全性，整个手术全程均在手术主刀医生的掌控之中，并不是由机器人自行操作。

89. 前列腺癌需要放疗吗

放射治疗是利用放射线治疗肿瘤的一种局部治疗方法，是治疗肿瘤非常有效的方法之一。放疗的有效性与癌细胞分化程度成反比，即癌细胞分化程度越低疗效越好。放射治疗在前列腺癌的治疗中占有重要的地位，对于早期前列腺癌，放疗可以达到根治的目的，对在根治术后残留的肿瘤细胞，可以应用放疗进行挽救性治疗，对于晚期前列腺癌，放疗可以作为姑息性治疗。关于放疗在前列腺癌中的使用，具体的适应证为：①对于局限性、分化好的前列腺癌，放疗效果理想，局部控制率和10年无病存活率与前列腺癌根治术相似，可以达到根治的目的；②对于进展期或晚期前列腺癌患者，效果较差，必须联合内分泌治疗；③对于转移性前列腺癌，姑息性放疗可以延长生存时间，提高生活质量，此外，放疗还可以作为术后辅助治疗和术后挽救治疗手段。

90. 前列腺癌放疗有哪些副作用

放射治疗是治疗前列腺癌的有效方法之一，虽然放射治疗与人体没有直接接触，也不用在人体直接留下切口，但是由于射线具有一定放射性，在杀死肿瘤细胞的同时，也会对正常的人体细胞造成伤害，这就是放射治疗的副作用。虽然，现在的放射治疗与早期的放疗已有较大的改变，包括三维适形、调强适形、内照射等，已经使照射的部位范围更小，部位更精确，放疗的副作用已大大降低，但是副作用仍然存在。在前列腺癌的放射治疗中，由于照射的部位的特殊性，常常出现以下副作用：

（1）下尿路症状

是最常见的并发症，大部分患者在放疗后会出现膀胱刺激征，即尿频、尿急、尿痛，甚至血尿，这些症状会持续数周至数月不等。有一些患者还会出现尿潴留等症状，有的患者会在放疗结束后很长一段时间才会出现，通常被称之为放射性膀胱炎。对于放射性膀胱炎的治疗，主要为对症治疗，如止血、解痉等，膀胱黏膜保护剂透明质酸钠以及高压氧仓治疗对于膀胱黏膜的恢复有一定的好处。

（2）肠道并发症

由于放射线导致的肠道功能紊乱、直肠炎、出血、里急后重等在治疗早期很常见，治疗也以对症治疗为主。

（3）勃起功能障碍

这是由于放疗有可能损伤盆腔神经血管束导致的。

（4）骨髓抑制

是放射治疗比较常见的副作用，可表现为贫血、白细胞下降、血小板减少等表现，通常对症治疗即可。

91. 什么是近距离照射治疗

前列腺癌的近距离治疗是相对于前列腺癌的外照射治疗而言的，包括短暂插植治疗和永久粒子植入治疗，是将放射源密封后直接放入被治疗的组织内或人体天然腔内进行照射，包括腔内照射、组织间照射等，从而提高前列腺的局部剂量，减少直肠和膀胱的放射剂量，降低放疗并发症的发生率。放射性粒子植入术是"内照射"主要的治疗方法，将放射性粒子在影像引导下按一定间距导入瘤体内，利用其短效应杀灭肿瘤，从而避免了外放疗对瘤周正常组织的放疗损伤。碘125粒子源属第4、5类。因此，这种体内放射性粒子125碘或103钯粒子源，基本不会对人造成永久性损伤。对于已经进行了粒子植入的患

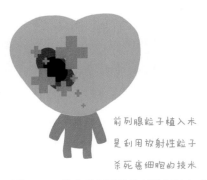

前列腺粒子植入术
是利用放射性粒子
杀死癌细胞的技术

图 4-20　什么是前列腺放射粒子植入术

者，一般来讲术后可以常规饮食，食物中富有氨基酸和酸性食物，可以增加膀胱刺激症状和减少尿流出。因此，患者应调节饮食习惯。术后 2～3 天给予高蛋白、高维生素、易消化、低脂普食，建议患者少吃或不吃含胡萝卜素的食物，多吃新鲜蔬菜、水果，多饮水，防止便秘。如出现便秘，必要时给予灌肠或缓泻剂，协助排便。

92. 近距离照射治疗有哪些副作用

前列腺癌的近距离照射治疗的并发症包括短期并发症和长期并发症。通常将 24 个月内发生的并发症定义为短期并发症，而将 24 个月以后发生的并发症称之为长期并发症。这些并发症主要包括尿路、直肠和性功能等方面。

（1）相对于外照射，近距离治疗副作用更少，尤其是粒子永久性植入术，无需反复进行照射，一次性植入后可以维持很长一段时间，患者容易接受。相对于前列腺癌根治术，近距离治疗创伤小，尿瘘及尿失禁的发生率低，但其尿路刺激症状则比前列腺癌根治术明显。术后早期常见尿路刺激症状包括尿频、尿急、尿痛、尿无力、排尿不尽和夜尿增多等，在术后 1 个月内很常见。但大多数患者在 6～12 个月内会逐渐恢复正常水平。联合外放疗会加重下尿路症状，急性尿潴留的发生率文献报道在 5% 左右，与术前 IPSS 评分高、前列腺体积大（＞35 毫升）及残余尿量大于 200 毫升有关。长期 α- 受体阻滞剂的使用可以减轻术后排尿梗阻的症状，降低尿潴留发生率。术后尿失禁的发生率较低，为 0～11%，在有 TURP 手术史的患者中尿失禁发生率较高。

（2）粒子治疗的主要优势之一是保护性功能。大多数报道认为术后勃起功能的保留率可达 80% 以上，术后勃起功能障碍的原因目前还不清楚，有作者提出可能与血管神经束的辐射损伤有关，有文章指出尿道球所接受的辐射剂量与术后勃起功能障碍有着很强的相关性。勃起功能的保留率与术前勃起功能状况、前列腺接受的放射剂量、是否有内分泌治疗或者外放射治疗有关。

（3）直肠炎也是近距离治疗的常见并发症，发生率为1%～21.4%。多表现为大便次数增加、里急后重等直肠刺激症状，过多的直肠黏液或者间断性轻度便血，常为自限性，一般对症处理即可。严重时可出现直肠溃疡甚至尿道直肠瘘，但非常罕见。

93. 什么是前列腺癌的内分泌治疗

内分泌治疗实质是抗激素疗法，是由加拿大医生Huggins在1941年提出的，他发现前列腺癌属于内分泌依赖性疾病，通过降低患者体内雄激素水平可以使正常前列腺上皮细胞和前列腺癌细胞发生凋亡，这一发现使Huggins在1966获得了诺贝尔医学奖，也为服务用雌激素治疗前列腺癌奠定了理论基础。如今，内分泌疗法已经是前列腺癌特别是晚期前列腺癌的主要方法之一。根据临床资料统计，有40%～80%的前列腺癌患者在内分泌治疗后有明显的临床症状缓解，并可以维持较长时间的疗效。而且一部分不能施行前列腺根治性手术的患者，在经过内分泌治疗后，可以行前列腺癌切除术。

94. 内分泌治疗有哪些方法

前列腺癌的内分泌治疗主要有以下几种方法：①去势治疗：包括手术切除睾丸以及药物抑制睾丸功能，如黄体生成素释放激素类似物（LHRH-α）等药物；②抑制雄激素活性：应用抗雄激素药物竞争性阻断雄激素与前列腺细胞上雄激素受体的结合，如比卡鲁胺等药物；其他内分泌治疗方法还包括雌激素治疗，如己烯雌酚等药物；抑制睾丸、肾上腺和前列腺癌细胞来源雄激素的合成，如阿比特龙等药物。内分泌治疗可以使一部分雄激素依赖性前列腺癌细胞受到破坏或抑制其生长，但对另一部分不依赖雄激素的癌细胞无抑制作用，并且癌细胞可能会发生广泛转移。

95. 内分泌治疗有哪些药物

由于前列腺癌细胞的发生绝大多数依赖于人体内的激素，主要是睾酮——前列腺癌细胞的"营养剂"，因此临床医生通过降低患者体内的雄激素水平和抑制雄激素的作用可以让癌细胞凋亡、肿瘤退缩，这种治疗方法称为内分泌治疗，使用的药物主要有：

（1）黄体生成素释放激素类似物（LHRH-α）

如亮丙瑞林、戈舍瑞林、曲普瑞林等，这些药物可影响我们人体内分泌系统的三大系统之一的下丘脑 - 垂体 - 性腺轴活动，通过抑制人体内分泌控制中心垂体促黄体生成素的释放，从而导致人体内重要的促性腺激素黄体生成素的产生受到阻滞，进一步使得性腺、肾上腺分泌的雄性激素减少，最终降低男性血清睾酮的含量。

（2）黄体生成素释放激素拮抗剂

如阿巴瑞克、地加瑞克，这类药物直接作用于垂体抑制垂体黄体生成素的释放。

（3）抗雄激素药

雄激素需要通过与雄激素受体——雄激素"配偶"结合促进雄激素受体进入到细胞核内才能发挥其促进前列腺癌细胞发生发展的生物学作用，因此通过设计药物来干扰雄激素与雄激素受体结合，抑制雄激素和雄激素受体进入细胞核，从而达到阻断雄激素对前列腺细胞作用的途径，我们称为抗雄激素途径。这类药物包括类固醇抗雄激素药和非类固醇抗雄激素药。目前临床用的类固醇抗雄激素药有醋酸环地孕酮、甲地孕酮和醋酸甲羟孕酮；非类固醇抗雄激素药有氟他胺、比卡鲁胺等。

（4）雄激素生物合成抑制剂

目前常用药物有醋酸阿比特龙和MDV3100。前者通过抑制雄激素合成途径上的关键酶——其催化反应速度最慢，从而可抑制睾丸、肾上腺和前列腺癌细胞的雄激素合成，使体内雄激素水平下降；后者是新一代雄激素受体拮抗剂，对雄激素受体亲和力明显增高，同时也能抑制雄激素受体进入细胞核。

（5）雌激素，最常见是己烯雌酚

作用机制包括抑制 LHRH 的分泌、抑制雄激素活性、直接抑制睾丸 Leydig 细胞功能以及对前列腺细胞的直接毒性，雌激素在心血管方面的不良反应发生率较高，目前已经很少使用。

96. 前列腺癌需要化疗吗

内分泌治疗是目前前列腺癌的主要治疗方法，大多数患者起初对去势或联合雄激素阻断治疗有效，但经过 14～30 个月后，几乎所有患者都逐渐发展为去势抵抗性前列腺癌（castration resistant prostate cancer，CRPC）后，此时化疗就成为重要的治疗手段。CRPC 中位生存期小于 20 个月，因此需要其他手段对此类患者进一步治疗。化疗是目前指南推荐的标准治疗方案，但仅对部分患者有效。CRPC 的治疗原则包括继续应用内分泌药物确保血清睾酮维持于去势水平，同时采用化疗改善症状和延长生存时间，对存在骨转移病灶的患者需要使用双磷酸盐预防骨相关事件。化疗可以延长 CRPC 患者的生存时间，控制疼痛症状，减轻乏力，提高生活质量。

CRPC 常用的化疗药物包括紫杉醇类、米托蒽醌、阿霉素、表阿霉素、雌二醇氮芥、环磷酰胺、去甲长春花碱酰胺、顺铂及氟尿嘧啶等。①紫杉醇类：此药作为抗微管类药物，主要作用于有丝分裂期（M期）。在正常情况下，微管和微管蛋白二聚体之间存在动态平衡。紫杉醇类药物可使二者之间失去这种动态平衡，诱导和促进微管蛋白聚合，稳定微管，从而发挥抗肿瘤作用。②雌二醇氮芥：此药是以雌二醇膦酸酯为载体的氮芥类化合物，具有烷化剂和雌二醇的双重作用。由于甾体类激素对不同的靶器官具有不同的专一性，甾体类激素与烷化剂的结合物有可能选择性的进入激素依赖性的肿瘤组织中，从而减轻了烷化剂对全身的作用。③环磷酰胺：此药在体外无抗肿瘤作用，进入体内后先在肝脏中经微粒体功能氧化酶转化成醛磷酰胺，而醛磷酰胺不稳定，在肿瘤细胞内分解成酰胺氮芥及丙烯醛，酰胺氮芥对肿瘤细胞有细胞毒作用。④顺铂：此药属于细胞周期非特异性药物，具有细胞毒性，可抑制癌细胞的ＤＮＡ复制过程，并损伤其细胞膜上结构，有较强的广谱抗癌作用。⑤米托蒽醌：此药作为一种抗生素类抗肿瘤药，结构及抗癌作用与阿霉素相近，可视为细胞周期非特异性药物，它可杀灭任何细胞周期的肿瘤细胞。其抗肿瘤活性相当高，而且抗瘤谱广，与很多常用抗肿瘤药有协同作用。

根据不同组合产生不同的治疗方案，包括 DP 方案（多西紫杉醇＋泼尼松）、MP 方案（米托蒽醌＋泼尼松）、EMP 方案（雌二醇氮芥）、CFP 方案（顺铂＋环磷酰胺＋氟尿嘧啶）、FAM 方案（阿霉素＋丝裂霉素＋氟尿嘧啶）。

97. 什么是去势治疗

去势治疗是前列腺癌内分泌治疗最基本的治疗，临床上主要通过切除产生睾酮的器官或者通过外源药物抑制产生睾酮器官的功能，从而使血液中的雄激素降低，达到临床上的去势水平（睾酮 <50 纳克／分升），称为去势治疗俗称"阉割"。包括手术和药物两种去势方式。手术去势就是行双侧睾丸切除术，将产生睾酮的器官（睾丸）切除，达到去势水平，此种方法最为彻底，并且效果永久，不可逆，手术方法简单，适用于经济条件不佳，药物去势不能达到去势水平的患者；药物去势，是指通过外源药物抑制产生睾酮器官的功能，从而使血液中的雄激素降低，达到去势水平，最常用的就是黄体生成素释放激素类似物（LHRH-α），如亮丙瑞林、戈舍瑞林、曲普瑞林等。

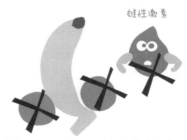

睾丸是男性产生雄性激素的主要部位
去势疗法可以降低睾酮水平
抑制去势抵抗性前列腺癌发展

图 4-21　为什么去势手术可以治疗前列腺癌

98. 药物去势与手术去势各有什么利弊

去势治疗包括手术去势和药物去势，可使睾酮迅速且持续下降至极低水平（去势水平），二者各有优缺点。

手术去势的优点是操作简单、费用较低廉，手术后血清睾酮可在12小时内迅速降至去势水平，有利于病情的快速控制；不足的是患者需接受创伤性手术切除睾丸，睾丸的缺失对于患者心理的影响极大；另外，治疗中无法灵活调节方案，也不能接受间歇性内分泌治疗。

药物去势的优点在于免除手术创伤，保存男性睾丸减少了对患者心理的影响，并可以灵活调节治疗方案，也能接受间歇性内分泌治疗，但其缺点则是费用昂贵，睾酮下降速度相对缓慢，同时存在一过性的睾酮升高现象，治疗中有可能伴随一系列的药物副反应。

99. 药物去势治疗有什么注意事项

药物去势，可使血液中的雄激素降低，达到临床上的去势水平。治疗中应注意初次注射 LHRH-A 可出现睾酮一过性升高，又叫"闪烁反应"。这是由于目前应用于药物去势的药物为 LHRH-A，即促黄体生成素释放激素类似物，是促黄体生成素释放激素的激动剂，而不是促黄体生成素释放激素的阻滞剂，它的作用为 LHRH-A 大量持续应用后，垂体细胞受体被 LHRH-A 占满，而下丘脑分泌的 LHRH 无法与垂体的受体结合，导致而无法合成与释放 FSH 及 LH 作用于各自的靶器官，在男性表现为 LH 合成减少，无法作用于睾丸的间质细胞促进其分泌雄激素。在 LHRH-A 由于是 LHRH 的类似物，在与垂体细胞受体结合的初始阶段，会发挥与 LHRH 类似的作用，短暂的促进 FSH 及 LH 大量分泌，导致其靶器官 - 睾丸分泌大量的睾酮，一过性的睾酮升高会加重疾病的发展，会出现一些难以预计的不良事件，如骨痛加重、急性膀胱出口梗阻、梗阻性肾功能衰竭、心脏事件、血栓栓塞。因此，临床上在注射 LHRH-A 前 2 周或当日开始，应当给予抗雄激素药物治疗，并持续至注射后 2 周，以对抗睾酮一过性升高所导致的病情加剧。对于一些晚期前列腺癌伴有多发骨转移的患者，尤其是脊柱有转移的患者，应权衡利弊，避免在使用 LHRH-A 的过程中，因为"闪烁反应"的一过性睾酮升高导致脊髓压迫，甚至有截瘫的风险。

100. 什么是最大限度雄激素阻断

对于 65 岁以上的男性，约 60% 的睾酮来源于睾丸，另外 40% 来源于肾上腺。因此，临床上把同时去除或阻断睾丸和肾上腺来源的雄激素的治疗方法，称为最大限度雄激素阻断——"双管齐下"。常用的方法为通过药物或手术去势去除睾丸来源的雄激素，并且联合抗雄激素药物阻断肾上腺来源的雄激素，从而使得血液中的雄激素降低，达到临床上的去势水平。

101. 什么是新辅助内分泌治疗

对于部分分期较晚的患者，由于肿瘤较大或侵犯周围组织使得手术难以完整切除，临床上对这部分患者进行手术前的内分泌治疗，使得肿瘤体积缩小、临床分期降低、便于手术切除肿瘤和前列腺切缘肿瘤阳性率降低。临床上把术前的这种内分泌治疗称作新辅助内分泌治疗。

102. 什么样的患者需要新辅助内分泌治疗

目前对于局部高危和局部进展的患者广泛应用新辅助内分泌治疗。临床上局部高危的分类标准需满足以下 3 个指标中的至少一项：PSA > 20 纳克 / 毫升，临床分期 > T2c，Gleason 评分 > 7；而局部进展包括 T 分期中的 T3a 和 T3b 的前列腺癌患者；另外，临床医生评估患者后，也会对部分 T4 患者在行前列腺切除术（减瘤术）前行新辅助内分泌治疗。

103. 什么是间歇内分泌治疗

间歇内分泌治疗是指前列腺癌行内分泌治疗一段时间后 PSA < 0.2 纳克 / 毫升，维持 3 ~ 6 个月后可停止治疗一段时间，待 PSA 回升至一定界值后重新开始内分泌治疗，如此循环往复。该方案的优点是节省治疗费用、延缓进展到雄激素非依赖性前列腺癌的时间，并能降低持续内分泌治疗带来的副作用。

104. 间歇内分泌治疗后重新开始治疗的标准是什么

间歇内分泌治疗后重新开始治疗的时间把握需要根据治疗前 PSA 基线水平、临床症状及分期和个人耐受程度而个体化选择。但是在这个具体问题上，目前各国报道不一，也无大量相关的数据确定 PSA 阈值。国内的标准推荐当 PSA > 4 纳克 / 毫升后开始新一轮的内分泌治疗。

105. 间歇内分泌治疗有什么风险

与持续性内分泌治疗相比，间歇内分泌治疗的治疗成本低，患者生活质量高，还有可能延长肿瘤对雄激素依赖的时间，而对前列腺癌的进展或生存预后不会造成大的负面效应。但间歇内分泌治疗中，关于药物的使用，停药进入间歇期以及重新开始治疗的时间点，和治疗期间的监测等在国内外尚未统一。另外，间歇内分泌治疗过程中需警惕其潜在的风险，有可能加速雄激素依赖性向非依赖性的发展，同时，应该注意间歇期停药的时候肿瘤是否会发生快速进展。

106. 前列腺癌化疗有哪些副作用

同绝大多数化疗一样，前列腺癌化疗也伴随较大副作用。不同方案的副作用大同小异，同时前列腺癌以老年患者居多，药物的心脏毒性应予重视。多西紫杉醇的心脏毒性发生率低于传统药物米托蒽醌。具体副作用要依据所用化疗药物以及个体差异。常见化疗药物不良反应如：

（1）紫杉醇类：过敏反应，骨髓抑制，神经毒性。

（2）雌二醇氮芥：轻度胃肠道反应，如恶心、呕吐；静脉给药可有暂时性骨髓抑制及血栓性静脉炎；偶有肝功能异常。

（3）环磷酰胺：骨髓抑制，泌尿道症状，可有恶心、呕吐及厌食。

（4）顺铂：骨髓抑制，胃肠道反应，肾脏毒性。

（5）米托蒽醌：消化道反应，如恶心、呕吐，少数有腹泻；个别患者有发热、烦躁、呼吸困难、口腔炎等；心力衰竭主要发生于原来用过阿霉素的患者。

107. 去势抵抗性前列腺癌如何治疗

由于 CRPC 患者雄激素受体仍有活性，因此仍需继续行雄激素抑制治疗，以最大程度阻断包括前列腺癌细胞、睾丸和肾上腺来源的雄激素生物合成，从而最大限度降低体内及肿瘤细胞内的雄激素水平。

（1）非转移性 CRPC 患者的治疗

可选择二线内分泌治疗如：抗雄激素药物的加用、替换及撤除，肾上腺雄激素合成抑制剂的加用、使用低剂量雌激素药物等；

（2）未经化疗且无或仅轻微症状但身体状况较好的转移性 CRPC 患者

可选择二线内分泌治疗及醋酸阿比特龙联合泼尼松、多西他赛及 sipuleucel-T 治疗等；

（3）未经化疗且有症状但身体状况较好的转移性 CRPC 患者

可采用多西他赛、醋酸阿比特龙联合泼尼松、酮康唑同时联合皮质激素、米托蒽醌或放射性核素治疗等；

（4）未经化疗且有症状同时身体状况较差的转移性 CRPC 患者

可采用醋酸阿比特龙联合泼尼松治疗；不愿意或不能接受者可选择酮康唑联合皮质激素或放射性核

素治疗等；

（5）既往多西他赛化疗但身体状况较好的转移性 CRPC 患者

可选择醋酸阿比特龙联合泼尼松、卡巴他赛或雄激素受体拮抗剂 MDV3100 治疗。除此之外，也可选择酮康唑联合皮质激素等；

（6）既往多西他赛化疗但身体状况较差的转移性 CRPC 患者

主要采用姑息性治疗；

（7）CRPC 骨转移治疗

其目的主要是缓解骨痛及减少骨相关事件的发生，提高生存质量。可选择分子靶向和免疫治疗、放疗、化疗、生物治疗、核素及手术治疗、双膦酸盐治疗、德尼单抗治疗等。

108. 前列腺癌术后尿失禁如何康复治疗

尿失禁是指尿液不受控制自尿道口流出，可发生于行前列腺癌根治术的患者，但根治性放疗、前列腺冷冻治疗同样也会导致尿失禁。

由于严重影响患者生活质量，在我国行前列腺癌根治术的患者对尿失禁的恐惧可能远高于勃起功能障碍。有经验的泌尿外科医生可使绝大多数患者在前列腺癌根治术后 3～12 个月恢复尿控能力。一般来说，术后 3 个月内约有 66% 的患者恢复控制排尿能力，术后 3～6 个月约有 20% 患者恢复控制排尿能力，术后 6 个月以后仍有 5% 的患者可恢复尿控能力。而且，对于某些患者来说，术后 1 年内的尿控能力可以得到不断的改善，发生永久性或完全性尿失禁的概率仅为 2%～5%。因此，术后至少随访 12 个月，对于判断尿失禁的最后状态是非常必要的。

正常排尿的控制除了依赖于尿道外括约肌的完整性及其良好的功能外，还依赖于正常的膀胱功能。因此，发生尿失禁的原因除了外括约肌损伤外，还有逼尿肌不稳定，膀胱顺应性降低，慢性感染或者膀胱颈挛缩、硬化等。因此，我们需要了解的是有没有尿频尿急等症状，多久排一次小便，每次小便量有多少，排尿是否费力，必要时可做尿流动力学检查，其应用流体力学和电生理学的基本原理和方法，依据尿路各部位的解剖特点，检测尿路各部位的尿液流率，压力以及生物电活动，从而了解尿路排送尿液的功能及机制，是诊断尿失禁最客观的证据。也可以行 B 超残余尿检查（即排尿后及时行膀胱超声检查了解膀胱内是否有剩余尿液，正常情况下应少于 30 毫升，如果高于这个数字可能存在梗阻）。

对于尿失禁的判断，目前，多采用国际尿失禁协会推荐的 1 小时尿垫试验，无尿失禁的客观标准是：尿垫试验中的尿垫重量增加小于 1 克，肉眼观察尿垫上没有尿色，触摸没有潮湿感。对于发生尿失禁的患者，需要记录每天使用多少块尿垫，及时了解尿失禁程度。

我们首先了解一下尿失禁的分类：

（1）急迫性尿失禁

是指患者会突然有强烈的尿意而无法忍住小便尿很快就流出来的情况。急迫性尿失禁只是膀胱过度活动症的严重表现，导致急迫性尿失禁的常见原因有逼尿肌老化、心脑血管疾病、早期糖尿病等，严重

的尿频、尿急而膀胱不受意识控制而发生排空，通常继发于膀胱的严重感染。其测定主要通过测定尿流率和残余尿量来诊断急迫性尿失禁，必要时还需行尿流动力学检查，以判断是否存在梗阻。膀胱过度活动可以由膀胱严重感染以及前列腺癌外照射治疗引起。

（2）充盈性尿失禁（又称假性尿失禁）

是指由于尿道梗阻（尿道狭窄等）和膀胱收缩无力等引起的慢性尿潴留后，膀胱在极度充盈的情况下，膀胱内压力超过正常尿道括约肌的阻力，尿液从尿道溢出。当尿液增加使膀胱内压超过最大尿道压时，即有少量尿液也不自主地溢出。行前列腺癌根治术的患者，如果在尿道与膀胱颈吻合后吻合口形成明显的瘢痕（膀胱颈挛缩）造成尿道梗阻，会引发充盈性尿失禁。此外，外照射治疗引起的尿道瘢痕形成的尿道狭窄也会引起充盈性尿失禁。患者常常可在下腹部耻骨联合上方触摸到一光滑固定包块（充盈的膀胱），诊断主要靠 B 超显示残余尿过多。

（3）压力性尿失禁

压力性尿失禁是指腹压的突然增加导致尿液不自主流出，不是由逼尿肌收缩压或膀胱壁对尿液的张力压引起的。其特点是正常状态下无遗尿，而腹压突然增高时尿液自动流出。如咳嗽、大笑、打喷嚏、跳跃、搬重物时，尿液不自主地从尿道口漏出的现象。正常男性膀胱颈部（交感神经所控制的尿道内括约肌）是制止尿液外流的主要力量，同时，前列腺自身以及前列腺远侧的尿道外括约肌也是重要的辅助力量。尿道内括约肌位于前列腺尖部，前列腺癌根治术中由于前列腺自身被切除以及尿道内括约肌会不可避免的损伤，此时控制排尿主要依靠外括约肌。因此，前列腺癌根治术引起的尿失禁多为压力性尿失禁，此外，膀胱颈挛缩致括约肌功能障碍或造成充溢性尿失禁也占有一定的比例。

想要弄清到底是哪种类型的尿失禁最准确的方法是依靠尿动力学检查。尿动力学检查是应用流体力学和电生理学的基本原理和方法，依据尿路各部位的解剖特点，检测尿路各部位的尿液流率，压力以及生物电活动，从而了解尿路排送尿液的功能及机制。检查时患者需经尿道置入膀胱测压管及肛管，测定膀胱和尿道内压力。由于尿动力学检查的原理是要模仿产生疾病症状的生理环境，使患者在检查室内产生平时出现的症状，以供电脑记录及分析。因此接受检查时，最重要的就是放轻松，不要因为怕丢脸刻意掩饰症状，或过分紧张导致无法正常排尿，这样检查得到的结果要大打折扣。

弄清了尿失禁的类型以及严重程度后，下一步的工作是选择如何治疗。

对于急迫性尿失禁，治疗的关键是去除病因。首先，要避免引起膀胱刺激的不良习惯，如饮酒、饮用含咖啡因的饮品、经常进食辛辣食物等，要养成良好的排尿习惯，每3小时解一次小便，不论有无尿意。对于有膀胱炎症的患者，应积极治疗膀胱炎症。膀胱过度活动主要是通过药物治疗，最常见的是胆碱能类药物，如托特罗定等，此类药物可以松弛膀胱肌肉从而达到治疗目的。

对于前列腺癌根治术后引起的膀胱颈挛缩和外照射治疗后尿道狭窄所致的充盈性尿失禁，建议患者先可清洁间歇导尿，同时口服 α- 受体阻滞剂（多沙唑嗪、坦索罗辛等），如果症状改善不明显或者尿道狭窄所致导尿管无法插入时，可行尿道扩张。需引起重视的是尿道狭窄易复发，因此，患者可以使用导尿管每天自行扩张防止复发。

对于压力性尿失禁，现临床上治疗多种多样：

（1）盆底肌锻炼

这里介绍的方法非常简单，它无需任何器械，在任何场合和时间都能进行，可以不为人所察觉。方法如下：收缩阴道及肛门，上提，维持 2 ~ 3 秒后放松，然后重复刚才的动作。这种运动每天要做 300 ~ 500 次。这些动作不必一次完成，可以分数次完成，一般至少坚持 1 ~ 2 个月开始有效，而且需要持续一年以上的时间。对于轻度的压力性尿失禁具有一定的作用。

（2）药物治疗

肾上腺素能受体激动剂（例如：管通、麻黄素）是治疗压力性尿失禁最常用的药物，也是目前研究认为最有效的药物，这类药物能通过增加尿道括约肌的闭合能力来治疗压力性尿失禁。某些病人可采用抗胆碱能药物治疗，例如：溴化丙胺太林、丙咪嗪、盐酸羟丁宁等。

（3）手术治疗

手术治疗的方法包括：后尿道注射硬化剂、各种悬吊术、人工尿道括约肌置入术以及尿道延长或折叠术等；后尿道注射硬化剂；悬吊术；人工括约肌植入术；股薄肌成形术。

109. 为什么前列腺癌根治术后容易引起性功能障碍

前列腺癌根治术后的性功能障碍主要是由于阴茎海绵体自主神经支配的损伤所导致。1982 年以前，没有根治性前列腺切除术的解剖学研究，人们不知道盆丛发出的自主神经支到阴茎海绵体的精确走形，几乎所有患者的血管神经在术中被损伤而导致术后阳痿。其后 Walsh 描述了盆丛及其属支到阴茎海绵体的走形，并建议在手术中保留这些神经来改善性功能。目前文献报道的前列腺癌根治术后性功能障碍的发生率大约在 60%～70%，其发生是由多种因素造成的，可能包括患者的年龄、术前性功能状况、术前肿瘤的侵袭范围、临床和病理分期、术中对神经血管束的保留程度以及术后的心理状态等，其中手术可能会造成前列腺神经血管损伤，神经血管束的损伤会造成海绵体平滑肌氧合作用下降，引起勃起功能的减退或丧失，导致性功能障碍的发生。目前开展的保留性神经的前列腺癌根治术可使术后勃起功能障碍的发生率明显降低。对于术前性功能正常患者行保留神经的前列腺癌根治术，其术后性功能恢复程度还与年龄密切相关，数据显示 50 岁以下术后都正常，50～60 岁术后正常为 87%，60～70 岁为 70%，70 岁以上仅为 38%。

110. 前列腺癌术后性功能障碍如何进行康复治疗

勃起功能障碍（ED）指的是阴茎无法达到一定的硬度插入阴道或阴茎硬度无法维持足够长的时间来完成性交。对于经典的、非保留性神经的经耻骨后前列腺癌根治术，手术后性功能障碍的发生率几乎为 100%，即使是保留性神经的前列腺癌根治术，其术后也大约有 14%～88%。在西方国家，根据对患者的问卷调查发现术后性功能障碍是令前列腺癌根治术后患者最感烦恼的并发症，其影响患者生活质量的程度远高于其他并发症。对于外照射治疗，勃起功能障碍的发生率也高达 32%～67%，并且随着治疗时间的延长而升高，这可能是由于放疗对阴茎动脉损伤引起的。对于内分泌治疗，无论是手术去势（双侧睾丸切除）还是药物去势（口服各种内分泌药物），同样会引起勃起功能障碍。虽然患者的性神经得以保留，但是由于患者体内雄性激素减少，患者性欲下降且无法勃起，具体的导致性功能障碍的机制尚不明了。

在接受前列腺癌根治术之前，现临床上有些医院已常规对患者有无 ED 进行详细地评估，手术前进行国际勃起功能指数（IIEF）的问卷调查评分，有利于从多方面评估患者手术前的性功能。此外，如果患有如糖尿病、高血压、脂类代谢异常和吸烟史等，术后勃起功能障碍的发生率也会增加，这主要是因为手术前阴茎基础血流动力学已发生了改变。

目前，前列腺癌治疗引起的性功能障碍的治疗主要有药物治疗、负压装置以及阴茎假体植入术等。

（1）药物治疗可分为

1）口服药物：磷酸二酯酶5型（PDE-5）抑制剂的出现带来了ED治疗的一场革命。目前，市场上主要有三种类型的PDE-5抑制剂，西地那非（万艾可）、他达拉非（希爱力）和伐地那非（艾力达）。这类药物的作用机制涉及到海绵体平滑肌细胞中的一氧化氮，使得海绵体平滑肌松弛，在性刺激时促使阴茎海绵体内动脉开放，流向阴茎的血流量增加。目前，关于西地那非对于保留了性神经的前列腺癌根治术术后性功能障碍的疗效是肯定的，但对于未保留性神经的患者，现研究报道结果仍有争议。需要指出的是，万艾可等作为一种处方药，并不适用于所有人群，对于心脏功能较差、有不稳定型心绞痛的患者，此类药物不宜服用。

2）尿道给药：最常用的是尿道内前列地尔，前列地尔又称前列腺素E1，其主要通过增加血管平滑肌细胞内的CAMP含量，发挥扩血管作用。通过尿道黏膜局部吸收后，使阴茎动脉扩张，阴茎血流量增加导致勃起。对于20%~40%的前列腺根治性治疗后勃起功能障碍患者有效。也有研究表明，在尿道给药时联合应用前列地尔和哌唑嗪治疗，勃起功能改善较单独用药效果明显。尿道内给药需要通过特定的给药装置（Muse装置），使用过程中存在尿道刺激症状以及会阴部疼痛不适等。对于配偶已怀孕的患者、对前列地尔过敏以及严重心衰（心功能不全）患者禁用。

3）注射给药：保留神经的前列腺癌根治术后早期应用前列地尔（前列腺素E1）作海绵体注射，可以明显提高自发性勃起功能恢复。同时，手术后早期海绵体注射也起到了一种心理治疗作用。通过将前列地尔直接向一侧的阴茎海绵体内注射，大约有73%的患者可获得满意疗效。一般开始注射剂量为10微克，甚至可以大于40微克。其主要的副作用是阴茎的持续勃起（发生率为1%左右），阴茎海绵体纤维化（发生率为3%左右）以及勃起时候疼痛（发生率达15%～30%）。主要的禁忌证与前列地尔尿道内注射相同。其他的药物还有Trimix，这是一种酚妥拉明、罂粟碱和前列腺素的合成剂，注射时疼痛感较小，但更容易引起阴茎的瘢痕。

（2）负压吸引装置

主要是利用真空吸引的原理，将血流吸入海绵体，同时在阴茎根部用缚带加压压迫，使得阴茎海绵体静脉回流受阻，从而维持阴茎的勃起。通常缚带需要在半小时内解开，放置局部损伤到阴茎。其主要的副作用是会影响射精功能，不射精的概率达30%左右，射精疼痛的概率在15%左右，由于束缚引起的阴茎瘀斑发生率则高达25%～39%左右，但不会影响到患者的性高潮。

（3）阴茎假体植入术

指的是在阴茎内部植入假体装置，现临床上应用的假体多种多样，常分为半刚性假体（半硬棒状可屈性假体）和膨胀型假体。半刚性假体多采用硅胶、丙烯酸衍生物、聚乙烯等材料制成，手术方法简单而且发生机械故障的概率较小，但阴茎长期处于勃起与半勃起的状态，即使从衣着上加以修饰，阴部仍显得突出，常常使患者感到难为情。膨胀型阴茎支撑物的手术要比固定型复杂、困难，但其优点较多，比较适用，不易引起阴茎糜烂及穿孔，只有在性生活需要时才会勃起，因而患者及其配偶均乐于接受。膨胀型假体分为两件式和三件式。两件式假体由两个分别植入阴茎海绵体内的圆柱体和植入阴囊内的微泵组成，使用的时候挤压阴囊内小球（泵）时，贮液袋中的液体（一般是射线透不过的）即进入圆柱体中，引起圆柱体膨胀，产生阴茎勃起。如果挤压阴囊下部小球的瓣，圆柱体内的液体即重新流回贮液袋内，此时阴茎即变软。三件式假体则由圆柱体、微泵和一个植入在盆腔膀胱前间隙中的贮液袋组成，由于三件式假体存储的液体更多，与两件式假体相比会获得更加满意的硬度。虽然很多患者得益于这种外科手术植入疗法，但毕竟这类手术是一种不可逆转的改变。当将这些假体植入时，勃起组织 -- 阴茎海绵体遭受到了永久性损害，也有患者会发生阴茎的机械性损伤，还有少数患者对于勃起的质量不满意。感染是手术植入失败的主要原因，而且一些专家认为术后患者断断续续的疼痛也多是由于感染引起。如果感染能在早期控制，就能防止手术失败。多数感染是由葡萄球菌引起的，治疗这种感染至少需要服用抗生素10～12周。如果抗生素无效，应考虑外科置换，即将旧仪器取出，换上新仪器。这是一个很复杂的手术，需要受过专业训练的医师才能进行，但是根据外科医生的报道，成功率也有90%。阴茎假体植入治疗阳痿手术复杂，价格昂贵，术后可出现某些并发症，因此，要严格选择手术适应证。那么，哪些患者不适于做阴茎假体植入手术呢？①患者有急性或慢性器质性脑病，如脑卒中、脑出血、蛛网膜下腔出血、脑肿瘤、原发性或继发性癫痫等。②严重内科疾病禁忌选择手术者，如患者有充血性心力衰竭，肾功能不全，肝硬化、肝功能异常，内分泌系统疾病等。

③精神病或严重精神抑郁症患者。④有严重婚姻问题者。⑤没有控制好的糖尿病，甲状腺功能亢进症，肾上腺功能亢进症导致内分泌疾病者。⑥手术动机不明确或术后期望值过高，以及严重性格障碍者。⑦某些血液病患者。

（4）神经移植术

自体腓肠神经移植术是20世纪90年代末才在临床上新兴的一项技术，这项技术主要适合于前列腺癌根治术中未保留性神经的患者，利用患者本人的腓肠神经修复手术过程中损伤的性神经，初步研究表明可以获得较为满意的疗效。但这项技术仍处于探索阶段，选择需慎重。

目前，也有研究在评估前列地尔凝胶制剂直接涂抹于阴茎表面的疗效。使用时直接将这种凝胶制剂涂抹在阴茎表面，然后在皮肤渗透促进剂的帮助下，使前列地尔进入阴茎内从而达到给药目的。

111. 如果出现前列腺癌的骨转移，该如何治疗

目前，临床上对于前列腺癌的

骨转移治疗方法多种多样，主要是针对前列腺癌肿瘤细胞的演变机制以及骨细胞的靶向治疗，常见的治疗方法主要有以下几种：

（1）二磷酸盐法

静脉注射或口服二磷酸盐治疗已成为控制 CRPC 患者溶骨性并发症的有效措施。二磷酸盐来源于无机焦磷酸衍生物，它与羟基磷灰石结合后抑制骨的钙化，防止破骨细胞分解钙化的骨质。第二代含氮的二磷酸盐制剂，附加了抑制甲戊二羟酸途径的效应酶，可直接抑制破骨细胞同时也可影响成骨细胞和肿瘤细胞。这些化合物可阻止成骨细胞凋亡，促进成骨细胞分化，还可以促进黏附于骨基质的肿瘤细胞凋亡并抑制其生长因子。虽然二磷酸盐能够改善患者的骨质疏松症状，但是对于骨转移引起的骨骼疼痛，目前尚无确切的疗效。

（2）靶向抑制剂

骨质破坏和肿瘤生长的恶性循环使得溶骨效应不断进展。肿瘤细胞分泌的破骨因子促使骨的重吸收。随着骨溶解释放出骨基质因子，包括 TGF-β 促进肿瘤细胞的生长和存活。针对肿瘤与骨质破坏中的各个环节，此类药物主要有狄诺塞麦（为高亲和力的 RANKL 单克隆抗体，可阻断破骨细胞成熟），组织蛋白酶 K 抑制剂（能够限制破骨细胞介导的骨降解），SRC 激酶阻滞剂（达沙替尼等），TG F-β1 信号轴抑制剂等，还有一些最新的治疗靶点仍处于研究当中。

（3）全身核素治疗

目前研究显示放射性核素可作为前列腺癌骨转移后发生剧烈性骨痛的姑息治疗方案，其有效使用前提是肿瘤细胞未侵及骨髓。这种疗法首先将一种具有放射性的化学物质（放射性核素）通过静脉注入人体内，然后利用放射性核素先天性的骨亲和性，能够快速进入人体骨骼，并积聚于骨转移灶从而对该区域进行内照射。目前，这类放射性核素临床上常用的有 β- 锶 -89 和 α- 镭 -223，其他核素为两种药物的合成体（共轭配体），如磷酸盐配体 β- 钐 -153，可直接选择性地将磷酸盐运送到发生转移的骨病灶，从而更加精确的进行治疗。前文已经提过，由于此类物质为放射性核素，这类药物在进入人体后大约一周内大部分经肾脏排出，因此，在进行放射性核素治疗的一周内应该妥善保存处理尿液，避免不必要的放射性污染。

需要指出的是，这几种放射性核素（尤其是磷酸盐配体 β- 钐 -153）也能一定量的被正常的骨组织吸收，而骨骼是人体重要的造血器官，因此在进行放射性核素治疗的前后应密切监测血液中血细胞数的变化，通常情况下在进行核素治疗后应 3 天左右复查一次血常规。研究表明，放射性核素治疗可以与局部外放射治疗同时进行，可以明显降低血液中 PSA 值，缓解骨痛症状，但是对患者总的生存率影响不大。

（4）局部外照射治疗

如果骨转移仅仅发生单个位置的骨转移或者局部的骨转移，此时也可以行局部外照射治疗（对于全身多发转移无效）。局部外照射治疗通常需要进行 10 ~ 15 次，80% 以上的患者疼痛症状可以缓解，并且有超过一半的患者这种疼痛缓解可以

持续一年以上。发生骨转移时局部外照射的副作用与具体转移位置有关。盆腔转移者外照射后主要表现为尿频尿急、腹痛腹泻、血尿及血便等；颅骨转移者则表现为脱发、头皮红肿等；脊柱转移者外照射后主要表现为哽噎感、吞咽困难、声音嘶哑（颈椎转移），反射性肺炎、恶心呕吐、腹泻（胸椎、腰椎）等，其他的并发症主要有对骨髓抑制引起的血细胞减少。

112. 前列腺癌患者如果出现骨痛该如何治疗

前列腺癌发生骨转移，通常会表现为骨骼疼痛。如果出现骨骼疼痛我们该怎么面对呢？

首先我们要了解癌痛分级：

0 级：无痛

1 级（轻度疼痛）：虽有痛感但仍可忍受，并能正常生活，睡眠不受干扰。

2 级（中度疼痛）：疼痛不明显，不能忍受，要求服用镇疼药物，睡眠受干扰。

3 级（重度疼痛）：疼痛剧烈不能忍受，需要镇痛药物，睡眠严重

受到干扰，可伴有植物神经功能紊乱表现或被动体位。

其次，我们要评估进行镇痛治疗后的疗效：

完全缓释（CR）：治疗后完全无痛。

部分缓释（PR）：疼痛较给药前明显减轻，睡眠基本上不受干扰，能正常生活。

轻度缓释（MR）：疼痛较给药前减轻，但仍感明显疼痛，睡眠仍受干扰。

无效（NR）：与治疗前比较无减轻。

现在简单介绍下癌痛药物治疗的主要原则：

（1）口服给药

应选择口服给药途径，尽可能避免创伤性给药途径（打针或者静脉途径等），这样便于患者长期用药。尤其是对于强阿片类药物（如吗啡片等），适当口服用药极少产生精神依赖性（成瘾性）或身体依赖性（＜1%）。这是因为癌症患者所要求的是镇痛效果，而不是精神上享受。同时，口服吗啡不符合吸毒者的需要和效果。

（2）按时用药

止痛药应当有规律地"按时"用药（3～6小时用药一次）而不是"按需"给药——只在疼痛时用药，现临床上有各种剂量的缓释剂，用药更加方便、药效更加稳定持久。

（3）按三阶梯止痛方法用药

轻度疼痛治疗药物：非阿片类止痛药 ± 辅助药物；

中度疼痛治疗药物：弱阿片类 ± 阿片类止痛药 ± 辅助药物；

重度疼痛治疗药物：强阿片类 ± 非阿片类止痛药 ± 辅助药物。

（4）用药应量体裁衣，即应注意患者的实际疗效

止痛药剂量应当根据患者的需要由小到大直至疼痛消失为止。而不应对药量限制过严，导致用药不足。

根据这个原则，前列腺癌骨痛的治疗现推荐一下几种镇痛剂：

（1）用于轻度癌痛的药物

代表药物：阿司匹林 100～250 毫克口服，每 4～6 小时一次，主要

不良反应为胃肠功能紊乱、大便出血，若每天 > 4 克能增加副作用。

主要药物：对乙酰氨基酚（扑热息痛）500 ~ 1000 毫克口服，每 4 ~ 6 小时一次，主要不良反应肝脏毒性损害；去痛片 1 ~ 2 片口服，每 4 ~ 6 小时一次）。

可选择药物：布洛芬、高乌甲素、消炎痛拴（肛内）。

（2）用于中度癌痛的药物

代表药物：可待因 30 ~ 60 毫克口服每 4 ~ 6 小时一次，主要不良反应为便秘。

主要药物：氨酚待因（可待因 8.4 毫克和对乙酰氨基酚 500 毫克制成的片剂）1 ~ 2 片口服，每 4 ~ 6 小时一次，主要不良反应便秘、肝毒性损害；氨酚待因 II 号（可待因 15 毫克和对乙酰氨基酚 300 毫克制成的片剂）1 ~ 2 片口服，每 4 ~ 6 小时一次，主要不良反应头昏、恶心、呕吐；布桂嗪（强痛定）30 ~ 90 毫克口服，每 4 ~ 6 小时一次，或者 100 毫克肌注，每 4 ~ 6 小时一次；曲马多 50 ~ 100 毫克口服，每 4 ~ 6 小时一次，主要不良反应头昏、纳差、恶心、呕吐、多汗。

可选择药物：高乌甲素注射液、丙氧氨酚片（萘磺酸右丙氧芬和对乙酰氨基酚的复方制剂，口服，每 4 ~ 6 小时一次）。

（3）用于重度癌痛药物

代表药物：吗啡口服片（也可用缓释片）。

推荐剂量：首次给药 5 ~ 30 毫克，个体差异很大，应调整找出合适剂量以完全控制疼痛为准。口服，皮下或肌内注射，每 4 ~ 6 小时一次，主要不良反应为便秘、恶心、呕吐、头昏、呼吸抑制（呼吸困难）。

次要给药：哌替啶（杜冷丁），首次给药 50 ~ 100 毫克口服，必要时也可肌内注射，每 3 小时一次。主要不良反应为恶心、呕吐、呼吸抑制、中枢神经中毒症状（如震颤、烦躁、抽搐）。

二氢埃托啡，首次给药 20 ~ 40 微克舌下含服，每 2 ~ 3 小时一次。主要不良反应为恶心、呕吐、头昏、纳差。

可选择药物：丁丙诺啡、美沙酮（美散痛）、阿法罗定（安侬痛）、左诺啡（羟甲左吗喃）、氢吗啡酮辅助药物的使用原则包括：治疗特殊类型疼痛；增加主要药物的镇痛效果或减轻辅作用；辅助药物不能常规给予，应根据患者的情况而定。正确、适当地应用辅助药物可使患者的疼痛迅速得到完全而长期的缓解。有明显焦虑的患者可同时给予奋乃静、氟哌啶醇、地西泮（安定）等，不但疼痛减轻，而且患者伴有的失眠、烦躁等症状均可得到缓解。对神经受压或损伤及颅内压增高引起的疼痛，如同时给予糖皮质激素，镇痛效果可以明显增强。

上述药物治疗应尽可能综合治疗，应用辅助药以加强镇痛效果；交替应用不同药物；及时调整剂量，防止出现药物耐受性。

其他的治疗方法还有上文提到的局部外照射治疗、放射性核素治疗等，疼痛缓解效果同样十分明显。

113. 什么是前列腺癌的外照射治疗

前列腺癌的外照射是前列腺癌放射治疗的一种，其不同于早期放射治疗，主要包括三维适形和适形调强，可增加肿瘤照射剂量，减少放射早期和晚期并发症。治疗的步骤为：①治疗体位和固定：患者首先固定体位，通常为俯卧或仰卧位在体模上，将人体的大致轮廓通过体模进行固定，这样，在以后的治疗过程中，患者均需按照相同体位俯卧或仰卧在体模上；②CT模拟：体模固定后，患者躺着体模上进行做CT扫描模拟，在CT模拟机下决定患者的位置，射野中心，皮肤参考点标记等。③调强适形或三维适形计划：在获得CT图片上勾画靶区，正常组织和器官，三维重建靶区和正常器官，最常用的照射野为6～8野共面照射。计算等剂量曲线和剂量体积直方图（DVH），使用整体挡铅或多叶光栅（MLC）行适形放疗或应用多叶光栅调强治疗。④调强适形计划的验证：剂量强度验证，剂量分布验证和绝对剂量测量验证。⑤校位和射野验证：应用CT模拟定位机校对射野等中心和各种照射参数，在加速器下应用射野电子成像系统摄射野验证片。⑥计划执行；按照设定好的计划执行三维适形或适形调强照射。传统外照射总剂量通常为65～70Gy（放射治疗的照射剂量单位）/7～8周。每日

PTV 剂量 1.8～2.0Gy，每周 5 次，每天照射四野。调强适形放射治疗或适形放射治疗时，局部照射剂量可超过 70Gy。这样就可以增加病变区域接受的照射量，减少周边正常组织的照射量，提高疗效，减轻并发症。

114. 前列腺癌放疗的优缺点是什么

放疗的优点是可以避免手术创伤，对于年老体弱，或者因为同时患有其他严重疾病而无法手术时，放疗是治疗肿瘤非常有效的方法。同时，由于没有手术损伤，术后尿失禁、性功能障碍发生的比例也明显降低。

放疗的常见缺点主要有以下几个方面：①肿瘤病灶未切除所带来的焦虑情绪；②放疗所特有的一些副作用（后详述）；③无法获取肿瘤病灶从而无法对肿瘤进行精确分期，也无法获得周围淋巴结转移受累情况；④治疗周期较长，国内常用放疗方案需要持续 6～7 周，有患者无法忍受放疗所带来的脱发、身体疲乏等痛苦；⑤外放射治疗通常

PSA 无法降至无法检测水平，对于有些患者而言会带来一定的精神压力。

115. 放疗失败后还可以行前列腺癌根治术吗

有国外学者曾研究过对于放疗失败后，补救性行腹腔镜前列腺癌根治术的疗效，结果显示手术仍可进行，遗憾的是该研究未能观察长期治疗效果，但却显示补救手术治疗在近期肿瘤控制及功能恢复方面有积极作用。但需要注意的是接受放疗后盆腔内组织粘连严重，组织愈合能力较差，术后的尿失禁、性功能障碍、尿瘘的发生风险可能会增加。

116. 哪些人适合做放射性粒子植入治疗

目前，国内外的观点认为单一的前列腺癌粒子植入治疗只适用于那些通过粒子植入即可覆盖所有肿瘤病灶的病例，如果肿瘤病灶已经超出前列腺的患者应当辅助外照射和（或）内分泌治疗。依据治疗前

PSA 水平、前列腺活检标本 Gleason 评分和临床分期将前列腺癌分为低危、中危和高危病例。低危前列腺癌病例可选择单一粒子植入治疗，目前高危的前列腺癌还是应该综合外照射和（或）雄激素阻断治疗。我国因为缺少 PSA 的常规筛查，因此符合单纯前列腺癌粒子植入治疗的早期病例较少，更多的为中高危病例，因此以粒子植入治疗后应综合外照射或者内分泌治疗；此外由于各个医院粒子植入治疗的规范性和治疗质量仍有差距，因此必要时需配合外照射治疗。

由于放射性粒子植入术需要在麻醉下面完成，存在着一定的手术风险，因此不适合不能耐受手术的患者。此外，如果发生了淋巴结局部转移或者远处转移的患者，由于内照射的局限性，此时不适合进行粒子植入治疗。对于存在明显排尿困难、前列腺体积巨大的患者，也不适合放射性粒子植入治疗。对于曾进行过经尿道前列腺电切的患者，由于解剖位置不清晰无法准确定位病灶的，也不适合放射性粒子植入治疗。

117. 前列腺癌行粒子植入术后，还需要哪些处理

前列腺癌的粒子植入术有别于前列腺癌的根治手术，虽然对于早期的局限性的前列腺癌，粒子植入也可以达到根治的目的，但是，前列腺作为一个器官仍然存在于体内，所以血清 PSA 的值是不可能下降到零的水平的，通常会在治疗以后 2 年后才会将下降到最低水平，称之为"谷底"，并且会稳定一段时间。对于粒子植入术后患者的监测，通常建议的方法为，术后一月复查血清 PSA，根据 PSA 的下降情况，决定下一步随访方案。如果复查的 PSA 下降满意并呈稳定的水平，可以每 3~6 个月复查 1 次，2 年后每年复查 1 次。粒子植入治疗失败是指血清 PSA 在谷值的基础上上升 0.5~1.0 纳克／毫升，或者连续 3 次检查血清 PSA（每次间隔至少 3 个月）持续升高。相对于粒子植入治疗失败，还有一种情况叫做"良性 PSA 反弹"，指的是在粒子植入治疗术后，约有 1/3 的患者在术后 1~2 年会出现 PSA 的升高，其原因可能是组织对放射线的迟发性反

应，并不意味着治疗失败。

118. 近距离照射治疗尤其是植入的放射性粒子会对家人造成伤害吗

对于植入较为表浅的粒子源植在照射的有效期内（约 120 天）应注意与患者保持 40 厘米以上的安全距离（距离增加 1 倍，照射量率则将降为原来的 1/4）。儿童及未生育者应尽量少与患者密切接触并不能作为陪护者。

119. 粒子植入术后植入的粒子会脱落吗

植入的粒子是否会脱落，跟植入的部位、数量、方向有关系，因粒子脱落常发生在植入术后的第 1 天或第 2 天，故植入术后 1 周内应进行尿液过滤和稀释粪便溶液检查，对于脱落的粒子应该予以妥善处理，以防止造成对周围人群不必要的伤害。

120. 什么是高强度聚焦超声治疗

高强度聚焦超声（HIFU）是一种新兴的治疗肿瘤技术，它能将超声发生装置产生的较低超声能源通过聚焦，在靶组织上形成高能量的焦域，造成靶组织破坏，杀灭靶细胞。其治疗肿瘤的原理主要有：①瞬间热效应：HIFU 能将超声波在人体内传播，产生的能量聚焦在目标区域，使其在瞬间升温，可达 65～100℃，使肿瘤组织产生凝固性坏死，而治疗边界清晰，基本不损伤周围的正常组织，达到微创性的"切除"肿瘤的目的，这是高强度聚焦超声治疗肿瘤的最重要机制。②空化效应：组织细胞的膜性结构存在微小气泡，在高强度超声的作用下，出现震荡、收缩、膨胀等变化，产生局部高温、高压、强冲击波等，导致细胞崩解，使组织受到破坏。但空化效应所致损伤是非可控性的和非预测性的，主要为机械损伤，是一把双刃剑，易引起出血。③机械效应：超声波的机械震动可使细胞膜破坏，在膜性结构破坏的瞬间产生高温、高压，使细胞膜结构产生高度活性基团，此与组织内其他成分相互作用产生化学反应，使治疗区域内的细胞受损。此外还有免疫效应以及对放疗和化疗的增敏效应，在化疗时，可提高药物在肿瘤细胞中的浓度，并能促进肿瘤细胞进入增殖周期，有利于化疗药物发挥作用。

前列腺癌的 HIFU 治疗是一种微创治疗，随着设备的改进和技术的成熟，并发症明显降低，直肠尿道瘘、直肠黏膜灼伤和尿失禁的发生率已基本降低为零，目前，较常见的并发症是拔除尿管后出现急性尿潴留。

121. 哪些情况下适合行前列腺癌高强度聚焦超声治疗

目前适用于前列腺癌高强度聚焦超声治疗的情况包括以下几类：①局限性前列腺癌患者，PSA < 15 纳克 / 毫升，Gleason 评分 < 7 分，前列腺体积 < 30 毫升，特别是那些不适合行根治性前列腺切除术的高危患者和不愿手术治疗的患者；②第一线治疗（包括根治性前列腺

切除术、放疗、内分泌治疗）后复发者③晚期前列腺癌可行局部减瘤治疗的患者。目前，前列腺癌高强度聚焦超声治疗作为一种新兴的前列腺癌治疗手段，仍有许多需要改进和值得探讨的地方，因此，患者在选择的时候需要充分的了解可能存在的风险以及相关并发症。

122. 什么是前列腺癌的冷冻治疗

前列腺癌的冷冻治疗是指在超声检测下控制性地快速冷冻前列腺来达到杀灭癌细胞来治疗前列腺癌的一种方法。通过经直肠超声的监测，从会阴部穿入冷冻探针，通过合理的放置探针使整个前列腺内形成多个"冰球"。冷冻治疗的优点是可以同时杀灭激素敏感性前列腺癌细胞和激素非敏感性前列腺癌细胞，因此，对于 CRPC 有一定的疗效。此外，即使肿瘤位于前列腺边缘甚至包膜，也能将其杀死。目前，对于冷冻治疗的疗效判断主要依据的是术后 PSA 的下降水平和前列腺穿刺活检局部癌组织的残留情况。有研究报道，PSA 截止值 <0.5

纳克/毫升即达到局限性前列腺癌冷冻治疗的治愈标准。但需要注意的是，由于冷冻过程中会对尿道、膀胱以及直肠有一定的损伤，因而会有尿频、尿急、尿痛等尿路刺激症状以及血尿、血便、排便疼痛感等。接受冷冻治疗的患者也可能会出现勃起功能障碍，尤其是对于肿瘤已侵犯前列腺包膜的患者。其他的副反应还有尿道瘢痕形成、排尿困难、尿失禁等，直肠严重的损伤甚至可能导致尿道直肠瘘，但发生率较为罕见。哪些患者适合冷冻治疗呢？目前，冷冻治疗主要用于外照射治疗失败或粒子植入治疗失败后的补救治疗。国内有专家总结指出，适宜首次治疗的患者需满足以下条件：①伴有其他严重疾病不能接受根治性手术，或拒绝开放手术，或预期寿命小于10年的局限性前列腺癌；②血清PSA值小于20纳克/毫升；③Gleason评分小于或等于7分；④前列腺的体积小于40毫升。冷冻技术作为一种新兴的治疗前列腺癌的手段，具有创伤小、疗效佳及可重复治疗等特点，逐渐为人们所接受。但目前尚无统一的患者纳入标准，缺乏统一的治愈标准，冷冻治疗远期疗效缺乏详细研究。因此，与根治性前列腺癌手术和放疗比较，其对临床局限性前列腺癌的治疗效果，还需要更多的长期临床研究加以评估和提高。

123. 前列腺癌生化复发之后如何治疗

生化复发的治疗方案有多种，如前列腺床放疗、联合阻断雄激素治疗（CAB）、间歇性雄激素抑制疗法（IAD）、抗雄激素药物与5α还原酶抑制剂联合、早期化疗和观察等待等。具体的治疗方案需根据个体病情来决定。治疗基本原则是：

（1）对于仅生化复发而不能明确是否有临床复发的患者，需由专科医师评估预测肿瘤是局部复发可能性大还是广泛转移可能性大。局部复发可能性大的患者可选择观测，也可选择挽救性治疗（放疗或根治性前列腺切除术）；广泛转移可能性大的患者可选择内分泌治疗。

（2）对于已经明确有局部复发的患者应当进行挽救性治疗或其他局部治疗。

（3）对于已经明确有广泛转移

的患者应采用内分泌治疗。

124. 前列腺癌术后导尿管注意事项有哪些

手术可能出现创面渗血或肠道损伤需留置不同的引流管，首先应保证引流管通畅，防止脱落，详细记录引流量，观察引流物的颜色。如果术后早期引流液血色深且量大，往往提示手术创面渗血较多，应该提醒医生积极止血治疗及补充血容量。而术后3～5天，若引流物清淡、量大，往往提示尿道膀胱吻合口漏，此时应注意保持引流管和尿管通畅，适当延长留置尿管和引流管的时间，保持伤口敷料及皮肤清洁干燥，预防感染。前列腺癌患者在卧床翻身或下床活动时注意勿使引流管和尿管脱出、打结、堵塞或尿液逆流，每日用0.05%络合碘清洗尿道外口，保持会阴部清洁。对部分不同程度的膀胱痉挛患者给予解痉药治疗。所以术后需保持导尿管引流通畅，严密观察引流尿液的颜色，术后应定期冲洗导尿管，把膀胱内小血块冲洗出或抽吸出。一般保留导尿管两周，拔尿管前应

多做提肛肌锻炼，锻炼膀胱的收缩、舒张功能，有利于拔管后自行排尿。拔尿管后要观察排尿情况，多饮水。

125. 前列腺癌患者术后饮食有哪些注意事项

术后食清淡、易消化、富含粗纤维的食物，多食蔬菜水果，术后3个月内应注意保持大便通畅，可多吃水果蔬菜，蜂蜜或口服轻泻剂，应避免骑自行车及温水坐浴，亦避免上下楼梯及跑步等较剧烈活动，且应多饮水，避免饮酒及辛辣饮食，过几个月后前列腺窝慢慢会被膀胱黏膜所覆盖，前列腺窝出血才会明显减少。

126. 前列腺癌患者术后排尿不畅原因有哪些

患者术后早期排尿通畅，但过一段时间后又出现排尿不畅情况，较常见的原因是尿道狭窄（但少于5%），因为手术过程可引起尿道损伤，这时应尽快回医院找医生进行尿道扩张，还有其他原因包括膀胱

颈挛缩狭窄，炎症水肿，或者残余腺体存在，应尽快找主管医生诊治。

127. 前列腺癌内分泌治疗后 PSA 检测意义

对于进展期前列腺癌患者主要治疗方式是内分泌治疗，所以一般根据治疗前 PSA 水平和治疗后 3 个月、6 个月下降的情况，判断激素的敏感性和反应的持续时间。应在治疗后 3 个月、6 个月进行评估，至少包括 PSA 检测，直肠指珍及详细症状，评估治疗的反应性和副作用。治疗后 3 个月和 6 个月的 PSA 水平正常或不能够发现者，相对于高 PSA 水平患者，可能对治疗反应性持续时间更长。内分泌治疗的早期阶段，应对患者进行有规律监测。对于无症状患者进行规律的 PSA 监控可以更早发现生化复发，如 PSA 水平升高通常早于临床症状数月。然而必须强调 PSA 水平并非一个可靠的逃逸标记物，不可以单独作为随访检查。约 15% ~ 34% 的患者发生临床进展，其 PSA 水平仍正常。

128. 前列腺癌放疗后 PSA 检测意义

放射治疗后 PSA 的监测：放疗后腺体仍然存在，PSA 水平下降缓慢。放疗后 PSA 最低值是生化治愈的标志，也是一个重要的预后判断因素。总的来说这个值越低治愈率越高，一般认为在 3 ~ 5 年之内 PSA 水平最低值达到 1 纳克 / 毫升者的预后较好，放疗后 10 年生存者中 80% 的 PSA 水平低于 1 纳克 / 毫升。放疗后 PSA 水平达到最低值后连续 3 次 PSA 增高被认为是放疗后前列腺癌生化复发的标志，复发时间被认为是放疗后 PSA 达到最低值和第一次 PSA 升高之间的时间中点。

129. 前列腺癌术后和性功能障碍关系

前列腺疾病因大部分治疗都需采用手术而导致人们对此产生恐惧，很多人都怕前列腺手术影响以后的性功能。前列腺癌的患者就诊时，尿频、尿急、排尿困难、尿潴留，甚至威胁生命的肾功能衰竭作为主要矛盾急需处理，医生们通过各类手术切除前列腺后，患者症状得以缓解，排尿功能趋于正常，生命质量得以保证。这一主要矛盾顺利解决后，许多患者又把勃起功能障碍（ED）这一次要矛盾提到了医生的面前，成为造成患者痛苦的主要矛盾。ED 的发生与心理性、内分泌性、神经性、血管性和医源性等各类因素有关，往往各种因素又交织在一起。近年来已不断有人发明各类改良术式，做了许多保留性神经的尝试，取得了满意的效果。国外有报道已使 ED 的发生率下降50%。一部分过去需行双侧睾丸切除或雌激素疗法的患者通过化疗、放疗、放射介入治疗等手段，在达到治疗目的的同时又保留了部分患者的性功能。许多发生术后 ED 的患者，其主要原因并不是器质性的，而是心理因素起作用。我们分析有几种情况：一是由于患者害怕术后影响性功能的心理起压抑作用，加之对该手术的有关解剖生理知识的缺乏，反馈性地抑制性中枢产生心理性 ED；二是部分患者术后逆向射精，继而产生一种自卑心理，从理念上出现了性功能障碍的心理暗示；三是某些患者或其配偶

对性生活无兴趣，手术本身可作为他或她回避性生活的一种借口；四是围手术期时间过长，患者对自己的性能力缺乏信心，同时又缺乏恢复这种自信心的内外环境。因此，国内外学者普遍认为，通过术前和患者认真讨论术后性生活的有关问题，讲解相关生理解剖，增强患者信心，术后随访指导，可大幅度降低 ED 的发生率。

130. 前列腺癌根治术后尿失禁的护理要点是什么

手术后尿失禁是因为尿道括约肌的损伤或牵拉，可出现永久性尿失禁或暂时性尿失禁。患者因为不能控制排尿，严重影响日常生活质量，长期尿失禁，容易继发泌尿系及会阴部皮肤感染。因而，对拔除尿管后出现暂时性尿失禁患者让其有充分的心理准备。为配合手术后继续治疗，可请手术后康复的患者讲自己的切身体会，克服患者手术后紧张、焦虑情绪，建立治疗信心。指导患者进行盆底肌肉锻炼，即平卧床上以降低腹压，增加尿道闭合压，同时进行收缩肛门。

131. 尿道吻合口狭窄的护理要点是什么

如进行性尿线变细和排尿困难应考虑可能有尿道吻合口狭窄。行尿道扩张得以缓解，扩张前向患者解释行尿道扩张的方法、必要性以及可能出现的并发病和对身体所造成痛苦，同时保证尿道口的清洁，避免并发症的发生。

132. 为什么前列腺癌根治术后容易引起尿失禁

尿失禁是前列腺癌术后的主要并发症之一，研究表明其发生率为 6% ~ 20% 左右，其中包括压力性尿失禁、急迫性尿失禁、充盈性尿失禁及真性尿失禁等。手术后排尿控制主要取决于外括约肌收缩张力和膀胱内压之间的平衡，当膀胱内压高于尿道阻力时便会出现尿失禁。前列腺癌根治术后发生尿失禁可能与多种因素有关，包括患者年龄、前列腺大小、肿瘤分期、是否曾行经尿道前列腺电切、术前控制排尿能力差（逼尿肌功能不稳定、膀胱顺应性下降、慢性感染或者膀胱颈

挛缩、硬化等原因影响）、手术对尿道括约肌的损伤、手术对前列腺旁神经血管束的损伤、术后前列腺窝感染、膀胱颈纤维化、尿道狭窄以及膀胱功能异常等，近来研究发现括约肌功能障碍造成的尿失禁占 88% ~ 98.5%，其中并发有膀胱功能障碍造成的尿失禁者占 26% ~ 46%，因单独膀胱功能障碍造成的尿失禁仅占 1.5% ~ 4.0%，膀胱颈挛缩致括约肌功能障碍或造成充盈性尿失禁也占有一定的比例。建议术后尿失禁患者完善尿流动力学检查或者膀胱镜检查进一步明确病因后给予对症治疗。

133. 前列腺癌根治术后 PSA 应该降低多少

很多患者一直有一个困惑，为什么我做了前列腺癌根治术后复查 PSA 未降到 0 呢，是不是主刀医师手术没做好，肿瘤有残留呢？首先，我们要认识到根治术后 PSA 未降至 0 值并不一定就是肿瘤仍有残留或者生化复发，可能的原因有以下几点：前列腺窝或尖部有正常前列腺组织残留。研究表明行前列腺

癌根治术的患者术后前列腺窝或吻合口活检约15%的患者存在良性前列腺组织，此外，某些患者的尿道、膀胱、脾脏、膀胱前间隙还存在有异位前列腺组织，这些前列腺组织也会分泌少量PSA。还有就是人体内的PSA降解需要一定的时间，通常需要4~6周左右才会降到无法检测水平，如果检测时间过早也会导致不准确。当然，也不排除有肿瘤病灶或者淋巴结残留的可能。

134. 定期服用阿司匹林或可降低个体因前列腺癌而导致的死亡

患者在诊断为前列腺癌后定期摄入阿司匹林可降低将近40%的个体因前列腺癌死亡的风险，尤其是对患有心脑血管疾病的前列腺癌患者可以考虑定期服用阿司匹林。由于这只是一个观察性的研究结果，阿司匹林摄入和前列腺癌死亡风险之间关系还不是很清楚，目前大量研究都具有一定的参考意义，但还需要后期正式的临床试验才能够将阿司匹林的使用同安慰剂使用后对个体的影响进行对比。研究者推测，

阿司匹林抑制血小板的能力或许可以帮助解释阿司匹林如何抑制前列腺癌的致死性进展。患者未诊断为前列腺癌的男性如果每周摄入超过3次的阿司匹林，其患致死性前列腺癌的风险就会降低24%，然而阿司匹林并不会影响个对前列腺癌或高级别前列腺癌的诊断。

135. 前列腺癌的预后怎么样

前列腺癌的预后是一个比较复杂的问题，也是患者会非常关心的问题。前列腺癌的预后与患者术前的血清PSA，前列腺癌组织病理的Gleason评分，肿瘤的临床分期等相关因素有关。但是对于患有前列腺癌还能活多久的预后问题，我们知道其实还跟患者采取的治疗方案有关系，和方案的治疗效果有关系。前列腺癌的预后不但与患者病情有关系，而且和身体状况有关。本来体质好的人预后就会比较好，当然了，我们知道前列腺癌的预后和患者心态也息息相关，好的心态有利于预后。晚期的前列腺癌为了获得比较好的预后，要有良好的饮食，

患者还需要去保持好的生活习惯，这都有助于患者病情，可以达到延长患者生命的目的。

136. 早期前列腺癌的预后怎么样

医学上把前列腺癌分成早期和晚期，早期是指癌细胞仍然"包"在前列腺内部，而一旦癌细胞突破了前列腺包膜，转移到身体其他地方，这就是晚期前列腺癌了。其实，前列腺癌若能在早期被发现，通过根治手术或放疗等方法是能够把前列腺癌治愈的，而且花费少。对于早期患者来说，最好是做根治性切除术，早期治愈率可达95%以上。晚期前列腺癌的治疗费用昂贵，每个月起码要花费四五千元，而且效果不理想。

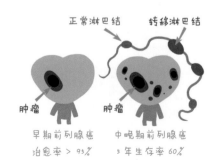

图 4-22　前列腺癌的治愈率

137. 晚期前列腺癌预后怎么样

我国的前列腺癌患者，确诊时大多数已属于中晚期，已经失去了根治性切除的机会，那么，对于中晚期患者，预后怎样呢？因为前列腺癌是依赖雄激素的，因此这部分患者仍然可通过内分泌治疗获得疾病的控制。内分泌治疗可在很大程度上改善前列腺癌患者预后，根据资料统计，接受内分泌治疗的患者，5年生存率可达60%，但是，内分泌治疗个体差异很大，不是所有人都敏感，即使敏感，每个人有效的时间也不一样。有的前列腺癌患者接受内分泌治疗存活最长的一位已达30多年，但是，也遇到患者，3个月内分泌治疗就已无效，疾病快速进展。

138. 前列腺癌患者转移预后因素

对于晚期患者，前列腺癌转移的位置影响生存，不同的转移器官也影响其预后。一项研究显示近73%的患者有骨转移，他们的中位数生存超过 21 个月。淋巴转移的患者只占较小的部分，占 6.4%，但其平均生存时间最长，约为 32 个月。肝转移患者占患者总数的 8.6%，他们的中位数生存近 14 个月，是生存时间最短的。肺部转移患者的平均存活时间为 19 个月，占研究人口的 9.1%。这说明淋巴结转移患者生存期最长，而那些有肝脏转移的患者生存期相对来说较短。肺和骨转移患者生存期在他们中间。

139. Gleason 评分系统对前列腺癌预后影响

前列腺癌组织病理分级为目前最重要的前列腺癌预后因素。最广泛应用的组织病理分级法为 Gleason 分级法。它以腺体分化程度与涉及腺体基质的肿瘤生长方式将肿瘤原发病变区分为 1～5 级，继发病变区也分为 1～5 级，两者相加就是组织病理评分，即为 2～10 分。Gleason 评分高就意味着该肿瘤组织分化不良，恶性度高，预后不良。

140. 前列腺癌患者临床特征对预后影响有哪些

常见的预后因素有临床分期，调查显示前列腺癌越早期则预后越好，反之亦然。临床分期是最重要的前列腺癌预后因素之一。但临床分期实践中不易准确，使它的预后价值受到一定限制；前列腺癌浸润范围也是重要的影响因素之一，很多研究证明肿瘤浸润范围与预后密切相关，前列腺癌的浸润范围越多，浸润深度越深则预后越差，但仅在行前列腺癌根治术后，才能准确判定前列腺癌的浸润范围，其应用受到限制；前列腺癌的体积越大则预后越差；还有人还提出种族、年龄、某些症状、血红蛋白浓度、血沉、骨扫描等作为前列腺癌预后因素之一。但进一步分析发现这些因素主要反映了患者身体的一般情况或肿瘤转移与否，并非独立的前列腺癌预后因素。

141. 前列腺癌的术后康复注意事项

老年前列腺癌患者除本身各器官功能减退外，均有不同程度的心肺肝肾功能疾患，手术时间较长失血量大可出现心率、呼吸、血压的变化，术后应严密监测生命体征的变化，注意保持呼吸道通畅，鼓励患者早期活动，注意排痰，必要时给予雾化吸入，防止肺部感染。待麻醉恢复后指导患者做床上双下肢屈伸运动，适当的按摩，有利于下肢血液循环，防止下肢静脉血栓形成，血栓脱落可引起肺梗死、脑梗死而危及生命。胃肠功能恢复后应鼓励患者进食水果、蔬菜等以保持大便通畅，防止因腹压升高引起出血。

142. 前列腺癌术后康复与饮食的关系

前列腺癌术后的饮食与营养是术后康复的关键因素之一，合理的营养饮食可以提高机体免疫力和抵抗力，促进伤口愈合，预防感染及防止其他合并症的发生。前列腺癌术后要采用高蛋白、高维生素、高能量的"三高"饮食原则。食物宜选择柔软、清淡、无刺激性且易消化吸收的半流质食物或软食，具体介绍如下。①五谷杂粮可提供能量。新鲜的五谷杂粮及各种豆类可制作成主食，不但能为人体提供充足的能量，同时，像玉米、薏苡仁、全麦面粉、黑米、燕麦等都有抗癌作用。可以将五谷杂粮制作成各种粥、软饭或用酵母发酵后制作成各种面食或面条之类的半流食。②多吃菌藻类食物。香菇、金针菇、海带及其他海藻类食物均有提高人体免疫力、防癌的作用，其中含有的干扰素可有效抑制癌细胞扩散，因此，在配餐过程中，应加入菌藻类食物。③多吃具有抗癌作用的新鲜蔬果。新鲜蔬菜中的胡萝卜、白萝卜、包心菜、花椰菜、大蒜、芦笋、西红柿以及水果中的苹果、山楂、草莓、猕猴桃、香蕉等，不仅富含多种维生素、微量元素，而且还含有皂苷、黄酮类物质等，都有预防前列腺癌的作用。

143. 前列腺癌患者预后影响因素有哪些

影响前列腺癌预后的因素是多方面的，大量研究显示这些影响因素包括一般情况、肿瘤分期、肿瘤分级、诊断时 PSA 水平、年龄、血清碱性磷酸酶含量、血红蛋白含量、血清睾酮水平、雌二醇水平和骨扫描情况等，其中肿瘤分期、分级以及 PSA 水平一直是公认的重要的影响因素。即临床分期越晚，或出现远处转移越早，患者预后越差，早期患者生存率明显高于晚期患者。说明前列腺癌的早期发现、早期诊断是提高前列腺癌疗效的关键。

144. 前列腺癌患者治疗方式选择及预后的关系

前列腺癌治疗方式可供选择的主要有：主动监测、前列腺全切术、放疗以及内分泌治疗等。主动监测目前国内应用较少，主要是针对早起局部前列腺癌。外科手术是目前最常用的治愈性治疗方法，称为前列腺癌根治术，将前列腺和肿瘤完整切除。主要适用于前列腺癌局限在前列腺以内者，但没有侵犯精囊和淋巴结，经根治手术后可获长期生存。放射治疗是局限期和局部晚期前列腺癌的根治性治疗手段。内分泌治疗是一种姑息性治疗手段，包括服药、打针、服药联合打针、双侧睾丸切除。前列腺癌细胞大多数信赖于雄激素，内分泌治疗通过去除或阻止睾酮（即雄激素）对前列腺癌细胞产生作用，以暂时抑制前列腺癌细胞的生长，延缓疾病的恶化进展。前 3 种治疗方式可用于局限性前列腺癌，内分泌治疗不属于根治性方法，仅属于姑息性的治疗。在无治疗而观察经过之后出现病情恶化，以及根治性治疗后出现再发等情况下，就常常需要选择内分泌治疗。前列腺癌根治手术及近距离放射治疗生存率高，其中近距离放射治疗和根治性前列腺切除术的疾病特异生存率明显优于内分泌治疗，显示近距离放射治疗和根治性前列切除术的疗效较内分泌治疗好。

145. 前列腺癌骨转移治疗及预后

前列腺癌骨转移病灶可见于髂骨、椎体、肋骨、颅骨和长骨近端等，大多发生在骨骼中轴线血运丰富的部位。晚期前列腺癌患者骨转移症状全身情况恶化，食欲不振、消瘦、乏力、贫血、出现恶液质。最常见的也是最早的前列腺癌骨转移临床表现是骨骼的疼痛。前列腺癌骨转移导致患者的骨骼持续的钝痛，由于骨头一点一点地被肿瘤细胞"吃掉"，转移的骨骼很容易发生病理性骨折。前列腺癌骨转移的治疗分两种情况，一种是初次发现肿瘤的患者就有骨转移，这类患者可能对内分泌治疗反应较好；另外一种是肿瘤治疗过一段时间，已经对内分泌治疗不敏感，发展到激素非依赖或者激素难治期前列腺癌，出现骨转移。对于后者前列腺癌骨转移的治疗目的主要是缓解骨痛、预防和降低骨相关事件的发生，提高生活质量，提高生存率。

146. 前列腺癌患者术后阴囊疼痛不适原因有哪些

因手术前后预防性抗生素的应用，附睾炎的术后发病率已大大降低，但仍有少数发生，若术后发生阴囊内肿痛，应该考虑是睾丸附睾炎，应及时去医院就诊。

147. 前列腺癌根治术后多久能过性生活

如果前列腺癌根治术后患者较长时间无性生活，阴茎的海绵体缺乏经常性的勃起可使海绵体缺氧，不利于手术后性功能的恢复。因此，如可能应在术后 1~3 个月内开始恢复性活动，这有利于性功能的早期恢复。必要时患者可早期应用一些血管活性药物，这有助于海绵体的血供和维持海绵体平滑肌的正常功能。有资料提示，对于保留双侧性神经后发生勃起功能障碍的患者，术后 36 个月自然恢复勃起能力者为 50.6%，而术后应用西地那非（万艾可）的恢复率可达 69.2%。

148. 前列腺癌患者术后常见并发症有哪些？如何处理

（1）出血

活动、腹部用力解便或咳嗽时可能会出现血尿或导尿管周围出现血性分泌物。对策：尿液中少量出血无需紧张，首先需要确认血尿的原因—活动过度、口服阿司匹林类药物、便秘等，尽量避免血尿的诱因。同时多饮水，避免出血形成血块堵塞尿管。术后一周后的血尿往往能够自愈。

（2）导尿管周围漏尿

四处走动时发现导尿管周围漏出尿液。对策：导尿管在膀胱内的部分有一个气囊，活动时气囊的位置也会发生变化，但气囊离开膀胱颈部时尿液可能会从导尿管周围漏出。无需紧张，调整体位后情况会逐步缓解。

（3）膀胱痉挛

突发、强烈的膀胱饱胀感和解尿感，下腹部紧绷并且可能会在导尿管周围漏尿。对策：导尿管作为异物会刺激膀胱出现痉挛，类似于鱼刺卡喉。如果痉挛症状严重带来不适感，可以找医生开具相关药物。

（4）尿路感染

发热，切口或睾丸疼痛，尿液浑浊，尿道口分泌物增多。对策：出院后往往需要预防性口服消炎药物，如果体温超过 38 度需要及时就诊排查发热原因后对症下药。

（5）下肢血栓

下肢肿胀，皮肤温度升高，疼痛。对策：术后一月均有可能发生下肢血栓，虽然几率约 2%，但危害极大。术后需要穿弹力袜、积极活动，必要时口服抗凝药物。一旦出现相关症状，及早就医治疗。

149. 什么是根治性前列腺切除术后生化复发

根治性前列腺切除术后生化复发是指行前列腺根治术后连续 2 次血清 PSA 检测数值大于 0.2 纳克/毫升。对生化复发的患者进行全面评估的目的是确认是否已经发生临床复发，以及是局部复发、区域淋巴结转移还是有远处转移。约一半的生化复发患者发生了局部复发，剩余的要么有远处转移，要么同时合并有局部复发和远处转移。有助于鉴别局部复发和远处转移的因术后 PSA 升高的时间、PSA 倍增时间（PSADT）、组织病理分期和切除标本的 Gleason 评分。

150. 什么是前列腺癌放疗术后的生化复发

前列腺癌放射治疗后复发包括生化复发、局部复发和远处转移。生化复发是前列腺癌发生局部复发和远处转移的前兆。放疗后生化复发的定义：PSA 值高于放疗后最低点 2 纳克 / 毫升时为放疗后生化复发。放疗后局部复发的定义：放疗后 18 个月以上前列腺穿刺发现有癌细胞，有 PSA 上升，CT 或 MRI 和骨扫描未发现转移证据。此类患者行前列腺穿刺的适应证为计划进行二次局部挽救性治愈性治疗。放疗后 PSA 复发的诊断程序：对只 PSA 上升患者，前列腺穿刺不应该常规进行。放疗后 2 年，前列腺穿刺依

然发现有前列腺癌细胞并有 PSA 上升，提示为局部复发并应考虑局部挽救性治愈性治疗。

151. 什么情况下属于生化复发

PSA 检测在前列腺癌患者疗效评估和随访中起着重要的作用，经根治性治疗的患者约 1/3 术后 PSA 在 5 年内会升高，即生化复发。目前认为，生化复发是疾病复发最早的表现，通常不伴其他客观复发证据。生化复发患者的临床行为差异很大，部分患者很快疾病进展导致死亡，而部分患者 5 ~ 10 年内仅表现为 PSA 升高。

（1）根治性前列腺切除术后生化复发的标准是

第 1 年每 3 个月检测 1 次 PSA，第 2 ~ 5 年每 6 个月 1 次，再以后每年 1 次。连续 2 次 PSA ≥ 0.2 纳克 / 毫升。

（2）前列腺放射治疗（放疗）后复发的标准是

放疗后前 2 年每 3 ~ 4 个月检测

1 次，以后每 6 个月 1 次，PSA 降至最低点，连续检测 3 次逐次增高，PSA 值高于放疗后最低点 2 纳克 / 毫升。

152. 前列腺癌手术后如何复查

前列腺癌手术之后有一定的复发率，因此，即使在前列腺癌行根治性切除术以后，也不能忽略残余的前列腺细胞造成的影响，因此需要定期复查。

前列腺癌根治术后主要随访以下内容：①首先应该定期行血清 PSA（前列腺特异性抗原）水平的监测。血清 PSA 水平的监测是前列腺癌根治术后随访复查的一项重要指标。成功的前列腺癌根治术后 6 周后一般不能检测到 PSA 水平值，若术后 PSA 检测仍然升高说明体内有产生 PSA 的组织，即残留的前列腺癌病灶。在根治性前列腺切除术后，由于 PSA 存在一个清除期，所以第一次复查 PSA 应该在术后 6 周至 3 个月之间，且发现 PSA 升高应该再次检测排除实验室检查的误差。血清 PSA 值低于 0.2 纳克 / 毫升时可

认为无临床或生化进展；在 0.2 ~ 0.4 纳克 / 毫升之间的某个数值可能是最合适的生化复发标准；目前认为连续两次血清 PSA 水平超过 0.2 纳克 / 毫升提示前列腺癌生化复发。血清 PSA 值快速增高（PSA 速率快，PSA 倍增时间短）提示可能存在远处转移，而较慢升高提示很可能有局部复发。②直肠指检（DRE）。DRE 主要用于判断是否存在局部复发，在根治性前列腺切除术后如果前列腺区出现新的结节，应高度怀疑有局部复发的可能。③经直肠超声和活检。此项检查的目的是发现局部复发的组织学证据，不作为常规监测手段，如果术后血清 PSA 大于 0.5 纳克 / 毫升，DRE 发现局部有结节或经直肠超声发现局部低回声病变时，才建议进行前列腺窝穿刺活检。④骨扫描与腹部 CT/MRI 及 PET/CT 扫描。这些检查的目的是为了发现前列腺癌转移灶，对于没有症状和无生化复发证据的患者不作为常规的随访手段。

前列腺癌术后第一次随访主要是了解与手术相关的并发症情况，如有无尿失禁、肠道症状以及性功能的状态等，并根据患者的恢复情

况及肿瘤特点对随访方案做出适当的修改。对于无症状的患者随访复查，可通过监测临床症状表现，术后每 3 个月监测血清 PSA 水平值，无升高情况下可在 2 年后改为每 6 个月复查一次，5 年后改为每 12 个月检查一次。若血清 PSA 进一步升高，必要时行 DRE 或经直肠超声和活检等检查；如果检查 PSA 持续增高或者 DRE 阳性，应进一步行骨扫描及腹部 CT/MRI 或 PET/CT 扫描；对于存在骨痛的患者，无论 PSA 水平如何，均应该行骨扫描。对于 PSA 持续升高，DRE 阳性或者伴有骨痛的患者，建议及时到泌尿外科就诊，避免延误病情。

153. 为什么前列腺癌治疗后要进行正规随访

前列腺癌是受雄激素调节的一种恶性肿瘤，在行根治性手术切除、根治性放疗、内分泌治疗、化疗后，大部分早期前列腺癌患者一般都能获得较好的治疗效果，但是当你因为治疗效果不错再次投入愉快的生活和紧张的工作中时，可不能掉以轻心，以为可以没有后顾之

忧了。原因并不复杂，因为前列腺癌同一般恶性肿瘤一样，即使是经过了彻底的治疗，并不能避免以后可能的复发和转移，目前没有任何一项检查可以 100% 确定每一个肿瘤细胞都已经被清除。可能在一定的治疗前，已经有极少的肿瘤细胞转移或者浸润到前列腺外面的组织器官，而避免被根治术和放疗清除，而这些细胞，又很难通过现有的各种检查发现。这样的患者在治疗初期的治疗效果可能是不错的，但是，那些提早转移出去的癌细胞可能就成为肿瘤复发的"定时炸弹"，只要有合适的条件，它们便会重新增长，形成新的肿瘤病灶，而这些之前治疗时很难发现的细胞，有可能就会危及患者的生命。因此，为了防止这些微小的残留细胞给患者带来危险，我们能做到的就是早期发现它们，而早期发现它们的有效方法们就是在治疗后要坚持正规的复查、定期的随访。

154. 根治性前列腺切除术后如何随访

根治性前列腺切除术后 PSA 的

监测：成功的根治性前列腺切除术6周后应该不能检测到PSA。PSA仍然升高说明体内有产生PSA的组织，也即残留的前列腺癌病灶。在根治性前列腺切除术后，因为PSA存在清除期，根治性前列腺切除术后第一次PSA检查应该在术后6周至3个月之间，发现PSA升高时应该再次检查以排除实验室检查的误差，血清PSA值低于0.2纳克/毫升时可认为无临床或生化进展0.2～0.4纳克/毫升之间的某个数值可能是最合适的生化复发标准，选择较低的数值可以提高发现临床复发的敏感度，但是较高的数值可以提高特异度。目前认为连续两次血清PSA水平超过0.2纳克/毫升提示前列腺癌生化复发。血清PSA值快速升高（PSA速率快，PSA倍增时间短）提示可能存在远处转移，而较慢升高时很可能是有局部复发。局部复发或远处转移极少出现检测不出血清PSA，这种情况可见于低分化肿瘤。相对低危前列腺癌患者，血清PSA值可作为前列腺根治术后预后的检测指标。

155. 根治性放疗术后如何随访

放射治疗后PSA的监测：放疗后腺体仍然存在，PSA水平下降缓慢，可能在放疗后超过3年后达到最低值。放疗后PSA最低值是生化治愈的标志，也是一个重要的预后判断因素。总的来说这个值越低治愈率越高，一般认为在3～5年之内PSA水平最低值达到0.5纳克/毫升者的预后较好，放疗后10年生存者中80%的PSA水平最低值低于1.0纳克/毫升。不论是否同时应用了内分泌治疗，放疗后至PSA水平升高超过PSA最低值2.0纳克/毫升或2.0纳克/毫升以上时被认为有生化复发，这个标准对于临床复发的预测具有更高的敏感度和特异度，而且是远处转移、癌症特异性死亡率和总体生存率的良好预测指标。以往放疗后生化复发标准需要追溯生化复发时间，造成Kaplan-Meier曲线出现早期下降和后期变平的伪象，而且它和临床预后没有密切联系。由于在雄激素分泌恢复后有PSA水平的自然升高，放疗后部分前列腺癌患者的PSA会暂时升高，但并不表示复发，将这种现象称为PSA反跳，以往的标准会造成在上述患者中假性生化复发的增多。生化复发只是一个定义，并不意味着需要开始补救性治疗，辅助性或补救性治疗的应用应该根据患者的总体风险因素个体化，需要根据治疗的益处和风险综合判断研究提示PSA动力学可能是重要的预后判断指标。血清PSA倍增时间（PSA doubling time, PSADT）较短被认为与前列腺癌放疗后局部发和远处转移有关。在根治性前列腺切除术和放射治疗后，PSADT短于3个月与前列腺癌特异性死亡率密切相关，对于这样的患者可以考虑行补救性内分泌治疗。对于内照射的患者，PSAT短于12个月的患者可能需要积极的补救性治疗。

限在包膜内的患者相比，低分化、局部进展的肿瘤或手术切缘阳性的患者应该随访更加严密。对于无症状的患者监测：前列腺癌有关的临床表现、血清PSA水平的检测或DRE为常规随访方法，在治疗后前2年之内随访应该每3个月进行一次，2年后每6个月随访一次，5年后每年随访一次。必要时缩短随访间隔时间。治疗后每3个月进行PSA或DRE检查，2年后每6个月检测，5年后每年进行检测；无特殊症状的患者骨扫描与其他影像学检查不推荐作为常规的随访手段。如DRE阳性，血清PSA持续升高，行骨盆CT/MRI以及骨扫描；存在骨痛，不论PSA水平如何，应行骨扫描。放疗后如行补救性根治术者应用经直肠超声和活检。

156. 前列腺癌治疗后的随访方案是什么

第一次随访主要检查与治疗相关的并发症，如有无尿失禁、肠道症状以及性功能障碍等。可以根据肿瘤或患者的特点对随访方法做出相应修改，例如与肿瘤高分化和局

157. 前列腺癌治愈性治疗后随访哪些指标

（1）监测血清PSA水平的变化

这是前列腺癌随访的最基本和最重要的内容。对行前列腺癌根治

性切除术后的患者，一般来说，术后6周PSA降至极低水平并且通常无法检测出来。因此第一次检测PSA水平应在前列腺癌根治术后6周至3个月之间进行。目前认为血清PSA低于0.2纳克／毫升是前列腺癌根治术后无复发的标准，连续两次检测的PSA水平大于0.2纳克／毫升，则提示存在前列腺癌术后生化复发。对接受根治性放疗的患者，由于前列腺腺体尚存在于体内，PSA水平下降比较缓慢，往往需要在接受放疗3年后才达到最低值，最低值一般低于0.5纳克／毫升。目前认为血清PSA低于2纳克／毫升是前列腺癌根治放疗后无复发的标准，连续两次检测的PSA水平大于2纳克／毫升，则提示存在前列腺癌术后生化复发。

（2）直肠指检

用于判断术后前列腺癌病灶局部是否复发。通常是在复查PSA发现生化复发后才需要直肠指检了解是否存在前列腺癌局部病灶复发，对术后PSA正常的患者，一般不必常规直肠指检。

（3）经直肠超声检查和病灶活检

前列腺癌根治性切除术后复查PSA大于0.5纳克／毫升的患者，行直肠指检及经直肠超声检查发现有病灶结节者，应考虑穿刺活检；前列腺癌根治性放疗的患者，在放疗后18个月内不主张进行前列腺穿刺活检。

（4）全身核素骨扫描和腹部CT/MRI及PET/CT扫描

当PSA水平＞20纳克／毫升或PSA速率＞0.5纳克／毫升每月者，应推荐全身核素骨扫描，对存在全身骨痛的患者，不论PSA水平为多少都应推荐全身核素骨扫描。MRI主要用于检测术后局部早期复发病灶，而PET/CT主要用于检测术后远处转移病灶。

158. 前列腺癌内分泌治疗后的随访项目有哪些

前列腺癌内分泌治疗后的随访项目有血清PSA，肌酐、血红蛋白、肝功的监测，骨扫描、超声和胸片。

（1）PSA 检查

内分泌治疗的早期阶段，应对患者进行有规律监测。对于无症状患者进行规律的 PSA 监控可以更早发现生化复发，如 PSA 水平升高通常早于临床症状数月。

（2）肌酐、血红蛋白，肝功的监测

在进展肿瘤中监测肌酐是有价值的，因为可以发现上尿路梗阻。血红蛋白，肝功的监测也可以显示疾病进展或内分泌治疗的毒性。

（3）骨扫描、超声和胸片

PSA 正常的无症状患者不需要行骨扫描。对内分泌治疗过程中出现 PSA 升高，骨痛等症状者应行骨扫描检查。必要时行 B 超和胸片检查。

159. 内分泌治疗后随访哪些指标

内分泌治疗时应当有健康的饮食和习惯，适当锻炼，特别应注意戒烟。治疗期间可适当补充钙和维生素 D。建议既往有心血管病史且年龄大于 65 岁的患者在接受内分泌治疗前，应到心血管内科（心内科）门诊评估病情。内分泌治疗时随访的项目应当根据患者的病情来制定个体化的方案。一些基本的检查项目如下，每次随访的时候应当行肛门指检。

（1）PSA 检查

开始内分泌治疗后每 3 个月需进行 PSA 检测，特别是第 3 个月和第 6 个月的 PSA 水平与治疗前的 PSA 水平相比较，能够帮助判断内分泌治疗的疗效。PSA 值下降越多，PSA 水平下降越快，则可认为内分泌治疗的疗效越好。

（2）肝功能、肌酐、血红蛋白、碱性磷酸酶检查

由于抗雄激素治疗有一定副作用，特别是表现在对肝功能的影响上，所以在进行内分泌治疗的开始 3 个月，每个月都需要检查肝功能，如果肝功能正常，则以后视病情每 3 ~ 6 个月检查一次。对于其他方面，建议检查肝功能的时候一并检查肌酐、血红蛋白和碱性磷酸酶，

了解内分泌治疗副作用对机体的影响程度。

（3）骨扫描、胸片和超声检查

在随访过程中，如果 PSA 值下降较理想，同时无临床症状，则不需要行骨扫描的检查；如果出现 PSA 升高或（和）骨痛等症状，则应当行骨扫描检查和胸片检查，同时建议行腹部超声检查了解腹腔内脏器情况。

（4）骨密度检查

可根据初始 T 值选择随访方案：T 小于 1，每两年检测一次骨密度；T 值在 1 到 2.5 之间，每年检测一次骨密度。

（5）血清睾酮检查

建议使用药物去势的患者，一般在治疗后 1 个月复查睾酮，6 个月时再次复查睾酮，明确去势治疗的有效性。如果在随访期间出现 PSA 升高或出现有骨痛等临床症状，则必须复查睾酮明确去势的状态。

（6）其他检查

所有患者都应在内分泌治疗开始和治疗后每 3 个月进行糖尿病筛查和糖化血红蛋白（HbA1c）检测，如有异常需请内分泌科医师进行诊治。同时也应进行血脂的监测。

160. 前列腺癌内分泌治疗后随访 PSA 如何检测

根据治疗前 PSA 水平和治疗初期 3 ~ 6 个月 PSA 水平下降情况，判断内分泌治疗的敏感性和反应的持续时间。文献中对治疗前 PSA 水平的预后判断价值尚有争议，因此不可以用于预测内分泌治疗反应的持续时间。内分泌治疗后 3 个月和 6 个月的 PSA 水平与预后相关。治疗后 3 个月和 6 个月 PSA 水平越低，可能对治疗反应性持续时间更长。然而患病个体不同，这个标准并没有绝对价值。内分泌治疗的早期阶段，应对患者进行有规律监测。对于无症状患者进行规律的 PSA 监控可以更早发现生化复发，如 PSA 水平升高通常早于临床症状数月。然而必须强调 PSA 水平并非一个可靠的逃逸标记物，不可以单独作为随访检查。约15%～34%的患者发生临床进展，其PSA水平可正常。

161. 前列腺癌内分泌治疗后随访肌酐、血红蛋白、肝功能的监测情况是什么

在进展肿瘤中监测肌酐是有价值的，因为可以发现上尿路梗阻。血红蛋白、肝功的监测也可以显示疾病进展和内分泌治疗的毒性。后者常导致治疗的中断（如非类固醇类抗雄激素药物的肝毒性）。摄入的碱性磷酸酶及其骨特异性同工异构酶可以用于监测 M 1b 期患者。同 PSA 相比，这些标记物有不受内分泌治疗的直接影响的优点。内分泌治疗均可使血清碱性磷酸酶升高，这种情况下骨骼特异性碱性磷酸酶可能具有一定的随访价值。

162. 前列腺癌内分泌治疗后随访骨扫描、超声和胸片如何检查

对于PSA正常的无症状患者不需要行骨扫描。对内分泌治疗过程中出现 PSA 升高，骨痛等症状者应行骨扫描检查。前列腺癌临床试验工作组定义骨转移进展为出现两处或两处以上骨转移新发病灶。有临床症状或实验室检查怀疑进展的患者可行胸片或腹部 B 超检查，无症状的患者不推荐例行检查。在长时间雄激素剥夺治疗中，根据初始 T 值选择常规骨密度检测方案，初始 T 值 < 1，每两年检测一次骨密度；初始 1 < T 值 < 2 每年检测一次骨密度。

163. 前列腺癌内分泌治疗后随访时代谢并发症如何检测

去雄激素治疗可以因为血中睾酮水平的显著降低而引发一系列相应并发症，包括：潮热、性欲减退、勃起功能障碍、男性乳房发育和骨矿物质密度丢失。除此之外，血中睾酮的水平降低还可以引起胰岛素的抵抗、动脉粥样硬化、糖尿病和代谢综合征等发生率升高，成为前列腺癌最主要的致死原因，超过前列腺癌特异性死亡率。因此，建议对既往有心血管病史的年龄大于 65

岁的患者接受去雄激素治疗前请心血管内科医生给予评估；所有患者都应该在接受去雄激素治疗开始、治疗后每 3 个月进行糖尿病筛查和糖化血红蛋白（HbA1c）检测，可疑患者应进行糖耐量试验，必要时请内分泌科医师会诊；对所有接受去雄激素治疗的患者都应该进行生活及行为方式指导，比如：饮食、锻炼、戒烟等。骨骼检测也很重要，特别是血清维生素 D 和钙浓度，必要时可每天摄取 1200 毫克钙和 1000IU 维生素 D。

164. 前列腺癌内分泌治疗后随访时血清睾酮水平如何监测

少数患者应用 LHRH 类似物不能使血中睾酮降至手术去势水平（<50ng/dL）。因此，接受药物去势的患者，有必要进行定期的血液睾酮水平的监测。目前尚无规范化的睾酮监测方案，建议使用 LHRH 药物去势后 1 个月复查睾酮，6 个月后复查睾酮可进一步明确药物去势有效性，若不能维持去势状态可换用其他 LHRH 药物或手术去势。血清

PSA 升高和（或）出现疾病进展症状时必须复查睾酮明确去势状态及去势的效果。

165. 前列腺癌内分泌治疗的随访时间是什么

推荐在内分泌治疗开始后每 3 个月和第 6 个月进行初步随访评估。对于 M1 期患者中治疗反应良好者，如症状改善，心理状况良好，治疗依从性好，PSA 水平小于 4 纳克 / 毫升时，6 个月随访一次。疾病进展时，随访间隔应缩短，因为此时停止抗雄激素治疗对患者有益。对于内分泌治疗抵抗的患者，发生疾病进展、按标准治疗无反应，可行个体化随访方案。治疗后每 3 个月进行 PSA 检测，抗雄激素治疗应注意肝功能情况，治疗开始后前 3 个月应该每月检查肝功能，以后每 3 ～ 6 个月检查一次。病情稳定者不推荐行常规影像学检查。血清 PSA 持续升高或出现骨痛，需要行骨扫描。疾病进展时，随访间隔应更短。

52检